U0383860

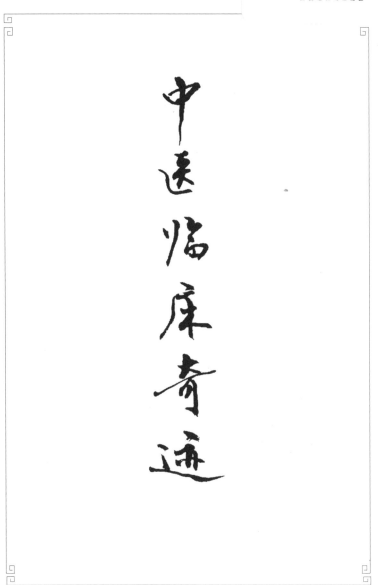

中医临床奇迹

熊继柏亲笔题写书名

国医大师熊继柏

《内经》讲析与临证经验荟萃

◎ 熊继柏 著

中医临床奇迹

——国医大师熊继柏

诊治疑难危急病症经验续集

·修订版·

湖南科学技术出版社·长沙

参加整理人员

（按姓氏笔画排序）

文维农　尹周安　刘　侃　刘佑晖　刘朝圣

孙相如　陈青扬　苗　蓉　罗成宇　赵亭亭

姚欣艳　聂　娅　曾　光　谢雪姣　谭　超

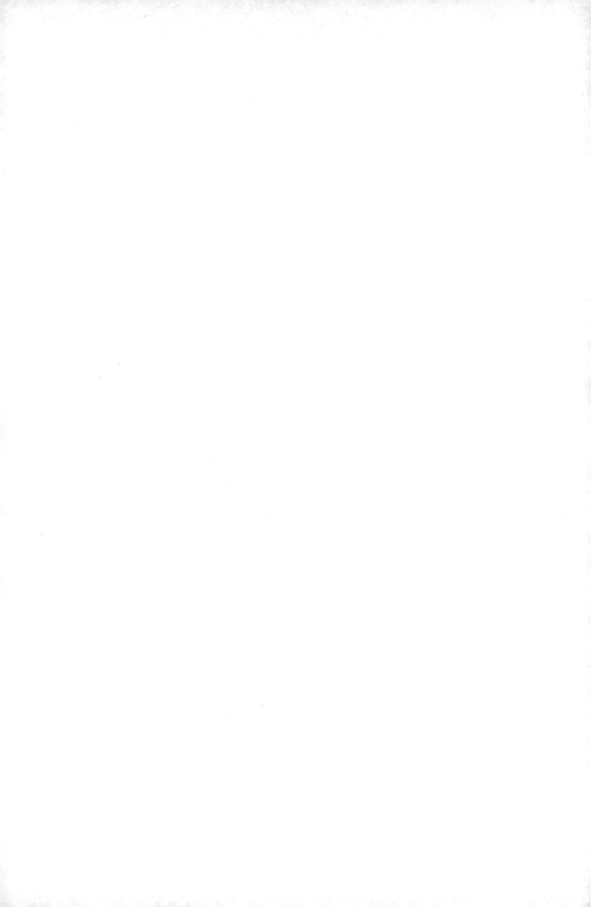

中醫的生命力在於臨床

熊继柏 二〇二一年
元旦节 题

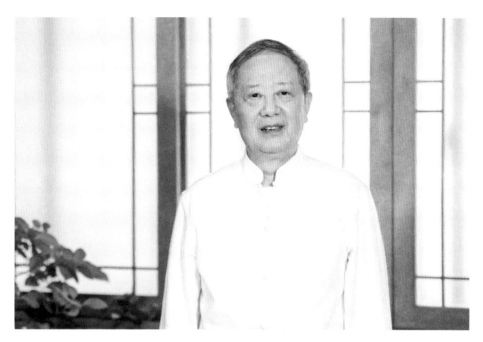

作者近照

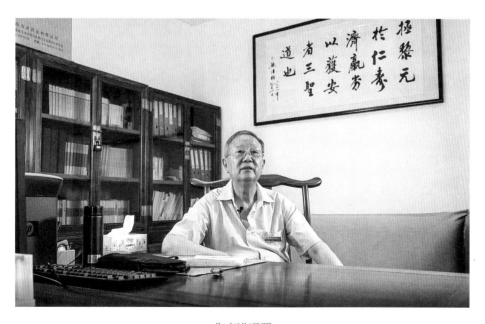

作者讲课照

作者简介

熊继柏，1942年出生，湖南省石门县人，中共党员。国医大师，中国中医科学院学部委员，湖南中医药大学教授，主任医师，博士生导师。湖南省第一届名中医，湖南中医药大学第一附属医院特聘学术顾问、终身教授，湖南省保健委员会医疗保健核心专家。全国老中医药专家学术经验继承工作第四、第五、第六、第七批指导老师，中华中医药学会内经学分会顾问。香港浸会大学荣誉教授，上海中医药大学名誉教授、内经国际研究院顾问。

熊氏十三岁开始习医，十六岁开始行医，从事中医临床六十余年从未间断，其中从事中医高等教学三十余年，主讲中医经典课，并任湖南中医药大学中医经典教研室主任。擅长中医内科、妇科、儿科，善治疑难病症、危重病症，诊治疾病精于辨证施治，理法方药熟练，临床疗效卓著。其理论功底扎实、临证经验丰富、辨析思维敏捷。2006年曾受邀专程赴非洲为阿尔及利亚国家总统治愈了疾病，为中医享誉世界做出了重要贡献。

熊氏论著颇丰，公开发表学术论文100余篇，撰写出版中医学专著22部，其中独立著作12部。其《内经理论精要》一书，先后被英国大英博物馆、牛津大学图书馆和美国国会图书馆列为藏书。任副总主编编著的《黄帝内经研究大成》一书，先后获国家新闻出版署科技图书一等奖，国家中医药管理局中医药基础研究二等奖。近十年来，已带教中医高级学徒300余人，正在不断地为中医传承做贡献。

在2020年防治新冠肺炎的战疫中，出任湖南省中医高级专家组顾问，出主意，定方略，所定方略在全国好评如潮。又亲临一线诊治、抢救"新冠"危重病人，取得满意疗效，并荣获湖南省立大功人员奖。

中医的生命力在于临床
（代 序）

"中医的生命力在于临床"是我近二十年来反复倡导、不断阐发的一个命题。这一命题在中医学界产生了一定影响，也促使越来越多的中医学者在工作中重视临床并付诸实践。但是，与老百姓对中医临床服务的巨大需求相比，与现今日益复杂的疾病情况相比，与现代医学的高度发展相比，与中医学几千年传承积累的丰硕成果相比，而今中医之发展仍须加倍努力。故而，再论"中医的生命力在于临床"，仍然很有必要。并且还应当进一步强化这一主题，以呼吁中医学界的同仁们能从根本上认识到中医之精华在于临床，中医之优势在于临床，中医唯有首先在临床中站得住、立得稳，其"传承精华，守正创新"才不会沦为空谈。

一、为什么说中医的生命力在于临床？

随着学科的发展，中医学在今天被赋予了更多的意义。现代研究者总能从历史、文化、哲学、科技等不同角度对中医学展开诠释，也从而让这门学科发展门目林立、景象繁华。但是，作为医学，最根本的职责是防病治病，保民健康，如《灵枢·师传》云："上以治民，下以治身，使百姓无病，上下和亲。"《伤寒论·序》亦云："上以疗君亲之疾，下以救贫贱之厄，中以保身长全，以养其生。"如果忽略临床，轻视临床，甚或脱离临床，丢掉了临床上防病治病的真本领，那么，中医的生命力就会隐而难彰。

1. 中医的理论根源于临床

中医学传承至今，在几千年的历史中，构建了系统完整、逻辑明晰的理论知识，概而言之，包括阴阳五行学说、藏象学说、经络学说、病因病机学说、诊法学说、病证学说、治疗学说、针刺学说、养生学说、运气学说等。这些学说的产生，源于古人对自然、生命的观察与探索，更重要的是对于临床实践的总结和深化。虽然中医理论之内涵博大精深、文辞古奥艰涩，但其所以能在几千年间流传深远而经久不衰，最根本的原因就在于它能真正指导临床实践并取得显著疗效。

举个简单的例子，《素问·生气通天论篇》云："凡阴阳之要，阳密乃固。"指的是阴阳的和谐、协调，首先要阳气致密，然后阴气才能固守。单看此句，似乎觉得内涵深邃，难与临床联系。但就这么简简单单的一句话，却对后世临床治病有着很重要的指导意义。如《伤寒论》中"太阳病，发汗，遂漏不止，其人恶风，小便难，四肢微急，难以屈伸者，桂枝加附子汤主之"，即为发汗太过导致阳气衰微不能固表而汗漏不止者，治以温阳以固汗；还有《金匮要略》"夫失精家，少腹弦急，阴头寒，目眩。发落……男子失精，女子梦交，桂枝加龙骨牡蛎汤主之"，则是阴损及阳以致阳虚失精者，治以扶阳以涩精。又如临床上每有反复感冒、容易汗出甚至漏汗的病人，轻者治以扶卫固表用玉屏风散，重者治以扶阳固表用桂枝新加汤等。凡此，皆属"阳密乃固"理论法则的实际应用。可以肯定，中医学作为一门实践性极强的学科，其经典理论是源于临床实践而又必然用以指导临床实践。故《素问·举痛论篇》云："善言天者，必有验于人；善言古者，必有合于今；善言人者，必有厌于己。如此，则道不惑而要数极，所谓明也。"

2. 中医的优劣判别于临床

在当今的中医队伍中，有少数学者久旷于临床实践，还有少数科研内容脱离了临床实践，以致中医学在群众心目中形成了一些难堪的印象，有许多人认为中医是"慢郎中"，临床取效慢；还有更甚者认为中医就是专门搞调养。那些人之所以做出这种错误的评价，正是因为许多中医从业人员在临床中不争气。事实上，中医临床优势十分明显，最突出的一点就在于整体观念指导下的辨证施治。这一优势不仅能指导诊治各类常见病、多发病，尤其在辨治各类功能性疾病、病毒性疾病、疑难病症、危急重症方面，更是优势显著。哪怕在西医进入中国之后的百余年间，中医在救治流行性脑脊髓膜炎、流行性乙型脑炎、白喉、麻疹、百日咳、流行性出血热、非典型肺炎等急性传染病方面，也充分展现了其独特的疗效。比如，2019年年末发生的疫病"新冠"，在最初期间，我受湖南省疫病防治领导小组委托，主导制定了完整的防治方案，并最先诊治"新冠"各类型病人30余例，于是，对"新冠肺炎"的病变特点有了较为明确的认识，并取得了一定的诊治经验。在实行中西医结合的抗疫战中，湖南省乃至全国抗击"新冠疫情"成效显著，中医参与救治的高治愈率，降低轻转重危率，降低死亡率等，无不显现出中医强大的临床优势。取得这样的效果，无论是国家、百姓，还是西医专家，都看在眼里、服在心里。所以说，中医的临床优势非常明显。我们作为中医学的继承者、研究者，不能对其临床优势视而不见。唯有牢牢地把握临床优势，真正发挥临床优势，才会消除许多人对中医的误解。唯有全面提高中医临床实践水平，才能真正振兴中医，促进中医事业发展。

二、如何锤炼中医临床真本领？

锤炼中医临床真本领，主要在于两点：一是勤奋读书，二是刻苦实践。

1. 勤奋读书才能筑牢中医学基础

中医学博大精深，学中医者，岂能不读书？的确，现在院校教育培养人才的规模很大，中医所具备的学历、研究的层次也越来越高。想要取得学历、职称，当然要读很多书。为什么还要强调读书呢？有如吴鞠通在《医医病书》中所言："今人不读古书，安于小就，得少便足，囿于见闻；爱简便，畏繁重；喜浅近，惧深奥，大病也。"一语道破了医者学习的问题所在，指出不读古书乃医生之大病。

古书，尤其是中医的经典著作，年代久远，言辞艰涩，义理深奥，如何才能读好？《素问·著至教论篇》指出："医之道……诵而颇能解，解而未能别，别而未能明，明而未能彰。"一诵、二解、三别、四明、五彰，此中医读书习道之五步也。程钟龄《医学心悟》说得好："思贵专一，不容浅尝者问津；学贵沉潜，不容浮躁者涉猎。"既要专心，又要沉潜，二者缺一不可。

古代经典是先贤在长时间临证实践的过程中不断总结凝练而成的，换句话说，各种疾病情形、病理变化都被古人在长期的实践中反复研究过。因此中医经典囊括了大量丰富的医学经验，是取之不竭、用之不尽的医学宝库。我们必须熟读熟记，必须融会贯通，必须理验合参，才能深入其中、领悟精要；才能筑牢基础、夯实功底；也才能真正叩开中医临床的门径。

2. 刻苦实践才能锤炼中医真本领

孙思邈曾说："读方三年，便谓天下无病可治；及治病三年，乃知天下无方可用。"说的就是一个中医由理论跨越到实践的难度。读书只是学医的基础工作，没有这个基础工作，临床是天方夜谭；但书读好了也并不代表临床水平高，只有扎扎实实地深入实践、反复探索才能逐步摸索出临床取效的思路与方法，而临床才是中医读书的最终目的。

通过多年观察，我发现，那些临床技艺比较粗糙者，主要体现在两点，一是辨证没有章法，二是处方没有规矩。何为辨证章法？就在于临证能否精熟的运用望、闻、问、切四诊合参，能否根据四诊准确的抓住主症、审察病机，只有这样，才能辨清病证而确立治法。要做到这一点，除了牢固掌握中医经典有关诊断、辨证的理论知识以外，更重要的是在临床中通过大量诊治病人积累经验、锤炼思维，只有将书本理论反反复复在实践中进行验证，才能在临床中做到思路清晰、反应敏锐。精准的辨证是临床诊治成功的第一步，第二步则是完成诊治的关键，在于因证选方、合理用药。如前所述，古人在几千年间经历了千变万化的临证状况，并据此确立了丰富而可靠的对证方药，为我们的临床诊治提供了非常丰厚的医学资料。可以说，能流传至今的经典方药是临床中千锤百炼的最佳方案。因此，我一直强调，"因证选方、依方遣药，是中医治病必须遵守的规矩"，也是理验合参的最佳体现。

毋庸置疑，想要真正锤炼中医临床真本领，读书和实践不能偏废。如《医法心传》所云："若读书多而临证少，则胸中了了，指下难明；临证多而读书少，则大海茫茫，望洋莫辨。是以读书临证，两不可废。"读书，要以中医经典为核心而博采历代医家所长，融会贯通方能真正学以致用；实践，要准确辨证，因证选方，遵守章法规矩，一以贯之方能真正理验合参。

三、中医在临床中如何创造奇迹？

2015年初，我所撰著的《中医创造奇迹——熊继柏诊治疑难危急病症经验集》一书出版，该书真实地录述了我在临床中救治的81例危急重症、疑难杂症的验案，实为"诊治疑难危急病症经验集"。该书一经出版，便得到了学界广泛认可，并一版再版。据很多临床医生反馈，通过这本著作不仅帮助他们明晰了临床辨证思路、夯实了临床方药基础，更重要的是通过真实疑难重症的中医诊治实录，鼓舞了广大中医学者的专业自信。这本著作向医学界释放了一个重要的讯息，中医的优势在于临床，而中医的的确确能在临床中不断创造奇迹。

如在《中医创造奇迹——熊继柏诊治疑难危急病症经验集》一书中，曾记载诊治一身出黑汗的病人。病人女性，30多岁，某医科大学教师。身出黑色汗2个月，首先求治于本地西医，后到北京诊治，前后2个月余，而结论均为"内分泌失调"，但反复用药却黑汗照流不止，后经西医教授推荐而来我处诊治。病人诉身流黑汗而仅在内衣显现，且夜间无盗汗。诊察其舌脉，舌红苔薄少，脉细略数，此为阴虚之象。遂问其是否口干及手足心热，病人答曰："口干夜甚而手足心微热。"据此辨证为肾阴虚，选方知柏地黄汤，另加龙骨、牡蛎以强化止汗，处方15剂。半个月后病人即来告知，诸症悉愈！然病人返校后，经其同事分析，认为本人处方中的关键药物是龙骨、牡蛎止汗，无须其他药物。1个月之后，该病人黑汗复发，其同事投以黄芪、龙骨、牡蛎医治，病情反而加重。病人只好复来求治，并述说其议论经过，而我据其舌脉复开前方，病人终得痊愈。由此可见，中西医思维之差异，更可见中医辨证选方之精妙。

再如诊治肝硬化并发肝性脑病病人，段某，40岁。2013年秋由其家人背入诊室。病人坐下后状如木偶、背靠其妻、不能稳坐、双目直视、默默不语，面色淡黄而黄色不深。多次询问病人均不作答，许久之后，竟诉无任何病痛，且不识家人，误将其妻认作父亲。家人代诉病人因肝炎住院治疗，症有黄疸、腹胀、便血，住院数日而进入昏迷。西医诊断为肝硬化、肝性脑病，并下病危通知书。诊见病人腹胀、面黄、目黄，其黄色不深，舌苔黄白相兼而滑，脉细略数，扪其腹部发现腹胀明显。据此，我诊断其证为黄疸病湿浊蒙蔽清窍，并告知病人家属确实病危。方用吴鞠通《温病条辨》之宣清导浊汤，处方7剂。7日后病人复诊，竟能自行步入诊室，神志转清，能识家人，对答自如。再经治 3 个月，病人病情明显好转，已如常人，其腹胀、黄疸均消退。由此可见，中医治病只要诊察辨证精细，选方用药准确，便可以效如桴鼓，创造奇迹。

诸如此类疑难危急病症，均是寻常临证中难得一见又特别棘手的罕见病例，被详尽地载录书中，极大地启发了读者的临证思路，同时也强烈地激发了中医同道的临床兴趣与信心。我深感对此类急难病症诊治验案的整理，对于中医学术传承具有重要的实际意义。故而，本人再次着手撰著《中医临床奇迹——国医大师熊继柏诊治疑难危急病症经验续集》，以之进一步宣扬中医临床正道，发扬中医临床优势，展示中医理、法、方、药之奥妙，真正做到"传承精华，守正创新"。

国医大师：熊继柏

2022 年 10 月 1 日

前 言

中医药学是一门实践性极强的学科，几千年的实践证明，中医不仅能诊治内、外、妇、儿各科的常见病，并且在诊治功能性疾病、退行性疾病、疑难病症、危急病症及诊治疫病方面，均有明显的特色和优势。要保持和发挥中医的特色和优势，必须认真扎实地做好传承，这是发展振兴中医事业的一大关键。

正因如此，本人对临床60余年来所诊治的疑难病症和危急病症的典型验案进行整理，总结经验，作为中医传承工作的一项重大举措。

临床治病，是疗效说话，临床治病的疗效，其实就是检验一个中医的真功夫，而这种真功夫既来源于扎实的理论功底，更来源于丰富的实践经验，也来源于敏锐的辨析思维，此三者缺一不可。

为了传承真功夫，教习真本领，本人于2020年在国医大师工作室举办了系列的学术讲座，专门讲述近年来亲手诊治的疑难、危急病症的典型验案。为了确保验案的真实性和完整性，特地收集了所治病人的原始病历记录，并电话追访病人本人的真实情况。在所讲述的验案中，计有内科疾病51例，妇科疾病10例，儿科疾病10例，外科及五官科疾病10例，共计81个奇特案例。具体讲述每一案例的诊疗经过，诊断辨证、选方用药，并加以简要阐析。目的在于让弟子们反复学习，领悟临证辨析思维，学会诊治疑难危急病症的本领，提高其理论与实践知识水平。同时对讲学内容进行现场录相录音，组织部分弟子做录音整理，并经详细审阅修改成为书稿，而为"诊治疑难危急病症经验续集"。

为展示中医临床奇迹，书中还特别选录了历代名医诊治疑难、危急病症的典型奇案 28 例，为有助于解读，并附以本人读后的简短按语。这些名家的奇特案例，既可作为我们学习的范例，更能充分体现中医临床之奇迹。

本书承湖南科学技术出版社热情为之出版，谨此感谢！

熊继柏

2023 年元旦节

目 录

中医临床奇迹——国医大师熊继柏诊治疑难危急病症经验续集

第一章 中医怎样诊治疑难危急病症

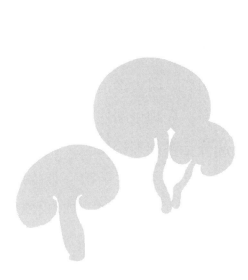

一、中医怎样诊治疑难病症

疑难病应该具备 3 个特点：第一个特点是疾病症状奇特；第二个特点是诊断不明确，特别是西医不能明确诊断的；第三个特点是久治不效。要具备以上 3 个特点才算是疑难病症，否则不能称为疑难病。

1. 诊治疑难病症应该具有的条件

应该具有 4 个条件。第一个条件，必须会治常见病。头痛、发热、感冒、咳嗽、哮喘、腹痛、胃痛、腰痛、呕吐、泄泻，这些常见的病症一定要会治。如果连常见病都不会治，还想去治疑难病，那是不可能的。就好比一个人走路，首先要站稳，才能会走，会走以后才能会跑，能跑以后才能跳高跳远啊。连走都还不会，就想跑想跳？那可能吗？

第二个条件，要有扎实的理论功底。因为诊治疑难病症是要靠辨证分析的，分析凭什么东西呢，凭理论功底。中医的理论功底实际是三大部分，第一大部分是基础理论知识，包括诊断学、中药学、方剂学，以及中医学基础。第二大部分是临床学知识，包括内科学、妇科学、儿科学以及五官科、外科学知识。第三大部分是中医的经典理论知识，包括《黄帝内经》

《金匮要略》《伤寒论》，以及温病学里面的《温热论》和《温病条辨》，这都是必读书籍，而且是必须深入掌握的。只有这些理论知识都熟悉了，才能拥有扎实的理论功底，否则在临床上遇到疑难病症以后，思维辨析是很困难的。

第三个条件，要有丰富的临床经验。这个临床经验不是十年八年就可以丰富的。我们当医生的切莫吹牛皮，不要看了五六年病，七八年病，上十年病，就以为自己了不得了，看了多少病人啊？古人大量临证经验我们还没有见过。只有刻苦临床，扎实临床，见得多才能实践出真知；临床经验丰富了，在诊断上，在辨证上，在选方上，都会产生一定的敏感度，这个敏感度实际上就是临证经验的体现与反应。

第四个条件，要有敏捷的思维能力。我们学中医的人不能蠢，所谓不能蠢，不仅要聪明，更重要的是要有悟性，思维反应要敏捷。在临床上，病人的一举一动，脉象的反应，面色的反应，神态举止的反应，都要迅速察觉，敏捷分析。尤其是辨证要清晰，选方用药思维要敏捷。特别是诊治疑难病症，思维不清晰，不敏捷，就会犯糊涂。这就是我们通常讲的一定要有灵感。

2. 诊治疑难病症要把握四条原则

第一是要抓住主病和主症。

疑难病症症状复杂，或者症状稀奇古怪。不管他有怎么复杂的症状，不论他是什么奇特的表现，我们都必须抓住他的主症，主症是什么？这个是很重要的。主病是什么？我们讲的主病不是西医讲的主病。我们现在有一种误导，把西医的病名拿来跟中医的病名相套，这在临床上并不起多大的作用，对于辨证并没有多大的作用，所以我们不要去套病名，但西医的什么病我们也应该要知道。更重要的是要知道，西医所讲的某一个病名是属于中医的某一个病的范畴，要在这个疾病的范畴之内，再去辨证施治，所以要抓住主症和主病。这个病人突出的是哪一个症，我们就尽量去思考这个主症，其他往往是兼症，这些兼症正好能反映它的特点，只有这种方法，才能够提纲挈领。有的病人，给你讲上十个症状，甚至二三十个症状，你总要从中抓住他最突出的症状。把那个主要的病症抓住以后，纲举目张，好比拉网一样，我抓了纲绳，那个网不就提上来了吗？所以首先要抓住主症和主病。我这么讲还是空洞的话，举个例子大家就更加明白了。当年我在农村当医生的时候，诊治一个女病人，年龄不到 40 岁，她把自己关在土房子里不出房屋四年半之久。这个屋子内不能点灯，煤油灯都不能点，所有的窗缝、门缝都用报纸糊住，不能透一点光。可是病人神志清楚，口齿清楚，声音洪亮，饮食正常，大小便正常，没有哪里痛，那为什么不出房门呢？她说："我不能动，我就是感觉有大水撞心脏，就好比山洪水涨的时候，那个水冲击石头一样。"这是农民的语言啊。那水从哪儿冲呢？她说："就从心脏下面往上冲，我不动时还可以忍受，稍一动我的心脏就要被撞破。"这就是她反复诉说的病症，始终讲大水撞心脏。那么为什么不能见光呢？她说："一见光我的眼睛就像要迸出来，所以不能见光。"就这么两个症状，居然就在小房子里整整关了四年半的"禁闭"。远近的医生请去看了几十个，我当时只有二十几岁。病人家属请我的时候我听说是个很奇怪的病症，竟然不敢去看这个病人，但是我还是想看看她到底是个什么怪病。当地老百姓也这么讲，我们医院医生也这么讲，神乎其神，迷信传说都出来了，说是一个妖精找到她了，谁都不敢接近，所以就关到房子里面。我就硬着头皮去看病人，当我进那个房子的时候，那个房子里臭气熏天都不要紧，关键是她不让我点灯，点个煤油灯呢，还要放在我的背后，不能让她看到。我说你把眼睛蒙上好不好，也不行，她说见到光就特别难受，可她和我对话是非常的清楚。我说这不行，既看不到面色，又看不到舌色，况且病人一没有洗澡，二没有洗被子，三没梳头，床尾放个马桶，全是屎尿气味。不影响我看病吗？我说："必须把你抬出房门，才能看病。"她竟吓我说："那出去了我就要死啊，我死了我就找你啊！"我说："你现在没死你都找我，我不相信你会死啊。"我说一定要抬她出来，立即叫来 4 个青壮年，用木门板铺上棉被，把病人抬出来，可是刚一出房门，病人哭喊几声，突然就不吭声了。她的老公在旁边说："唉，断气了！"意思就是说她死了。我一摸病人，四肢厥冷，而且面色惨白，好像没有呼吸一样。立即将病人放下，针扎合谷，扎合谷以后居然哼了一声，随即喂了两勺子已经准备好的生姜汁和竹沥汁。我说："没死，你放心。"望病人脸色惨白这不用说，蓬头垢面也不用说，身上那个肮脏样子更不要说，双眼紧闭。我说："你再告诉我，你哪儿不舒服？""我告诉你，就是大水撞心啊，我现在讲话都讲不了，我的心脏要炸了，眼睛珠子都要脱了。"我用毛巾盖住她的眼睛，看她的舌苔灰白，脉象弦。病人反复诉说就是大水撞心，一发作就要死，而且真的像死了一次一样的，把她抬过房门的时候就真像死了一次。这是什么病呢？我当时考虑我们中医书上有什么病跟这个病是相似的，只有奔豚，"奔豚气上冲胸，发作欲死""奔豚气从少腹上冲咽喉，发作欲死"，顾名思义，奔豚，即"如豚上奔"之状，病人所诉"大水撞心"，不正似"如豚上奔"吗？于是，我决定从奔豚气病论治。

《金匮要略》谓奔豚气有3种："心阳虚而水饮内动者"；"外邪伤阳，冲气上逆而偏于寒者"；"肝郁气冲而偏于热者"。本病人久居暗室之中，而目胀，畏光及脉弦，当属肝气上逆而发为奔豚气病。《金匮要略》谓："奔豚，往来寒热，腹痛，奔豚汤主之。"本病人虽无腹痛、往来寒热之症，但具有肝气上逆的特点，于是，处以奔豚汤平肝和胃以降冲逆，服药8剂，病人竟然自己走出卧室。

这个病例经验在哪呢？就在于抓住了主病主症。临床诊治疾病，一定要学会抓住主病主症，抓住了主病主症，我们才能正确地辨证施治，才能做到有的放矢。

第二是要详察脉色与形候。

脉就是脉象；色就是望色，望面色，望舌色；形就是形体、形态、动态；候就是疾病现象，疾病症候。即察色，按脉，望形态，听声音，问症状，这不就是我们中医的四诊吗？《内经》说"能合脉色，可以万全"，说到底就是"望闻问切"

要详细地诊察。我们诊治疑难病人和危急病人，特别要注重详细诊察，绝对不能马虎，望闻问切缺一不可。孙思邈《备急千金要方》说："省病诊疾，至意深心，详察形候，纤毫勿失。""纤毫勿失"就是一丝一毫都不要错过，如同刑警查案，任何蛛丝马迹都不能错过。我们诊治疑难病的时候，要特别注重观察病人的一举一动，并且特别要注重诊脉和望色。

举一个实际案例吧。一个广东来的女性病人，40多岁，患严重恶寒8年。夏天来就诊，大热天诊室都开空调，吹着风扇，可病人还未进来就要关空调、关电扇。病人外穿军大衣，内穿羽绒衣，羊毛衣，棉帽、棉鞋、棉袜、围巾等"全副武装"。询问病情，病人告知："骨头是冷的、心脏是冷的、毛孔是张开的。"就这么三句话，特别特别怕冷，汗流不止。用中医术语描述就是漏汗不止，严重的畏风恶寒。问诊过后，开始给病人诊脉，病人脉沉滑有力，越沉取越有力。病人8年恶寒，汗流不止，通常脉象应该表现为沉细沉弱，或者是微脉，或者是迟脉，为什么脉象却沉滑有力呢？这就是脉证不合，这其中必有复杂之处，正是她问题没有解决的根结所在。

脉证不符，必须参考舌象，一看舌象，舌质红、苔白厚而腻。我恍然大悟，这是湿浊阻遏所致。湿气郁遏阳气，卫阳不能达表，于是乎，外面反而怕冷，里面是热。我随之问病人："口渴不？"病人立马回答："口渴，口干。"我继续问："你口渴想喝水吗？想喝凉水还是热水？"病人竟然回答："我只想喝冰水，就是不敢喝。"大家想想看，她居然"只想喝冰水"，这与她的全身恶寒症状相吻合吗？完全不相吻合。但谁都没问这句话，这就立马印证了我当时的怀疑，就是湿浊郁遏阳气，阳气不能达卫表所出现的恶寒漏汗病症。选什么方呢？用吴鞠通的三石汤，病人吃了2个月的三石汤，就把棉衣一件件给脱下来了，8年的顽疾得以解除。

这是一个很重要的经验，治疗疑难病要善于察色，善于按脉，张景岳曾经讲过一句话"谨察独处藏奸"。奸邪藏在某一独处，我们要善于审察，不善于审察就发现不了疾病本质，更谈不上治疗。

上面的案例是强调脉色合参，下面再举个案例说明形候合参的重要。曾经治疗一个30多岁青壮年病人，突发喘促不宁半月余。在医院用多种抗生素及解痉平喘的西药治疗了半个月，症状不见缓解，还伴有39 ℃的发热。病人身体强壮，暴喘，面部潮红，身上发热。初诊按照肺热喘促治疗，用麻杏石甘汤。病人服用麻杏石甘汤3剂以后一点效果都没有，症状未见任何改善。复诊时仔细诊察，见病人上身赤膊，下半身竟自裹着棉被。我问病人："为什么要在足部裹床棉被？"病人回答"脚好冷"。病人上半身发热，冒汗，暴喘，咳吐黄痰，下半身怕冷裹被。这不是矛盾吗？舌苔黄滑，脉象滑而有力。

这是一个典型的上热下寒证。主症是暴喘兼发热。由于肺热壅滞在上焦，故暴喘而上热，下焦腑实不通，阳气不能下达，故见下肢厥冷，这是肺与大肠同病，一是肺气不降，二是腑气不通。肺与大肠相表里，必须表里同治，上下同治。

我问他"大便怎么样"，他说"大便一天一次，不是太干结"。我不管他大便结不结，还是要通腑气。治以宣肺平喘，通腑泄热，选用吴鞠通《温病条辨》的宣白承气汤，该方由杏仁粉、瓜蒌皮、生大黄、生石膏 4 味药组成。病人服药后大便溏泻了 2 次，发热、咳喘就平息了。

这个疑难病，难就难在病机的复杂性、相兼性，所以治疗这个病的关键就是详察形候。类似的例子很多，有成功的经验，也有失败的教训后再获取成功的经验，有时候是在二诊、三诊的时候才发现病机的特点，因此我们在临床上要特别留意，要详细审察，四诊合参。

第三是要辨识病性与病位。

病性是指病邪性质，病位是指病变部位。我们在临床上通过全面诊察之后，下一步工作就是要辨清这个疾病的病邪性质和病变部位，这就是辨证。《黄帝内经》里面不直接称辨证而是称为"审察病机"。这个病变的机制是很复杂的，古人给我们提出了一套纲领和规律，《黄帝内经》有病机十九条，五条属于五脏，两条属于上下，这是指病变部位；还有十二条是属于六气的，虽然《黄帝内经》里面只讲属风、属热、属火、属湿、属寒，实际上是讲的六气，刘河间还补了一条燥气，这十二条指的就是病邪性质。

《黄帝内经》中的病机十九条给我们总结出审察病机的纲领就是两个，一个是病变的部位，一个就是病邪性质。中医辨证的法则很多，有八纲辨证、脏腑辨证、经络辨证、气血津液辨证、六经辨证，还有叶天士的卫气营血辨证，吴鞠通的三焦辨证，等等。这么多辨证法则，总归于一个基本的纲领，那就是八纲辨证。八纲辨证的阴阳是总纲，表、里、寒、热、虚、实六个是分纲。表里是讲疾病的部位，寒热虚实是讲疾病的性质。

我们再来看看经典著作《伤寒论》《金匮要略》。《伤寒论》六经辨证，辨证是六经为纲，六经是讲部位的，太阳、阳明、少阳，太阴、少阴、厥阴经，都是讲部位。而落实到脏腑就是：太阳经的腑是膀胱，阳明经的腑是胃与肠，少阳经的腑是胆，甚至连及三焦，太阴经的脏是脾，少阴经的脏是心、肾，厥阴经的脏是肝，这都是病位。

但张仲景是不是只讲部位呢？不是，伤寒的六经分表里、寒热、虚实，这个非常重要。三阳病笼统地讲是属于表证和实证的，三阴病笼统地讲是属于寒证和虚证的。一个表热实证，一个里虚寒证，这是笼统地讲。具体而言，三阴三阳病都有虚证，也有实证。三阳病的太阳病、阳明病、少阳病是如此，三阴病的太阴病、少阴病、厥阴病亦是如此。因此，《伤寒论》不仅谈病位——经脉与脏腑，也谈病性——虚实与寒热。《金匮要略》也是如此，都是病位、病性两者结合来谈。《金匮要略》是以脏腑、经络作为辨证纲领，可是具体到每一个病都是有虚证，有实证，有寒证，有热证。比如说肺痿，肺痿的病位在肺，而《金匮要略》肺痿有两种，一个肺寒痿，一个肺热痿，肺寒痿用甘草干姜汤，肺热痿用麦门冬汤。一寒一热，它有区别。这就是我们要辨病邪性质和病变部位的道理所在。

辨治温病更是如此，更要辨清病邪性质和病变部位。卫气营血辨证本是表里层次讲部位的，其实他讲卫分证的特点是什么，营分证的特点是什么，气分证是什么，血分证是什么，这就是讲病性。整个温病学，论温邪两大性质，一个是温热，一个是湿热。其中春温、风温、冬温，以温热性质为主；湿温、暑湿以湿热性质为主。所以我们对临床任何一个病证，包括常见病在内，都要弄清病邪的性质和病变的部位，这一点是我们辨证的诀窍。岳美中老师曾谓："辨证如理乱丝，用药如解死结。"一团乱丝，你要把它理出头绪来，这就是我们辨证的功夫。一个死结，用药之后能够把它解开，这就是我们论治的本事。岳美中老师形容得非常到位。

辨证就是分析病机，就是辨别病邪的性质和部位，《伤寒论》是如此，《金匮要略》是如此，温病学是如此，临床各科，内科的、妇科的、外科的、儿科的、五官科的，都要如此。外科也要分阴阳，有阴证和阳证，它还要分部位。《医宗金鉴》的"外科心法要诀"全是按部位处方的，分得很详细。头、面、手、足、胸、腹、腰、腿、肩、背等部位不同，用方就不一样，这是因为经脉不一样。

再举几个痿病的例子来谈谈辨证施治。痿病就是四肢瘫软，萎废不用，甚至于肌肉萎缩，完全瘫痪。不痛，这跟痹病是有严格区别的，痹病是以疼痛为主，痿病是以痿弱为主。临床所常见的，最主要的是下肢痿废。

1979年在常德石门农村治疗一个病人，姓万，四十多岁。初诊是以咳嗽咳血为主症，1个月后出现双下肢瘫痪痿废。有肺结核病史。初诊时症见：低热，口燥咽干，咳嗽少痰，舌红少苔，脉细数。典型的肺燥阴虚咳嗽，处以桑杏汤，几剂下来咳嗽咯血就治愈了。接下来处理瘫痪痿废。病人除开双下肢肌肉萎缩、痿软无力之外，还伴有气短，偶有干咳，手足心热，舌红少苔，脉细数。这个痿病是因为肺阴虚引起的，病位在肺，性质是阴虚。怎么确定这个部位和性质呢？第一，咳嗽，低热，现在虽然不咳，但是气短，有时候还干咳。干咳、气短不是病位在肺吗？第二，口干，咽干，舌红少苔，脉细数，明显的阴虚，这不就是肺阴虚吗？部位和性质都清楚了，按照《黄帝内经》讲的"肺热叶焦，发为痿躄"，肺热叶焦，肺上有热，肺津被焦灼可以发生痿病，所以这个痿躄是肺热叶焦引起的。肺热叶焦用什么方呢？选用的是沙参麦冬汤，加了两味药，加牛膝和阿胶。连服半年后，病人可以站起来慢慢行走，后用益胃汤收功。始终还是围绕着肺热叶焦、滋养肺阴这个病机处理的。

中医有培土生金法，滋养胃阴的目的就是要滋养肺阴。这个病人，就是抓住了肺热叶焦这么一个病机来治好的。

另一个病例是长沙某大学一位老师，产后双下肢痿软无力，活动不利，瘫痪卧床半年余。生活不能自理，不能下床，吃饭与大小便都是在床上完成。除双下肢痿弱无力之外，还有肌肉痉挛，尤其以双下肢为主，动则抽筋。病人面色淡白无华，动则大汗淋漓，声低息短，少气乏力，舌淡红、苔薄白，脉细。四诊合参，首先可以肯定是一个典型的虚证。虚在哪里？明显肝经血虚。《黄帝内经》云"肝主身之筋膜"，肝血充足，则筋膜柔和；肝血不足，筋膜失养，就失于柔和，四肢屈伸不利甚至痉挛。其次，该病人还有典型的气虚表现——"气短，自汗，面色淡白，脉细"，这是典型的气虚。治疗上，一则养肝血，二则益气，方用补肝汤合圣愈汤。其中补肝汤养肝血，养筋膜；圣愈汤益气养血，气血双补；合起来看，就是圣愈汤加木瓜、酸枣仁、甘草。中医有个很重要的理论，就是补血先要补气，所以选用圣愈汤，而补肝汤中的木瓜、酸枣仁、甘草，正在于养肝柔筋缓急。

以上2个案例比较，前者病性为阴虚，后者病性是气血两虚；前者病位在肺，后者病位在肝。

还举一个痿病病例。长沙一年轻的病人，瘫痪，坐轮椅来就诊。双腿肌肉萎缩无力半年。西医诊断为"脊肌萎缩症"。其皮肤感觉基本正常，下肢无力，挽扶可以站立，但是不能抬步。仔细询问得知，下肢酸胀，轻度浮肿，伴有口舌生疮，食纳差，舌苔薄而黄腻，脉细数。辨证分析此病仍然是以虚证为主，但是夹有湿热。湿热是因脾虚而起，因此就是脾虚夹湿热。选方用程钟龄《医学心悟》五痿汤。但治疗痿病并非数日可以奏效，连服1个月。第二次复诊时，病人是挽扶着走进诊室看病，不需要坐轮椅；下肢肌力明显好转，病人在家还能扶墙走路，病人详细记录了病情的进展，不到一年，由走500步到1000步再到完全恢复正常。现在已完全恢复正常工作，始终就是用五痿汤。

讲临床的辨证，为什么讲3个痿病？为什么讲同样的病例？同样的病例才有鉴别意义，才有学习的价值。从病位而言：一个病在肺，一个病在肝，一个病在脾；从病性而言，一个是阴虚，一个是气血虚，一个是气虚夹湿热。明确病性与病位是临床辨证的关键，也是我行医60多年的临床经验总结。

在治疗上，第一个病例是肺热叶焦用沙参麦冬汤，第二个病例是气血两虚证用补肝汤合圣愈汤，第三个病例是脾气虚夹湿热证用五痿汤。虽治疗思路和处方方药不同，但殊途同归，疗效满意。

谈到痿病的辨证施治，必须与痹病进行鉴别。接下来我再来和大家谈谈痹病的辨证论治。首先谈痹病的分类，《黄帝内经》云："风寒湿三气杂至合而为痹也。其风气胜者为行痹，寒气胜者为痛痹，湿气胜者为着痹也。"又有"其热者，阳气多，阴气少，病气胜，阳遭阴，故为热痹"。此外还有朱丹溪论述的湿热痹，《金匮要略》还提到一个尪痹，故临床见到的痹病有行痹、痛痹、着痹、湿热痹、热痹、尪痹等（尪痹就是形气衰羸的痹病）。

痹病是常见病，但不乏难治之病证。举一个例子吧。湖南益阳某幼儿教师，19 岁，高热不退伴全身疼痛 4 个月。在长沙湘雅医院住院治疗，发热及全身疼痛症状改善不明显。经其亲戚介绍前来门诊就诊。首诊症见：持续发热不退（39 ℃以上），伴有恶寒，全身关节、肌肉疼痛特别明显。观其舌苔黄腻，脉细而数。病人主诉高热恶寒。怎样来分析这个案例？还是抓病位及病性。关节酸痛，舌苔黄腻，这是湿热之邪，病位在肌肉经络之间；综合考虑就是一个典型的湿热痹。选用吴鞠通《温病条辨》的宣痹汤。《温病条辨》云："湿聚热蒸，蕴于经络，寒战热炽，骨骱烦疼，舌色灰滞，面目痿黄，病名湿痹，宣痹汤主之。"吴鞠通对湿热痹的症状、主方论述非常清楚。宣痹汤由防己、杏仁、滑石、连翘、栀子、半夏、蚕沙、薏苡仁、赤小豆、片姜黄、海桐皮 11 味药组成。该方具有很好的清热化湿，通痹止痛之功效。病人服用 7 剂，发热恶寒即除，一身疼痛很快缓解。守方再进病愈。

再举一个例子。成都一位女性病人，23 岁左右，因四肢关节疼痛伴有多个关节肿大变形 10 年，于 3 年前求诊。病人诉四肢疼痛，所有关节肿大变形，十指不能张开，不能拿碗筷，步履不稳，摇摇晃晃，形体消瘦，可谓"皮包骨"，面色淡黄，舌淡苔薄白，脉细。这是什么痹病呢？这就是《金匮要略》讲的尫痹。痹病日久，气血虚弱，形体衰羸，而风寒湿邪着于人体，久而久之伤肝肾、伤筋骨。这个病人就是气血不足，筋骨损伤。治疗选用三痹汤。由于病情重，病程长，故必须守方治疗方可奏效。每次处方连服 3 个月。病人每次前来就诊，不仅路途遥远，而且行动不便，断断续续治疗了 3 年，现在病情明显改观，体质增强，关节疼痛缓解显著，已经能正常活动，基本恢复生活自理能力。

再举痹病的第 3 个例子。广东一姓蔡的病人，其双膝关节以下多处红肿疼痛伴皮肤下结节，在中山医科大学附属医院确诊为"结节性红斑"。病人腿痛，胫骨前皮肤紫红，皮下结节，触之疼痛。舌红、苔黄，脉数。这是什么原因呢？湿热。湿热瘀滞导致的经脉不通，形成局部的瘀阻，湿热瘀滞才导致局部结节形成。中医认为结节性红斑还是属于一个痹病范畴，属于湿热夹瘀的痹病。用什么方治疗呢？选用《医宗金鉴》的加味二妙散，加味二妙散本意不是治疗痹病的，而是用于治疗痿病的。治痿病的时候必然大量使用龟板，用于治疗痹病的时候，则用穿山甲替代方中的龟板，取其通经活络、散结止痛之功效。再加乳香和没药活血化瘀止痛。该病人服用这个变化的加味二妙散，1个月结节就消散，再服2个月疼痛完全消失，疾病痊愈。

总结和比较一下这3个痹病的特点及选方：第一例是吴鞠通讲的湿热痹，以急性起病，高热，畏寒，一身疼痛为主要表现，用的是宣痹汤；第二个例子的痹病是以病程10余年，形体衰羸，气血虚弱，筋骨损伤为主要表现，用的是三痹汤；第三个痹病是湿热夹瘀证，形成了结节性红斑，用的是加味二妙散清除湿热，再加炮穿山甲、乳香、没药。

痹病本来是常见病，但这3个病例也算是疑难病。常见病升级到疑难病怎么治呢？就是要抓住病变性质和病变部位，才能准确地治疗。

第四是要因证选方而用药。

这个因字不是因为的意思，而是凭借的意思，凭借这个证也就是依据这个证来选方，即因证选方。依据这个证来选定主方，而后才能用药。中医开处方，叫开方，不叫开药；西医开药叫开药，不叫开方。我们古人讲方子，《论衡》云："方施而药行……药行而病愈。"《素问·至真要大论篇》云："气有多少，病有盛衰，治有缓急，方有大小。"《伤寒论》亦云："勤求古训，博采众方。"中医治病，首先是用方，而后才能用药。"不以规矩不能成方圆"，如果开处方没有组方，那是杂乱无章堆砌药物，是治不好病的。而且，方和证是一定要相对应的。

如何正确选方？有三道基本功是必不可少的。

中医临床奇迹——国医大师熊继柏诊治疑难危急病症经验续集

第一道基本功，对方剂要熟练。要知道方剂的组成、功效、主治。不能开个桑菊饮，桑叶、菊花开完了，其他的药就不记得了。不记得怎么办？党参、黄芪、当归就胡乱加上去了。古人编撰的大量汤头歌诀是需要我们去背诵记忆的。我从小就背诵了大量的汤头歌诀，甚至有些方背诵了好几种方歌，比如藿香正气散方歌："和解藿香正气汤，苏叶白芷共藿香，陈半茯苓大腹草，厚朴桔梗引枣姜。"这是第一种方歌。"藿香正气白芷苏，甘桔陈苓术朴俱，夏曲腹皮加姜枣，感伤岚瘴俱能驱。"这是第二种方歌。再比如四君子汤方歌："四君子汤中和义，参术茯苓甘草比。""苓术参甘四味同，方名君子取谦冲。"中医方剂要熟，这是第一道基本功。

第二道基本功，要掌握每一个方剂的主治功能。这个非常重要，你没有掌握一个方剂的主治功能，就不能正确使用。清代名医徐大椿曾云"用药如用兵"，而用方呢，则是"用方如用人"。如果一个中医连方剂的主治功效都没有完全掌握，那么他在临床上不可能把方剂运用自如。

以银翘散与桑菊饮、为例：这两个方大家都熟悉吧，都是治疗风温外感在卫分证的代表方，那么这两首方有何区别呢？如何鉴别使用呢？桑菊饮、银翘散都是治风热感冒，都是主治风温在卫分证的，但主治证候表现不尽相同：吴鞠通讲桑菊饮是辛凉轻剂，银翘散是辛凉平剂。一轻一平是有区别的，桑菊饮由桑叶、菊花、杏仁、连翘、薄荷、桔梗、甘草、芦根这 8 味药组成；银翘散里面有荆芥，有牛蒡，还有竹叶、淡豆豉等。外感风热以发热轻，以咽干、咽痛、咳嗽为主的，桑菊饮最适宜；外感风热以全身发热，畏风头痛为主的，银翘散最佳。这就是两方的区别。概括而言，同是风热感冒，以上呼吸道症状为主的就用桑菊饮，以全身卫分症状为主的就用银翘散。

　　我再举一组类方提示应当如何鉴别使用。补中益气汤、调中益气汤、益气聪明汤、顺气和中汤，这四首方共同的作用都是补气，都具有升清、升提中气之功，这四首方是"四胞胎"，可是它们的主治功能各不相同：补中益气汤是专门升提中气的，治疗脾肺气虚下陷证，治气虚疲乏、气短、食少、自汗等症，甚至是脱肛、子宫下垂也可以治；益气聪明汤，不用补中益气汤中的柴胡、白术、陈皮、当归，而用的是葛根、蔓荆子、白芍、黄柏。补中益气汤和益气聪明汤就不完全相同了，益气聪明汤也是升中气的，但是它有一个清火的作用，方中用到了黄柏，所以它的主治就是中气不足，风热上扰之证，以气虚疲乏、颈胀、目胀、耳鸣、头晕为主要证候表现。调中益气汤，把补中益气汤的陈皮改成木香，把补中益气汤中的白术改成苍术。调中，就是调中焦，治中焦的湿气，为什么用苍术？苍术燥湿运脾，木香治气滞腹胀，在补中气的前提下，还可以治疗中焦的湿阻腹胀，所以称为调中益气汤，稍微加减，其主治功效就不一样了。顺气和中汤，仍然是补中气的、升清的，可是它不一样了，它是补中益气汤加白芍、细辛、蔓荆子、川芎，加四味药有何作用？治头痛，用来治疗气虚的风寒头痛，因为中气不足，风寒客于头部，出现气虚头痛，就用顺气和中汤。

我们学习类方就要掌握到这个程度，张仲景的经方，温病学内的方更是如此。古人立方是给我们立规矩，并不是告诉我们，后世几千年都用这几个方。方剂也是不断发展的，因为治病思路是不断发展的。病种在不断增加，症状表现更加复杂，我们后世要运用古人组方的规矩，不断地去适应这个病情的变化。并不是说，拿着内经十三方，马王堆五十二病方，拿着《伤寒论》一百一十三方，《金匮要略》二百四十五个方就可以通治百病，不是这样的。古人是给我们立的规矩，我们要依循这个章法，要学的就是这个规矩。因此，掌握方剂的功效主治，这是第二道基本功。

第三道基本功，就是反复运用。古人的一个方，我们用一次、两次、三次这是不够的，要用千百次，你对这个方才真正的熟悉，真正的掌握，你才会有新的认识，才会有新的发展和变化。很多方都是要用千百次才会有所发展。不能反复运用就不可能真正掌握这个方的作用奥秘之所在。

要正确的选方用药，就要达到这三个基本要求。

那么，怎么正确选方呢？有两条原则。第一条原则——要针对主症。主症是什么，就要针对主症选什么方。比如头痛，开真武汤行吗？真武汤是治头眩，不能治头痛。阳虚水泛的头眩，"头眩，身眴动，振振欲擗地者，真武汤主之"。张仲景没有提到头痛，只有头眩。开加味二妙散，行吗？加味二妙散不治头痛而是治下肢痿弱，下肢疼痛；开五苓散行吗，也是不行的，它只治水饮、寒饮，化气利尿的，不能治头痛。

再比如咳嗽，我们开六味地黄汤可以吗？不可以的，六味地黄汤是补肾阴的，不可能治咳嗽。治咳嗽的方药一定是能到达肺的。所以针对主症，这一点是基本原则，不能针对主症，你的方就走了偏路。大方向错了，就是南辕北辙。针对主症选方非常重要，我们治疑难病也好，治危重病也罢，不论治疗什么病，我们选方的时候，首先要抓住主症，针对主症选方。

第二条更重要的原则，就是针对病机。中医选方是针对病机选的，古人有一条基本要求那就是方证合拍。方证合拍，就是方证相符。病性是寒性，那么一定要开热性的处方，你开了寒凉药就是方证不符。病证是虚证，要分清气虚、血虚、阴虚、阳虚等不同，分别处方用药。治气虚的病证若去养阴，阳虚的病证若去养血也是不会有效的。因此，必须针对病机，这一点非常紧要。病机抓准了，古人的方你可以灵活运用，关键就在这里。

比如，现在的门诊中每次都有大量的肿瘤病人就诊，其中肺癌尤其多见。有很大一部分肺癌病人，我都用一个基本方加减化裁。这个方就是小陷胸汤。为什么用小陷胸汤呢？张仲景的小陷胸汤是治疗小结胸，"小结胸，正在心下，按之则痛，脉浮滑者，小陷胸汤主之"。温病学家曾谈到小陷胸汤的使用，提出"舌苔不黄腻，不黄滑者，小陷胸汤不可用"。因为小陷胸汤是治痰热阻滞在胸膈的病证。张仲景仅仅是用该方治疗痰热阻滞在胸膈的胸痛。而肺癌的临床表现除咳嗽、气喘以外，还有胸痛、胸闷。更重要的就是，大多数肺癌病人舌苔黄腻，脉象滑数，这就是痰热阻滞胸肺的表现。针对这个病机，选用小陷胸汤是肯定有效的。

再举一个吴鞠通的大定风珠的病例。大定风珠大家都很熟悉，是三甲复脉汤加五味子、鸡子黄，方由炙甘草、干地黄、白芍、阿胶、麻仁、麦冬、龟板、牡蛎、鳖甲再加五味子、鸡子黄 11 味药组成。治什么病证呢？治阴虚风动证。用中医的专业术语来说，就是水不涵木，虚风内动证。由于真阴衰竭，造成虚风内动，这叫水不涵木。吴鞠通的原文是："热邪久羁，吸烁真阴，或因误表，或因妄攻，神倦瘛疭，脉气虚弱，舌绛苔少，时时欲脱者，大定风珠主之。"大定风珠是治疗因为热邪久羁，造成肝肾阴液衰竭，形成的虚风内动，如果只衰竭没有虚风内动的时候用三甲复脉汤，在出现虚风内动的时候，就用大定风珠。掌握了阴虚风动这个病机和大定风珠的主治功能以后，就可以在临床上针对这个阴虚动风、水不涵木的病机，广泛使用大定风珠。我用大定风珠，绝不把它局限在温病后期，更不把它局限于哪一科，我曾将它用于妇科，我给大家举几个病例。

第一个病例是一个姓张的 8 岁多的流行性乙型脑炎病人，这个案例是我当年在农村当医生的时候治疗的。病人发热昏迷抽搐 1 月余，当地人民医院已确诊为流行性乙型脑炎，但治疗效果不佳，其父母用箩筐挑到医院门诊找我就诊。病人精神萎靡，昏昏沉睡，仍然低热，嘴唇及鼻腔都是干黑色，舌红绛无苔但起黑色芒刺，手足时有抽搐，抽搐不是很厉害，肌肉轻轻地蠕动，中医术语称为瘛疭。这是温热病伤及肝肾之阴，导致的虚风内动证，正是吴鞠通讲的大定风珠证，遂用原方，连服 1 个月，发热，抽搐皆愈。但病儿智力已受到一定影响，后来

还结婚生子了。

第二个案例是一个姓聂的女性病人，30多岁，产后出现双手颤抖6个月不愈。西医确诊为帕金森病。而病人双手越抖越重，西医治疗效果不佳，经医院某医生推荐前来就诊。就诊时，我发现病人存在舌红无苔，并兼手足心热，非常疲乏等主要临床表现，确定为肝肾阴虚，虚风内动证。处方就是大定风珠，服药2个月基本控制了手足颤抖，3个月后颤抖完全控制，没有再发。

最后还讲一个关于大定风珠临床运用的案例，这个案例是治疗子痫的。那是我在农村基层当医生出诊时遇到的一个案例。病人姓杜，我在外出看病的时候经过她住的村子，村支书一把拦住我，说村上有个病人早上死了，但是到中午身体还不冷，请我去看看。病人当时昏睡于地铺上，状若死人，其脖子，手足僵硬，双手紧握拳头，角弓反张，但是体温和正常人相同。切脉却发现无脉。我要病人家属找来一面镜子，擦干净后放在病人鼻子上，半分钟后再看，发现镜子上有一层水汽，我说病人没有死。立马让家属把病人抬到床上。我随身带着针灸针，针刺双侧合谷，并要病人家属去砍竹子，烧取竹沥，同时用生姜捣汁，撬开病人的牙关灌服生姜汁、竹沥。少许，病人喉中长鸣一声，而后神志逐渐清醒。追问病人家属，病人已经身孕4个月，近日抽搐时作，昨晚抽搐到天亮，就出现了上述症状，这就是"子痫昏厥"。结合病人舌红，少苔，脉细，辨证为阴虚风动证，选用大定风珠。考虑到病人是孕妇，加了天麻、钩藤。病人的病不仅被治好了，更重要的是小孩也保住了。我 1986 年回石门县，她还专门带着她的父亲、母亲、小孩来看我。这就是大定风珠治疗"子痫"的例子。

这是大定风珠的奇迹，大定风珠之所以能用到妇科病证上，而且是在妇科很危重的病证情况下，就是因为牢牢实实地掌握了大定风珠的主治功用，所以在应用的过程中就能得心应手，就会充分发挥它的作用。

我讲"怎样诊治疑难病症"，分别讲了四点体会，这四点既是诀窍，又是经验总结，通俗地说这也是我的实战经验，这是在过去行医 60 余年中，接诊了百万人次病人，接触了大量的危急重症、疑难重症病例后积累起来的心得体会，临证中对那些古方的运用和认识，都是成千上万次的反复实践、总结出来的心得体会，仅供大家参考。

二、中医怎样诊治危急病症

近些年来，许多人认为西医专治急性病，中医专治慢性病。有人甚至认为中医治病就是搞"调理"。是否真如其说呢？

首先，翻阅一下古典医籍的记载，不难发现，古代的名医很会治急症。如《扁鹊传》所载扁鹊治疗虢太子的尸厥就是最典型的、也是最早的急症案例。又如《伤寒论》所载：大青龙汤所治之外寒内热证，"发热恶寒，身疼痛，不汗出而烦躁者"；大陷胸汤所治之大结胸证，"心下痛，按之石鞭"，"从心下至少腹鞭满而痛不可近"；白虎汤所治之阳明实热证，"大热，大汗，大渴，脉洪大"；大承气汤所治之腑实热结证，"潮热，谵语，腹满痛，大便鞭"；通脉四逆汤所治之少阴病阴盛格阳证，"下利清谷，里寒外热，手足厥逆，脉微欲绝，身反不恶寒，其人面色赤"；以及乌梅丸所治之蛔厥证等。《金匮要略》所载：痉病抽搐背反张；肺痈病咳吐脓血；肠痈病下脓血；中风热瘫痫；黄疸重症发热，烦喘，胸满，口燥；水气病心下坚，大如盘；妇人产后少腹满如墩状等等。以上这些无一不是急症。再阅清代温病学之专著所载，更多急症，如邪蒙心包证，胸腹灼热，神昏谵语；肺胃热盛而津气大虚证，大热，大渴，脉洪大而芤，汗大出而微喘。热盛动风证，高热，抽搐；热灼真阴虚风内动证，神倦瘈疭，脉气虚弱，舌绛苔少，

中医临床奇迹——国医大师熊继柏诊治疑难危急病症经验续集

时时欲脱；热盛动血证，发热，心烦，斑疹，吐血，衄血；热结蓄血证，少腹坚满，夜热昼凉，大便闭，脉沉实；气血两燔证，高热，烦渴，斑疹；此外，还有暑温病中如暑风证之抽搐；暑厥证之猝然昏倒，手足厥冷；暑瘵证之烦热口渴，咳喘吐血；暑秽证之发热自汗，头痛头胀，烦躁闷乱，呕恶肢冷，神昏耳聋。凡此等等，皆属急症。更有疫病学家所论瘟疫病，更是急症。对于这些急症，古人都列有较为详备的理、法、方、药。故检阅历代医家的医案，总是可以看到大量的急症验案。可以肯定，中医本来就能治急症，而且善治急症。

众所周知，现代西医具有先进的急救手段，比如输液、输氧、输血，尤其是外科手术的急救等等。毫无疑问，西医确实善于治急症。但中医没有西医这些先进手段，现在是不是就不能治急症呢？其实不然。中医在治急症方面，确有其独到的优势和特点：其一，中医治病一条重要的原则是急则治标，缓则治本。病急者必先治其急，《素问·标本病传论篇》指出："先病而后生中满者治其标"，"小大不利治其标"，正是急则治其标之意。比如笔者曾治病人黄某，宿患哮喘痼疾，近因感冒之后喘促明显加重，前医已投止咳平喘之剂。可近 5 日以来，突然出现腹胀如鼓，大便不通，气喘随之加剧。邀余前往会诊，余曰："病人此时腹胀便闭在急，当务之急，必须先通其腑气，方可转危为安。"遂处以小承气汤重剂，一剂而大便通，二剂而腹胀除，气喘随之大减。其二，中医治病是辨证施治，必须针对本质，治其病本。许多急症的症状表现非常危急，但若只看到现象而去见症治症，没有抓住本质，往往不能取效；只有抓住本质，治其病本，才能取得速效。如笔者曾治病人邓某，暑假期间，夏日炎炎，突发高热，体温达 40 ℃以上，连续 4 昼夜，中西药并用，但热势不减。会诊时，前医告之不仅已用抗生素、激素类药物，并且处以中药白虎汤重剂，石膏用至 150 g，热势终不能减。当我走进病房时，见病人躺在床上，却身盖毛毯，遂即询问其恶寒畏风否？答曰：阵阵恶寒。询其欲呕否？答曰：时有恶心。此病于大暑之天发热恶寒，且寒热往来，时恶心欲呕，显是暑温新感而兼少阳证候。乃拟新加香薷饮合小柴胡汤，服 1 剂，热势大减，服 3 剂，诸症悉平。由此可见，中医治急症确有其独到之处。

急症不仅病势险急，而且症情复杂。临证诊断与治疗，力求迅捷、准确，务必尽快取得速效。如何才能达到这一点，笔者在此谈点体会。

1. 辨证候细察隐微

任何急症，都有其症结所在，而这个症结又往往隐藏在某一处，反应于某一点。临证必须善察隐微，弄清疾病的症结所在，抓住疾病的本质，才能果断治疗。否则，虽有奇方妙药，亦无所措手。"病不能识，何以言治？"

第一点，治急性热病察舌要准。

中医诊治急性高热症及急性传染病，尤须注意察舌，以辨清其卫气营血，邪正虚实。《伤寒论本旨》说："观舌本，可验其阴阳虚实；审苔垢，即知其邪之寒热浅深也。"《伤寒指掌》

说："病之经络藏府，营卫气血，表里阴阳，寒热虚实，皆形于舌。"况急性热病之中，多有内热壅盛或湿热阻遏的诸多变化，于脉诊往往难凭，而舌诊较为准确，因此温病学家都注重察舌。据临床所见，察舌在辨治急性热病中，具有见微知著的特殊作用。试举实例以证之。1986 年 11 月治谭某之子，年 4 岁，起病 5 日，发热不休，热势甚高，上午体温 39.8 ℃，下午 40.8 ℃，微咳，咽痛，送某医院急诊室治疗，诊断为急性扁桃体炎。经用物理降温、抗生素与激素类药及输液治疗 4 昼夜，热势依然未减，病儿神志亦时而表现不清，且烦躁不安，胸腹灼热，咽喉内两侧有明显红色肿块。询其家长，谓病儿口渴欲饮，大便干结，已 2 日未进食，察其脉数，指纹深紫。诸症所具，确为"急性扁桃体炎"。但清热泻火诸药何以不能取效？再察舌色，绛红无苔，原来病变的症结不在气分，而在营分。叶天士指出："其热传营，舌色必绛。绛，深红色也。……纯绛鲜泽者，包络受病也。"因舌色绛红无苔，便可察知其病变的焦点是热灼营阴。热邪既灼营阴，必当清营透热，遂用清营汤，并少加大黄为佐，取釜底抽薪之意（玄参 15 g，生地黄 15 g，麦冬 15 g，丹参 6 g，金银花 10 g，连翘 10 g，竹叶 6 g，黄连 2 g，水牛角片 15 g，生大黄 4 g）。服完 1 剂，其热势大减，病儿神志完全清醒。翌日，体温渐趋正常，继以原方去大黄，再进 1 剂，病痊愈。

第二点，治急性杂病审症要真。

凡急性杂病往往症状错综，证候复杂，或虚实相兼，或寒热相杂，或阴证似阳，或阳证似阴，或"大实有羸状"，或

"至虚有盛候"。临床辨证必须抓住其中反映实质的症状特点，察其隐微，才能准确地把握治疗。如果不能抓住其中反映实质的症状特点，就不可能做出准确的判断和治疗。《医学阶梯》说："诸症务要审辨清白，若审辨不清，生死立决，医者岂可藉三指以定法，恃眼界以明高？凡遇疑难之症，辨而又辨，审而再审……察病要的，审症要真，两者切当，何愁症之不明，病之不愈也乎！"可见审症是辨治急性杂病的关键。兹举临床实例1则为佐。1969年孟冬，治疗杨某之子，年17岁。患左侧少腹痛，病发7日，愈痛愈烈，少腹部胀痛拒按，呕吐不能食，以担架抬来就诊。其时病人腹痛不休，呼叫不绝，口唇面颊青紫，四肢厥冷。究其疼痛部位，乃左侧下腹与右侧阑尾点正相对峙的部位、指头大一点处剧烈刺痛。吾欲伸手触之，病人惊呼拒绝。但言其少腹部胀满，而大小便却并无异常。望其舌上有黄苔，舌下紫筋明显，脉象沉伏。细审诸症，少腹部固定一点刺痛不移及少腹胀满拒按是其突出的特点，表明瘀血在少腹，属瘀血腹痛。医圣张仲景所论蓄血证即是以"少腹急结"为主要特点。戴原礼说："死血痛者，痛处不行移者是也。"因此本病当从瘀血论治，以桃核承气汤合失笑散通瘀活血，再加竹茹降逆止呕（桃仁15 g，大黄6 g，桂枝5 g，甘草6 g，生蒲黄15 g，五灵脂15 g，竹茹10 g，芒硝6 g分冲）。1剂痛缓，3剂病愈。

2. 施方药准确果断

徐大椿云"用药如用兵",强调"虚邪之体,攻不可过;实邪之伤,攻不可缓。"医生临证必须准确选方,果断用药。

第一点,治急暴病用药必须果断。

凡急暴病症,死生每在倾刻间。而救治之急,"譬如拯溺救焚"。若"杯水车薪",取效岂能神速?兹举 1 例。1966 年仲春,余诊周某之子,年 17 岁,患高热烦渴、神昏谵语、手足抽搐、颈项强直、角弓反张,其面颊、前胸及臀部等处出现紫黑色斑块。病儿齿黑舌焦、声音嘶哑、舌上起芒刺,脉数而大。证属春温发痉(西医诊断为流行性脑脊髓膜炎),病已 8 日,曾用中西药救治而其效不显。今邪热猖盛,营血被灼,阴液将竭,已呈一派凶险危急之候,此时若以轻缓平淡之剂,焉能拯此急暴垂危之势?乃以余师愚清瘟败毒饮大剂,再加僵蚕、钩藤、大青叶。方中石膏用量 100 g,生地黄、玄参、大青叶用至 30 g,黄连亦用 15 g,水牛角 30 g,其余诸药俱用大剂之量,嘱取农村常用的大吊锅浓煎其药,昼夜频服,药进 3 剂,其病竟转危为安。

第二点,治急难症选方务求准确。

中医治病,辨证之后,就要立法选方,而对急难病症,除辨证必须准确之外,选方尤须准确。姑举 1 例。2000 年 7 月,治曾某,患小便癃闭。诉 1 个月前做胆囊切除术,术后出现小便不畅通,数日后小便竟点滴不通,医生遂与之导尿,过 1 日小便仍不通，又复导尿，如此反复导尿，不得已将导尿管插入尿道与之固定，长达半月之久，小便终不能自行排出。医院约请中医会诊，查病人所导之尿色浑黄，左侧少腹有胀痛感，大便秘结，口中觉有酸味，食纳甚差，舌苔黄腻，脉数，断为湿热壅滞气机所致之癃闭证。即拟加味通关丸水煎服（黄柏12 g，知母12 g，肉桂2 g，滑石30 g，木通15 g），嘱服3剂，日进1剂。并配以倒换散（生大黄30 g，荆芥30 g，合碾细末用开水冲服），日服2次，3日服完。3日后复诊，小便已通，并已拔掉导尿管。大便亦通，腹中胀痛消除。按加味通关丸即《兰室秘藏》滋肾通关丸加滑石、木通，《古今医鉴》仍称之为通关丸，其功在泻火化气利尿。倒换散系刘河间所创，主治"癃闭不通，小腹急痛，肛门肿疼"，此方一以宣泄气机，一以通腑泻热。本例湿热癃闭，正宜取此2方。只有方证合拍，才能"桴鼓相应"。

李中梓曾引孙思邈谓医者曰："行欲方而智欲圆，心欲小而胆欲大。"所谓心小胆大，一要谨慎仔细辨证，二要果断大胆用药，二者缺一不可。中医治疗急症，尤当如斯。

三、历代医家诊治疑难危急病症奇案

1. 张子和医案 2 则

（1）因惊风搐案

新寨马叟，年五十九，因秋欠税，官杖六十，得惊气，成风搐已三年矣。病大发则手足颤掉，不能持物，食则令人代哺，口目张睒，唇舌嚼烂，抖擞之状，如线引傀儡。每发，市人皆聚观。夜卧发热，衣被尽去，遍身燥痒，中热而反外寒。久欲自尽，手不能绳，倾产求医，至破其家而病益坚。叟之子，邑中旧小吏也，以父母病讯戴人。戴人曰：此病甚易治。若隆暑时，不过一涌，再涌，夺则愈矣。今已秋寒可三之；如未，更刺腧穴必愈。先以通圣散汗之，继服涌剂，则痰一二升，至晚又下五七行，其疾小愈。待五日，再一涌，出痰三四升，如鸡黄成块，状如汤热。叟以手颤不能自探，妻与代探，咽嗌肿伤，昏愦如醉，约一二时许稍稍省。又下数行，立觉足轻颤减，热亦不作，足亦能步，手能巾栉，自持匙箸。未至三涌，病去如濯。病后但觉极寒。戴人曰：当以食补之，久则自退。盖大疾之去，卫气未复，故宜以散风导气之药，切不可以热剂温之，恐反成他病也。（《儒门事亲》卷六）

读后按：本案名曰风搐，病由惊郁而起，惊则气乱，郁而化热，以致痰浊内生，风火相煽，而为风痰癫痫。然子和先生居然妙用吐法，涌吐其痰，使其疾获愈。实在是独具慧眼，胆识过人，令后学钦叹！

(2) 狂证案

一叟年六十，值徭役烦扰，而暴发狂。口鼻觉如虫行，两手爬搔，数年不已。戴人诊其两手脉，皆洪大如绠绳。断之曰：口为飞门，胃为贲门。曰：口者，胃之上源也，鼻者，足阳明经起于鼻交频之中，旁纳太阳，下循鼻柱，交人中，环唇下，交承浆，故其病如是。夫徭役烦扰，便属火化。火乘阳明经，故发狂。故《经》言：阳明之病，登高而歌，弃衣而走，骂詈不避亲疏。又况肝主谋，胆主决。徭役迫遽，则财不能支，则肝屡谋而胆屡不能决。屈无所伸，怒无所泄，心火磅礴，遂乘阳明经。然胃本属土，而肝属木，胆属相火，火随木气而入胃，故暴发狂。乃命置煗室中，涌而汗出，如此三次。《内经》曰：木郁则达之，火郁则发之。良谓此也。又以调胃承气汤半斤，用水五升，煎半沸，分作三服，大下二十行，血水与瘀血相杂而下数升，取之乃康。以通圣散调其后矣。（《儒门事亲》卷六）

读后按：本案主症是暴发躁狂，以其脉洪大而劲，因此诊断为火热躁狂证。又因病人有口鼻如虫行而数年不已的兼症特点。依据《灵枢·经脉》所示"胃足阳明之脉，起于鼻之交频中，旁纳太阳之脉，下循鼻外，入上齿中，还出挟口环唇，下交承浆"的经脉循行理论，判断此症与阳明经相关；进而依据

《素问·阳明脉解篇》所示："足阳明之脉病……实则能登高也；……热盛于身，故弃衣欲走也；……阳盛则使人妄言骂詈，不避亲疏。"故此确诊为阳明实热躁狂证。以调胃承气汤下之而使其暴狂获愈。此案辨证分析有理有据，选方用药准确精练，理验俱丰矣！

2. 朱丹溪医案 2 则

(1) 伤寒案

治一老人，饥寒作劳，患头疼恶寒发热，骨节疼，无汗，妄语时作时止。自服参苏饮取汗，汗大出而热不退。至第四日，诊其脉洪数而左甚。朱曰：此内伤证，因饥而胃虚，加以作劳，阳明虽受寒气，不可攻击，当大补其虚，俟胃气充实，必自汗而解。遂以参、芪、归、术、陈皮、甘草，加附子二片，一昼夜尽五帖。至三日，口稍干，言有次序。诸证虽解，热尚未退，乃去附加芍药。又两日，渐思食，颇清爽，间与肉羹。又三日，汗自出，热退，脉虽不散，洪数尚存。朱谓此脉洪，当作大论，年高而误汗，以后必有虚证见。又与前药，至次日，自言病以来不更衣十三日矣，今谷道虚坐努责，并痛如痢状不堪，自欲用大黄等物。朱曰：大便非实闭，乃气因误汗而虚，不等充腹，无力可努，仍用前药，间以肉汁粥及苁蓉粥与之。翌日，浓煎椒葱汤浸下体，方大便。诊其脉仍未敛，此气血仍未复，又与前药，两日小便不通，小腹满闷，但仰卧则点滴而出。朱曰：补药未至，与前方倍加参、芪，两日小便方

利，又服补药半月而安。（《古今医案按》卷一）

读后按：本案伤寒，其前提是"一老人，饥寒作劳"，而后感寒发病，且已服用参苏饮，以致汗大出而热不退。可见病人其体本虚，又加饥、寒，更兼劳作。《素问·举痛论篇》云"劳则气耗"；而服用表药之后复至大汗出。《素问·评热病论篇》指出："人所以汗出者，皆生于谷，谷生于精。……汗者，精气也。今汗出而辄复热者，是邪胜（精怯）也。"由此判断，本病人是以正虚为本，且服用表药之后，其气益虚，故以补中益气汤去升、柴之升发而加味治之，终获痊愈。此丹溪先生"治病必求于本"也。

（2）痢疾案

东易胡兄年四十余，患痢病已百日，百药治不效。时九月初，其六脉急促，沉弦细数，左手为甚，日夜数十行，视瘕物甚少，惟下清滞，有紫黑血丝，食全不进，此非痢，当作瘀血治之。问瘀血何由而致？如饱后急走，极力斗骂，殴打攧扑，多受疼痛，一怒不泄，补塞太过，火酒火肉，皆能致之。盖此人去年枉受杖责，经涉两年，有此瘀血，服药后，得瘀血则生矣。遂以乳香、没药、桃仁、滑石，佐以木香、槟榔，以曲糊为丸，米汤下百余粒，半夜又不动，又依前法下二百粒，至天明大下秽物，如烂鱼肠，约一二升，困顿终日，渐与粥而安。（《丹溪治法心要》卷二）

读后按：本案为一瘀血痢，此证于临床甚是少见。病人痢下百日，日夜数十行，所下有紫黑血丝，其脉象沉弦细数。并询及病人曾"枉受杖责，经涉两年"，故尔判断其病为瘀血痢。

试想，医者若不能识此，其病焉能即早治愈？可见，中医治病，临床辨证的准确与否，是能否准确施治的关键。

3. 钱乙医案 1 则

慢惊风案

东都王氏子，吐泻，诸医药下之至虚，变慢惊。其候，睡露睛，手足瘛疭而身冷。钱曰：此慢惊也。与栝蒌汤。其子胃气实，即开目而身温。王疑其子不大小便，令诸医以药利之。医留八正散等，数服不利而身复冷。令钱氏利小便。钱曰：不当利小便，利之则身冷。王曰：已身冷矣，因抱出。钱曰：不能食而胃中虚，若利大小便即死。久即脾胃俱虚，当身冷而闭目，幸胎气实而难衰也。钱用益黄散、使君子丸，四服，令微饮食。至日午，果能饮食。所以然者，谓利大小便，脾胃虚寒，当补脾，不可别攻也。后又不语，诸医作失音治之。钱曰：既失音，何开目而能饮食？又牙不噤而口不紧也。诸医不能晓。钱以地黄丸补肾。所以然者，用清药利小便，致脾肾俱虚，今脾已实，肾虚，故补肾必安。治之半月而能言，一月而瘥也。（《小儿药证直诀》卷中）

读后按：慢惊风，多由吐泻日久，或因攻伐太过，损伤脾胃之气；又有禀赋不足，脾胃本亏，再加吐利，则脾肾愈虚，以致肝风内动，出现惊搐者，成为慢惊风，甚者，称为慢脾风。《医宗金鉴·幼科杂病心法》谓："慢惊多缘禀赋弱，或因药峻损而成。缓缓搐搦时作止，面白青黄身则温，昏睡眼合睛或露，脉迟神惨大便青。"又谓慢脾风："肝盛脾衰金气弱，金失承制木风生。每因吐泻伤脾胃，闭目摇头面唇青，额汗昏睡身肢冷，舌短声哑呕澄清。"本案病人正是吐泻之后，医者又复攻下，以致小儿脾胃气虚引发慢惊风。其睡后露睛正是脾气虚之证候；服用八正散中寒凉利小便的药物之后，其身复冷，更是肾气虚之证候。本案诊察分明，辨证清晰，则治疗自有把握。

4. 罗天益医案 1 则

过汗亡阳变证案

中山知府次子薛里，年十三岁。六月十三日豪雨方过，池水泛溢，因而戏水，衣服尽湿，其母责之。至晚，觉精神昏愦，怠惰嗜卧。次日，病头痛身热，腿脚沉重，一医用和解散发之，闭户塞牖，覆以重衾，以致苦热不胜禁，遂发狂言，欲去其衾。明日，寻衣撮空，又以承气汤下之。下后，语言渐不出，四肢不能收持，有时项强，手足瘛疭，搐急而挛，目左视而白睛多，口唇肌肉蠕动，饮食减少，形体羸瘦。命予治之，具说前由，予详之，盖伤湿而失于过汗也。且人之元气，起于脐下肾间，动气周于身，通行百脉。今盛暑之时，大发其汗，汗多则亡阳。百脉行涩，故三焦之气，不能上荣心肺，心火旺而肺气焦。况因惊恐内蓄，《内经》曰："恐则气下。"阳主声，阳既亡而声不出也。"阳气者，精则养神，柔则养筋"。又曰："夺血无汗，夺汗无血"。今发汗过多，气血俱衰，筋无所养，其病为痉，则项强手足瘛，搐急而挛。目通于肝，肝者，筋之合也。筋既燥而无润，故目左视而白睛多。肌肉者，脾也。脾热则肌肉蠕动，故口唇蠕动，有时而作。经曰："肉痿者，得之湿地也。""脾热者，肌肉不仁，发为肉痿。"痿者，挛弱无力，运动久而不仁。阳主于动，今气欲竭，热留于脾，故四肢不用，此伤湿过汗而成坏证明矣。当治时之热，益水之源救其逆，补上升生发之气。《黄帝针经》曰："上气不足，推而扬之。"此之谓也。以人参益气汤治之。《内经》曰："热淫所胜，治以甘寒，以酸收之。"人参、黄芪之甘温，补其不足之气而缓其急搐，故以为君；肾恶燥急食辛以润之，生甘草甘微寒，黄柏苦辛寒，以救肾水而生津液，故以为臣；当归辛温和血脉，橘皮苦辛，白术苦甘，炙甘草甘温，益脾胃，进饮食；肺欲收，急食酸以收之，白芍药之酸微寒，以收耗散之气而补肺金，故以为佐；升麻、柴胡苦平，上升生发不足之气，故以为使，乃从阴引阳之谓也。

人参益气汤：黄芪五分，人参、黄柏、升麻、柴胡、白芍药各三分，当归、白术、炙甘草各二分，陈皮三分，生甘草二分。右十一味，哎咀，都为一服，水二盏半，先浸两时辰，煎至一盏，去渣热服，早食后、午饭前，各一服。投之三日后，语声渐出，少能步行，四肢柔和，食饮渐进，至秋而愈。（《卫生宝鉴·医验记述》）

读后按：本案病变的焦点是"伤湿而失于过汗"，损伤元气，以致变证迭出而成危候。罗氏在病机分析过程中，引用了大量的《内经》经文，据理分析，抓住了病机关键。可谓是

"谨守病机,各司其属",才得以准确施治,使病人转危为安。吴鞠通《温病条辨》曾云:"湿温,汗之则神昏耳聋,甚则目瞑不欲言;下之则洞泄,润之则病深不解。"此乃真知灼见,为医者务必谨记,不可忽略!

5. 张景岳医案1则

吐血下血案

倪孝廉者,年逾四旬,素以灯窗思虑之劳,伤及脾气,时有呕吐之证,过劳即发,予常以理阴煎、温胃饮之属,随饮即愈。一日于暑未时,因连日交际,致劳心脾,遂上为吐血,下为泄血,俱大如手片,或紫或红,其多可畏。急以延余,而余适他往,复延一时名者,云:"此因劳而火起心脾,兼以暑令正旺,而二火相济,所以致此。"乃与以犀角、地黄、童便、知母之属。药及两剂,其吐愈甚,脉益紧数,困惫垂危。彼医云:"此其脉证俱逆,原无生理,不可为也。"其子惶惧,复至恳余,因往视之,则形势俱剧,第以素契不可辞,乃用人参、熟地、干姜、甘草四味大剂与之。初服毫不为动,次服觉危恶稍止,而脉中微有生意。乃复加附子、炮姜各二钱,人参、熟地各一两,白术四钱,炙甘草一钱,茯苓二钱。黄昏与服,竟得大睡,直至四鼓。复进之而吐止,血亦止。遂大加温补调理,旬日而复健如故。余初用此药,适一同道者在,见之惊骇,莫测其谓,及其既愈,乃始心服曰:"向始不有公在,必为童便、犀角、黄连、知母之所毙,而人仍归誉于前医曰,彼原说脉证俱逆，本不可治，终是识高见到，人莫及也。嗟嗟！夫童便最能动呕，犀角、知、连最能败脾，时当二火，而证非二火。此人此证，以劳倦伤脾，而脾胃阳虚，气有不摄，所以动血，再用寒凉，脾必败而死矣。倘以此杀人，而反以此得誉，天下不明之事，类多如此，亦何从而辩白哉。"此后有史姓等数人，皆同此证，予悉用六味回阳饮活之。此实至理，而人以为异，故并纪焉。（《景岳全书·杂证谟·血证》）

读后按： 辨治血证，其寒热虚实，至关紧要。本案病人"上为吐血，下为泄血"，"大如手片，其多可畏"，呈"上争下夺"之势，自是危候。而景岳先生明辨其寒热虚实，胸有定见，遣方用药十分果断，竟然使病人转危为安，堪称奇迹！但凡出血病证，有血热而迫血妄行者，有气虚而不能摄血者，临证时必须仔细明辨，施治方可不误。《景岳全书》曾云："凡治血证，须知其要。而血动之由惟火惟气耳。故察火者但察其有火无火；察气者但察其气虚气实。知此四者而得其所以，则治血之法无余义矣。"

6. 李中梓医案 4 则

（1）泄泻神乱案

工部主政王汉梁，郁怒成痞，形坚痛甚，攻下之剂太过，遂若洞泄，一日一夜计下一百余次，肌肉尽消，神气愤乱，舌不能言。余曰：在症已无活理，在脉犹有生机，以真藏脉未见也。此甚虚之症，法当甚补。以枯矾、龙骨、粟壳、肉果以固其肠，人参二两，熟附五钱以救其气。三日之内用参半斤，用附二两，泻减大半，舌遂能言。更以补中益气加生附、炮姜、肉果，大补百日而食进神强，然昼夜下四五行，两手痿废，以仙茅、巴戟、桂、附等为丸，参附汤送下。□五日余而痞消、泻止、能步。向使畏多参、附，或掣肘于投剂之时，或懈弛于将愈之际，安望其在生哉。信医不专者，戒诸。"（《里中医案》）

读后按：本案病人因药物攻下太过致成洞泄，且昼夜达百余次，并且"肌肉尽削，神气愦乱，舌不能言"。此种危候，西医称为代谢性酸中毒，中医称为气津两脱，气津脱极必转为阳脱而生命危亡。此时中梓先生并施二法，一以龙骨、粟壳、肉果之类固其肠，涩其洞泄；一以大剂参附汤补其气，回其阳。可谓是力挽既倒，起死回生！这才是中医的真功夫。

(2) 真寒假热案

休邑吴文哉，伤寒发躁，面赤足冷，时时索水不能饮，且手扬足掷，难以候脉。五六人制之就诊，则脉大而无伦，按之如无。余曰：浮大沉小，阴证似阳，谓之阴躁，非附子理中汤不可。伊弟曰休曰：不用柴胡、承气，不用三黄、石膏，反用热剂耶。余曰：内真寒而外假热，服温补犹救十中之七。曰休卜之吉，乃用人参四钱，熟附一钱，白术二钱，干姜一钱，甘草八分，煎成冷服之。甫一时许，而狂躁少定，数剂而神清气爽。（《里中医案》）

读后按：本案病人是一典型的阴躁证，外显假热，内为真寒。读此文字案述，似乎易于明了；若去临诊病人，却未必明了。病人面赤发躁，扬手掷足，脉象浮数洪大，竟是一派阳盛火热之象。然其中有几个症候是临诊时的辨证关键点，即"索水不能饮"，"面赤而足冷"，"脉大而无伦，按之如无"。正因为抓住了这几个关键点，才能洞察真象，断定其为真寒假热的阴躁危证，并果断使用附子理中汤。如《伤寒论》所云："伤寒脉微而厥，至七八日肤冷，其人躁无暂安时者，此为藏厥。"程钟龄《医学心悟》又云："阴躁似阳躁，阴极反发躁也。伤寒阳证发躁，必口渴、便闭，下利肠垢，或谵言妄语，脉必沉实有力。若直中阴寒，不应有躁，今反烦躁者，是物极则反，水极似火也。其症口燥渴，思得水而不能饮，欲坐卧泥水之中，脉必沉迟无力，名曰阴躁，宜用温剂。设或认为阳躁而清之，误之甚矣。"由此可见，中医临证，诊察必须精细，辨证必须清晰。

（3）真热假寒案

新安吴文邃，眩晕者三载，战栗恶寒，五月而向火。数妾拥居帏帐，屡服姜、桂，千里延余。予谓脉浮之细小，沉而坚搏，是郁火内伏，不得宣越也。用山栀三钱，黄连二钱，黄柏一钱五分，柴胡一钱，甘草五分，生姜五片，乘热亟饮之。移时而恶寒稍减，再剂而辍去火炉，逾月而起。更以六味丸、知、柏，用人参汤送下，两月全安。余知此病者，虽恶寒而喜饮热汤，虽脉细而按之搏指，灼然为内真热而外假寒，热极反兼胜己之化。以凉药热饮者，内真寒而外假热之剂也。（《里中医案》）

读后按：本案病人"战栗恶寒，五月而向火"，呈一派寒象，屡服姜、桂，皆属"对症治疗"。但病人脉象"浮之细小，沉而坚搏"，方知是热郁于中，阳郁不达，反而外显寒象。本案与前案，一为真寒假热证，一为真热假寒证，对此等寒热真假之证，必须仔细察脉、察舌，仔细审察其症状特点，方可辨明真伪，识别真象。《素问·至真要大论篇》所谓"热因热用，寒因寒用"，此前后二案施治，即其验也。

(4) 胸痛呕吐不食神昏案

文学顾六吉，胸中有奇痛，不吐则不安者，已历两载。偶为怒触，四十日不进粥浆，三十日不下溲便，面赤如绯，神昏如醉。终事毕备，以为旦夕死矣。余视其脉，举之则濡，按之则滑，是胃中有火，膈上有痰，浸淫不已，侵犯膻中，壅过心窍，故迷昧乃尔。以沉香、海石、胆星、瓦楞子、牛黄、雄黄、天竺黄、朱砂、冰、麝为细末，姜汁、竹沥和沸汤调送。初进犹吐其半，继进乃全纳矣。随服六君子加星、香、姜、沥，两日而溲便通，三日而糜饮进。调摄百余日，遂复正常。

遗书鸣感云，不肖允谦气暴于怒，神戕于思，形体不得休息，饮馔不能谐，宜中外弗戢，痰伺为殃，淫沴慕深，直干心主，沉疴越乎寻常，谷液荒于累月，焦腑否塞，溲便交封，刹那就木，谁曰不然。命意老先生隔垣洞视，病魔陡遁三舍，甘露一洒，起死而更生之。嗟乎！今日有生之年，糜非老先生手援之力，劫运可消，血悰不泯，生生世世，衔结奚穷。请以数行，收纪案帙。俾普天之下，知秦越人犹在今日，不得舍上池神饵，而听命于庸人也。不其胥吾世于仁寿之域哉。（《里中医案》）

读后按：本案病人"胸中有奇痛，不吐则不安，已历两载"，又因怒而"四十日不进粥浆，三十日不下溲便"，且"神昏如醉"，呈一派危重之候。而中梓先生竟然从察色"面赤如绯"和诊脉"按之则滑"，判断其证为"胃中有火，膈上有痰"，乃痰火阻塞胸膈胃脘之证。仔细思忖，先生在诊察此人时，应当还发现其所吐之物必多稠痰，舌苔必然黄滑或黄腻，而绝不仅仅凭面赤如绯、脉象沉滑而确定其病机关键。但是，由此案所述，显示了中梓先生两个突出特点：一是极善察色按脉，如《素问·阴阳应象大论篇》所云："善诊者，察色按脉，先别阴阳"；二是辨析思维非常敏捷，如李氏《医家行方智圆心小胆大论》所云："知常知变，能神能明，如是者谓之智圆。"

7. 薛立斋医案 1 则

中风案

薛立斋治靳太师夫人，先胸胁胀痛，后四肢不遂，自汗如雨，小便自遗，大便不实，口紧目瞤，饮食颇进，十余日或以为中脏。曰：非也。若风既中脏，真气将脱，恶症已见，祸在反掌，安能延至十日？乃候其色，面目俱赤而或青。诊其脉，左三部洪数，惟肝尤甚。乃知胸乳胀痛，肝经血虚，肝气否塞也。四肢不收，肝经血虚，不能养筋也。自汗不止，肝经血热，津液妄泄也。小便自遗，肝经热甚，阴挺失职也。大便不实，肝木炽盛克脾土也。用犀角散四剂，诸症顿愈。又用加味逍遥散调理而安。后因郁怒前症复作，兼发热吐呕，饮食少思，月经不止，此木盛克土，而脾不能摄血也。用加味归脾为主，佐以逍遥散而愈。后每遇怒，或睡中手搐搦，复用前药愈。（《续名医类案·中风》）

读后按：本案中风，其症"四肢不遂，自汗如雨，小便自遗，大便不实，口紧目眴"，且"面目俱赤而或青，左脉洪数，肝脉尤甚，更兼胸乳胀痛"，尤其是"遇郁怒则前症复作"。综合这些症状表现和色脉特点，诊断为肝郁热盛之中风证。此种中风，后世称为"类中风。"《医经溯洄集·中风辨》云："因于风者，真中风也；因于火因于气因于湿者，类中风而非中风也"。《医学衷中参西录》对肝热中风颇有认识，云："盖肝为木脏，木火炽盛，亦自有风，此因肝木失和而风自肝起"，此论与本案病机恰恰相符。

8. 喻嘉言医案4则

（1）伤寒疑难急症案

徐国祯伤寒六七日，身热目赤，索水到前，复置不饮，异常大躁，将门牖洞启，身卧地上，展转不快，更求入井。一医汹汹，急以承气与服。余诊其脉，洪大无伦，重按无力。谓曰：此用人参、附子、干姜之证，奈何认为下证耶？医曰：身热目赤，有余之邪躁急若此，再以人参、附子、干姜服之，逾垣上屋矣。余曰：阳欲暴脱，外显假热，内有真寒，以姜、附投之，尚恐不胜回阳之任，况敢以纯阴之药重劫其阳乎？观其得水不欲咽，情已大露，岂水尚不欲咽，而反可咽大黄、芒硝乎？天气燠蒸，必有大雨，此症顷刻一身大汗，不可救矣。且既认大热为阳证，则下之必成结胸，更可虑也。惟用姜、附，所谓补中有发，并可以散邪退热，一举两得，至稳至当之法，何可致疑？吾在此久坐，如有差误，吾任其咎。于是以附子、干姜各五钱，人参三钱，甘草二钱，煎成冷服，服后寒战，戛齿有声。以重绵和头覆之，缩手不肯与诊，阳微之状始著。再与前药一剂。微汗热退而安。（《寓意草》卷一）

读后按： 本案乃一真寒假热证的危重病奇案。病人"身热目赤，异常大躁，将门牖洞启，身卧地上，展转不快，更求入井"，其阳热亢奋之象显露在外。但病人索水到前，却复置不饮，且脉象洪大无伦，重按无力。如此一派阳热亢奋之象，何以渴而不饮？何以脉象貌似洪大而重按无力？正是抓住了这两大疑点，才可以判断为"外显假热，内有真寒"。诚如《景岳全书·脉神章》所云："乖处藏奸，此其独也。"本人拜读此案，不禁拍案叫绝，嘉言先生太神奇了！

（2）伤寒坏症两腰偻废案

张令施乃弟伤寒坏证，两腰偻废，卧床彻夜痛叫，百治不效，求诊于余。其脉亦平顺无患，其痛则比前大减。余曰：病非死证，但恐成废人矣。此症之可以转移处，全在痛如刀刺，尚有邪正相争之象；若全然不痛，则邪正混为一家，相安于无事矣。今痛觉大减，实有可虑，宜速治之。病者曰：此身既废，命安从活，不如速死！余蹙额欲为救全，而无治法。谛思良久，谓热邪深入两腰，血脉久闭不能复出，止有攻散一法。

而邪入既久，正气全虚，攻之必不应，乃以桃仁承气汤，多加肉桂、附子，二大剂与服，服后即能强起，再仿前意为丸，服至旬余全安。此非昔人之已试，乃一时之权宜也，然有自来矣。仲景于结胸证，有附子泻心汤一法，原是附子与大黄同用，但在上之症气多，故以此法泻心，然则在下之症血多，独不可仿其意，而合桃仁、肉桂以散腰间之血结乎！后江古生乃弟，伤寒两腰偻废痛楚，不劳思索，径用此法，二剂而愈。（《寓意草》卷一）

读后按： 本案病人为伤寒病之后出现腰痛如刀刺，进而疼痛减轻却"两腰偻废"。通过仔细分析，诊断为阳虚而寒凝血滞之证。并以桃仁承气汤加肉桂、附子而取捷效。嘉言先生述曰："谛思良久，谓热邪深入两腰，血脉久闭不能复出……乃以桃仁承气汤，多加肉桂、附子，二大剂与服。"这一案例，为后世诊治瘀血腰痛证，诊治瘀血痿病，均提供了重要的临床参考。

(3) 膈气危症案

倪庆云病膈气十四日，粒米不入咽，始吐清水，次吐绿水，次吐黑水，次吐臭水，呼吸将绝，医已歇手。余适诊之，许以可救，渠家不信。余曰：尽今一昼夜，先服理中汤六剂，不令其绝，来早转方，一剂全安。渠家曰：病已至此，滴水不能入喉，安能服药六剂乎？余曰：但得此等甘温入口，必喜而再服，不须过虑。渠诸子或痒或弁，亦知理折，金曰：既有妙方，何不即投见效，必先与理中，然后乃用此，何意耶？余曰：《金匮》有云，病人噫气不除者，旋覆代赭石汤主之。吾于此病分别用之者有二道：一者黑水为胃底之水，臭水为肠中之水，此水且出，则胃中之津液久已不存，不敢用半夏以燥其胃也；一者以将绝之气，止存一系，以代赭坠之，恐其立断，必先以理中分理阴阳，俾气易于降下，然后代赭得以建奇奏绩。一时之深心，即同千古之已试，何必更疑？及简仲景方，见方中止用煨姜而不用干姜。又谓干姜比半夏更燥，而不敢用。余曰：尊人所噫者，下焦之气也，所呕者，肠中之水也。阴乘阳位，加以日久不食，诸多蛔虫，必上居膈间，非干姜之辣，则蛔虫不下转，而上气亦必不下转，妙处正在此，君曷可泥哉！诸子私谓，言有大而非夸者，此公颇似。姑进是药，观其验否。进后果再索药，三剂后病者能言，云内气稍接，但恐太急，俟天明再服，后且转方为妥。至次早，未及服药，复请前医参酌，众医交口极沮，渠家并后三剂不肯服矣。余持前药一盏，勉令服之，曰：吾即于众医前，立地转方，顷刻见效，再有何说！乃用旋覆花一味煎汤，调代赭石末二茶匙与之。才一入口，病者曰：好药，吾气已转入丹田矣！但恐此药难得。余曰：易耳。病者十四日衣不解带，目不交睫，愈甚，因图脱衣安寝。冷气一触复呕，与前药立止，思粥，令食半盏。渠饥甚，竟食二盏，少顷已食六盏。复呕，与前药立止。又因动怒，以物击婢，复呕，与前药立止。已后不复呕。但困倦之极，服补药二十剂，丸药一斤，将息二月，始能远出，方悔从前少服理中二剂耳。（《寓意草》卷二）

读后按：本案属噎膈反胃之危症。病人"病膈气十四日，始吐清水，次吐绿水，次吐黑水，次吐臭水，呼吸将绝"，如此气逆呕吐之危症，并不急用旋覆代赭石汤，一者虑其胃中津液不存，不可用燥药；再者虑其将绝之气，止存一系，不可用下坠之药。而是先以理中汤，温固中焦脾胃之气，俟中焦之气稳定，然后使用旋覆代赭石汤，降逆止呕。其辨证分析，丝丝入微；选方用药，步步稳妥。诚如岳美中老师所言："辨证如理乱丝，用药如解死结。"

(4) 厥巅疾案

吴添官生母，时多暴怒，以至经行复止。入秋以来，渐觉气逆上厥，如畏舟船之状，动辄晕去，久久卧于床中，时若天翻地覆，不能强起，百般医治不效。因用人参三五分，略宁片刻。最后服至五钱一剂，日费数金，意图旦夕苟安，以视稚子。究竟家产尽费，病转凶危。大热引饮，脑间有如刀劈，食少泻多，已治木无他望矣。闻余返娄，延诊过，许以可救，因委命以听焉。余以怒甚则血菀于上，而气不返于下者，名曰厥巅疾。厥者逆也，巅者高也。气与血俱逆于高巅，故动辄眩晕也。又以上盛下虚者，过在少阳。少阳者，足少阳胆也。胆之穴皆络于脑，郁怒之火，上攻于脑，得补而炽，其痛如劈，同为厥巅之疾也。风火相煽，故振摇而热蒸。木土相凌，故艰食而多泻也。于是会《内经》铁落镇坠之意，以代赭石、龙胆草、芦荟、黄连之属，降其上逆之气；以蜀漆、丹皮、赤芍之属，行其上菀之血；以牡蛎、龙骨、五味之属，敛其浮游之神。最要在每剂药中，生入猪胆汁二枚。盖以少阳热炽，胆汁必干。亟以同类之物济之，资其持危扶颠之用。病者药一入口，便若神返其舍，忘其苦口，连进十余剂，服猪胆汁二十余枚，热退身凉，饮食有加，便泻自止，始能起床行动散步，然尚觉身轻如叶，不能久支。仆恐药味太苦，不宜多服，减去猪胆及芦龙等药，加入当归一钱，人参三分，姜枣为引，平调数日而全愈。母病愈，而添官即得腹痛之病，彻夜叫喊不绝，小水全无。以茱连汤加元胡索投之始安。又因伤食复反，病至二十余日，肌肉瘦削，眼胞下陷，才得略再。适遭家难，症变壮热，目红腮肿，全似外感有余之候。余知其为激动真火上焚，令服六味地黄加知柏三十余剂，其火始退。退后遍身疮痍黄肿，腹中急欲得食，不能少耐片顷，整日哭烦。余为勉慰其母曰：旬日后腹稍充，气稍固，即不哭烦矣。服二冬膏而全瘳。此母子二人，皆极难辨治之症，竟得相保，不亦快哉！（《寓意草》卷四）

读后按：本案实为母子二案，其病症不同而其病机相似。其母因暴怒所起，既患重症眩晕，"如畏舟船之状，动辄晕去……时若天翻地覆，不能强起"；又患剧烈头痛，"脑间有如刀劈"；更兼"大热引饮，食少泻多"。其子突病腹痛，"彻夜叫喊不绝，小水全无"；又因伤食复反，以致"肌肉瘦削，眼胞下陷"；再因"适遭家难"以致"病变壮热，目红腮肿"。其母之病为厥巅疾，因大怒所起，"郁怒之火，上攻于脑"，以致眩晕不起，剧烈头痛。《素问·生气通天论篇》云"大怒则形气绝而血菀于上，使人薄厥"，此其候也。故以镇气逆、泻胆火之剂治之而获愈。其子之病为腹痛、壮热、目红腮肿等症，亦为郁怒所起，又以滋水清火之剂治之而获愈。此二案的治验，有章有法，有理有据，《素问·至真要大论篇》所谓"必伏其所主，而先其所因”也。

9. 张璐医案3则

（1）寒中少阴案

文学范铉甫孙振麟，于大暑中患厥冷自利，六脉弦细芤迟而按之欲绝。舌色淡白，中心黑润无苔。口鼻气息微冷，阳缩入腹，而精滑如水。问其所起之由，因卧地昼寝受寒，是夜连走精二度，忽觉颅胀如山，坐起晕倒，便四肢厥逆，腹痛自利，胸中兀兀欲吐，口中喃喃妄言，与湿温之证不殊。医者误为停食感冒，而与发散消导药一剂。服后胸前头项汗出如漉，背上愈加畏寒，而下体如冰，一日昏愦数次。此阴寒挟暑，入中手足少阴之候，缘肾中真阳虚极，所以不能发热。遂拟四逆加人参汤，方用人参一两，熟附三钱，炮姜二钱，炙甘草二钱，昼夜兼进，三日中进六剂，厥定。第四日寅刻阳回，是日悉屏姜、附，改用保元。方用人参五钱，黄芪三钱，炙甘草二钱，加麦冬二钱，五味子一钱，清肃膈上之虚阳。四剂，食进，改用生料六味加麦冬、五味，每服用熟地八钱，以救下焦将竭之水，使阴平阳秘，精神乃治。（《张氏医通》卷二）

读后按： 本案所示是一暑天中寒的危急病症。病人“厥冷自利”，“六脉按之欲绝”，“舌色淡白，中心黑润无苔，口鼻气息微冷”，更兼“阳缩入腹，精滑如水”，此一派寒邪伤阳，肾阳衰微之象。并且病人还“颅胀如山，坐起晕倒”，“胸中兀兀欲吐，口中喃喃妄言”，“四肢厥逆，腹痛自利”，“下体如冰”，其病已呈阳衰昏厥之势。《伤寒论》曾云"少阴病，恶寒身蜷而利，手足逆冷者不治"；"少阴病，吐利，躁烦，四逆者死"；"少阴病，下利止而头眩，时时自冒者死"。如此阳衰欲绝之证，必须急拯其阳气，故急以人参四逆汤，命其"昼夜兼进，三日中进六剂"，终于起死回生。路玉先生真是医技高超，胆识过人！

(2) 百合病案

石顽治内翰孟端士尊堂太夫人，因端士职任兰合，久疏定省，兼闻稍有违和，虚火不时上升，自汗不止，心神恍惚，欲食不能食，欲卧不能卧，口苦小便难，溺则洒淅头晕，自去岁迄今，历更诸医，每用一药，辄增一病。用白术则窒塞胀满，用橘皮则喘息怔忡，用远志则烦扰烘热，用木香则腹热咽干，用黄芪则迷闷不食，用枳壳则喘咳气乏，用门冬则小便不禁，用肉桂则颅胀咳逆，用补骨脂则后重燥结，用知、柏则小腹枯瘪，用芩、栀则脐下引急，用香薷则耳鸣目眩，时时欲人扶掖而走，用大黄则脐下筑筑，少腹愈觉收引，遂致畏药如蝎，惟日用人参钱许，入粥饮和服，聊藉支撑。交春虚火倍剧，火气一升则周身大汗，神气骇骇欲脱，惟倦极少寐，则汗不出而神思稍宁。觉后少顷，火气复升，汗亦随至，较之盗汗迥殊，直至仲春中浣，邀石顽诊之。其脉微数，而左尺与左寸倍于他部，气口按之，似有似无。诊后，款述从前所患，并用药转剧之由，曾遍询吴下诸名医，无一能识其为何病者。石顽曰：此本平时思虑伤脾，脾阴受困，而厥阳之火，尽归于心，扰其百脉致病，病名百合，此证惟仲景《金匮要略》言之甚详。本文原云：诸药不能治，所以每服一药，辄增一病，惟百合地黄汤为之专药，奈病久中气亏乏殆尽，复经药误而成坏病，姑先用生脉散加百合、茯神、龙齿以安其神，稍兼萸、连以折其势，数剂稍安，即令勿药，以养胃气，但令日用鲜百合煮汤服之，交秋天气下降，火气渐伏，可保无虞。迨后仲秋，端士请假归省，欣然勿药而康。后因劳心思虑，其火复有升动之意，或令服左金丸而安。嗣后稍觉火炎，即服前丸，第苦燥之性，苦先科心，兼之辛燥入肝，久服不无反从火化之虞，平治权衡之要，可不预为顾虑乎？（《张氏医通》卷六）

读后按：本案病人心神恍惚，寝食不安，自汗不止，口苦小便难，且"溺则洒淅头晕"。其更甚者则是服诸药皆有不良反应，这种病人临床并不少见。有不少这样的病人，症状颇多但说不清楚，各种检测却没有疾病结论，无论服用中西药物均感觉有不良反应，成天烦躁而不宁，语繁而不清，忧虑而不止，就医而疑医，服药而虑药，难免使医者亦无所适从。本案病人即是典型之一。《金匮要略》指出："百合病者，百脉一宗，悉致其病也。意欲食复不能食，常默默，欲卧不能卧，欲行不能行，饮食或有美时，或有不用闻食臭时，如寒无寒，如热无热，口苦，小便赤，诸药不能治，得药则剧吐利，如有神灵者。"《医宗金鉴·伤寒心法要诀》释曰："百合百脉合一病，如寒似热药无灵，饮食起居皆忽忽，如神若鬼附其形。"只有融贯中医经典，临证方可得心应手。本案即是实例。

（3）膏淋案

又治太史沈韩倬，患膏淋，小便频数，昼夜百余次，昼则滴沥不通，时如欲解，痛如火烧，夜虽频逆，而所解倍常。溲中如脂如涕者甚多，先曾服清热利水药半月余，其势转剧，面色痿黄，饮食艰进，延石顽诊之。脉得弦细而数，两尺按之益坚，而右关涩大少力，此肾水素亏，加以劳心思虑，肝木乘脾所致，法当先实中土，使能堤水，则阴火不致下溜，清阳得以上升，气化通而疼涩瘳矣。或云：邪火亢极，反用参、芪补之，得无助长之患乎？曷知阴火乘虚下陷，非开提清阳不应。譬诸水注，塞其上孔，倾之涓滴不出，所谓病在下，取之上；若用清热利水，则气愈陷，精愈脱，而尿愈不通矣。遂疏补中益气方，用人参三钱，服二剂，痛虽稍减，而病者求其速效，或进四苓散加知母、门冬、沙参、花粉，甫一服，彻夜痛楚倍甚，于是专服补中益气，兼六味丸，用紫河车熬膏代蜜调理，补中原方，服至五十剂，参尽斤余而安。（《张氏医通》卷七）

读后按：本案为一膏淋重症，其"溲中如脂如涕者甚多"，"小便频数，昼夜百余次"，且"滴沥不通""痛如火烧"，病呈一派火热之象。然"服清热利水药半月余，其势转剧"，且"面色痿黄，饮食艰进"。路玉先生察其热邪已去，虚象显露，断然以补中益气汤补中益气而取速效。此即《灵枢·口问》所谓"中气不足，溲便为之变"也。

10. 吴鞠通医案 3 则

（1）暑温案

周，五十二岁，壬戌年（1802 年）七月十四日。世人悉以羌、防、柴、葛治四时杂感。竟谓天地有冬而无夏。不亦冤哉！以致暑邪不解，深入血分成厥，衄血不止，夜间烦躁，势已胶锢难解，焉得速功。飞滑石三钱，犀角三钱，冬桑叶三钱，羚羊角三钱，元参五钱，鲜芦根一两，细生地五钱，丹皮五钱，鲜荷叶边一张，杏仁泥三钱，今晚一帖，明早一帖。

十五日，厥与热似乎稍缓，据云夜间烦躁亦减，是其佳处。但脉弦细沉数，非痉厥所宜，急宜育阴敛阳，复咸以制厥法。生地六钱，生鳖甲六钱，犀角三钱，玄参六钱，羚羊角三钱，丹皮三钱，麦冬（连心）八钱，生白芍四钱，桑叶三钱，日服二帖。

十六日，脉之弦刚者大觉和缓，沉者已起，是为起色。但热病本属伤阴，况医者误以伤寒，温燥药五六帖之多，无怪乎舌苔燥如草也。议启肾液法，云参一两，天冬三钱，丹皮五钱，沙参三钱，麦冬五钱，银花三钱，犀角三钱，鳖甲八钱，桑叶二钱，日服三帖。

十七日，即于前方内加细生地六钱，连翘一钱五分，鲜荷叶边三钱。再按：暑热之邪，深入下焦血分。身半以下，地气主之。热来甚于上焦，岂非热邪深入之明征乎？必借芳香以为搜邪之用。不然，恐日久胶锢之邪，一时难解也。一日热邪不解，则真阴正气日亏一日矣，此紫雪丹之必不可少也。紫雪丹一钱五分，分三次服。

十八日，厥已回，面赤，舌苔干黑芒刺，脉沉数有力，十余日不大便，皆下症也。人虽虚，然亦可以调胃承气汤小和之。大黄（生）五钱，元明粉（冲）三钱，甘草（生）三钱，先用一半煎一茶杯，缓缓服，俟夜间不便，再服下半剂。服前半剂，即解黑大便许多。便后用此方：麦冬一两，大生地一两，鳖甲一两，白芍六钱。

十九日，大下宿粪若许，舌苔化而干未滋润，脉仍洪数，微有潮热，除存阴无二法。沙参三钱，大生地一两，鳖甲五钱，麦冬六钱，生白芍六钱，牡蛎五钱，天冬三钱，炙甘草三钱，丹皮四钱，日服二帖。

二十一日，小便短而赤甚，微咳，面微赤，尺脉仍有动数之象，议甘润益下，以治虚热，少复苦味，以治不尽之实邪。且甘苦合化阴气而利小便也。按：甘苦合化阴气利小便法，举世不知，在温热门中，诚为利小便之上上妙法。盖热伤阴液，小便无由而生，故以甘润益水之源。小肠火腑，非苦不通，为邪热有阻，故以苦药泻小肠而退邪热。甘得苦则不呆滞，苦得甘则不刚燥。合而成功也。生鳖甲八钱，玄参五钱，麦冬（连心）六钱，生白芍六钱，麻仁三钱，古勇连一钱，阿胶三钱，丹皮三钱，炙甘草四钱，日服二帖。

廿二日，已得效，仍服前方二帖。

廿三日，复脉复苦法，清下焦血分之阴热，元参五钱，鳖甲（生）五钱，阿胶（化冲）三钱，白芍（生）六钱，天冬三钱，丹皮三钱，麻仁五钱，麦冬（连心）五钱，日服二帖。（《吴鞠通医案》卷一）

读后按：研读此案，不难看出，温病学家在诊治温热病中突出重视两点：一是注重察舌，本案数诊，均详记病人舌象。因为察舌在温热病的诊断中非常重要，一方面以舌苔的色泽和舌质的荣枯，辨别受邪的浅深，测知病变的轻重；一方面以舌上的润燥，测知津液的存亡。温病学家叶天士在《外感温热篇》中屡屡提到"必验之于舌"，"亦要验之于舌"等语，足见验舌是何等的重要。二是注重津液，温热之邪，最易伤津损阴，特别是温病后期，尤多伤阴耗液之证。叶天士云："热病……救阴不在血，而在津与汗。"吴鞠通创增液汤、益胃汤、三甲复脉汤等皆为生津增液救阴之法。本案中所用方药始终贯穿了这一重点。

（2）温毒案

庆，十岁，丁亥（1827 年）八月廿七日，温疬，头面俱肿，清窍皆疮，喉痹，谵语，斑疹不透。误用三阳经通阳表药，以致危险。急与开提肺气，化清窍中浊气。

代赈普济散十包，一时许服一包，芦根汤煎，去渣服。每包加黄酒炒生大黄片五分。

紫雪丹二钱，分二次服。服代赈普济散五包，下黑粪甚多。

廿八日，温毒，昨用辛凉化浊，虽见小效，火势毒未化全，今日仍用代赈普济散十包，一时许服一包，煎法如前。嗽化一半，嗽化之稀涎随汤吐出，勿咽。其一半饮之，每包俱如此法。

廿九日，温毒火势稍减，火毒尚重。仍用代赈普济散十包，一时许服一包，半漱半咽如前法。

又按：大凡阳盛者，阴必伤。五谷半受风日之悍气，半受雨露及湿土之精气，故其益于人也。悍气走皮毛而补卫，精气走肾而补五液。热病所以忌之者，逐其悍气也。幼孩阴本未充，又感温热伤阴，是阴重伤矣。既禁其食，恐其助邪，不得不急护其阴以配阳亢，退舌之干绛。

细生地三钱　元参六钱　连心麦冬三钱　生石膏一两　知母三钱　丹皮三钱　炙甘草钱半　犀角二钱　京米一撮

煮两杯，分四次，与代赈普济散间服。

九月初四日，病退八九，脉小而静，并无邪征。虽不更衣，断不可下。惟唇赤、舌赤未退，议清血分余热。

细生地五钱　犀角二钱　丹皮三钱　生白芍三钱　元参三钱　麦冬六钱　酒炒黄芩炭二钱　生甘草钱半

煮三杯，分三次服。

初五日，照前方仍服一帖。

初六日，诸症悉减，与复脉汤复其阴。

人参一钱　桂枝二钱　连心麦冬三钱　生地四钱　麻仁三钱　阿胶二钱　炙甘草二钱　生姜一钱　大枣去核，三枚

七帖收功。（《吴鞠通医案》卷一）

读后按：本案"温疬，头面俱肿，清窍皆疮，喉痹，谵语，斑疹不透"，显为温毒危重症。鞠通先生首用普济散加大黄，配服紫雪丹，既清泻火毒，又清心包邪热，以防昏厥。继而用化斑汤加味气营两清；进而以犀角地黄汤加味，清血分之热；待热邪完全清除，温毒已愈之后，以复脉汤补其心脉，复其营阴而收全功。览其施治过程，首则泻火解毒，气营两清；继则清热凉血养阴；后则复阴阳而善后。从气分、营分到血分，章法不乱，井然有序，诚温病大家也。

(3) 噎食案

傅，五十五岁，先因酒楼中饮酒，食烧小猪晌皮，甫及下咽，即有家人报知朋友凶信，随即下楼寻车，车夫不知去向，因步行四、五里，寻至其友救难，未遇，又步行四五里，又未遇，渴急，饮冰镇乌梅汤一二碗，然后雇车回家，心下隐隐微痛，一月后痛又加，延医调治一年不效。次年五月，饮水一口，胃中痛如刀割，干饭不下咽已月余矣。闰五月初八日，计一粒不下已十日，骨瘦如柴，面赤如赭，脉沉洪有力，胃中痛处高起如桃大，按之更痛不可忍。余曰："此食隔也，当下之。"因用大承气汤加牵牛，作三碗。伊家见方重，不敢服，求签而后服一碗，痛至脐；服二碗，痛至小腹；服三碗，痛至肛门，大痛不可忍，又不得下；于是又作半剂，服一碗，外加蜜导法，始下如鸡蛋，黑而有毛，坚不可破。次日先吃烂面半碗，又次日饮粥汤，三日食粥，五日吃干饭矣。下后所用者，五汁饮也。（《吴鞠通医案》卷四）

读后按：本案为一噎膈奇案。病人因肉食噎阻而复饮冷，使噎者更噎，以致"胃中痛如刀割"，"胃中痛处高起如桃大，按之更痛不可忍"。且"干饭不下咽"，"一粒不下已十日"。试想，在当年既无现代检测手段，更无切剖钩取手术的时代，中医凭着详询病因及详细诊断，抓住了疾病的实质，而以大承气汤加牵牛，下其所噎之肉食，使病人由危转安，实在神奇！联想《医宗金鉴·幼科杂病心法要诀》用一捻金治初生儿因腹中恶秽不净而不乳之症，方中主药便是用大黄、牵牛下其恶秽。与本案治法相较，如出一辙。足见古人选方用药之妙！

中医临床奇迹——国医大师熊继柏诊治疑难危急病症经验续集

11. 王孟英医案 1 则

霍乱转筋案

戚媪者，年六十余矣，自幼佣食于黄莲泉家，忠勤敏干，老而弥甚，主仆之谊，胜于亲戚也。秋间患霍乱转筋，孟英视之：暑也。投自制蚕矢汤，两服而安。三日后忽然蜷卧，不能反侧，气少不能语言，不饮不食。莲泉惶惧，不暇远致孟英，即邀济仁堂朱某诊之。以为霍乱皆属于寒，且昏沉欲脱，疏附子理中汤与焉。莲泉知药猛烈，不敢遽投，商之王安伯。安伯云：以予度之，且勿服也。若谓寒证，则前日之药下咽即毙，吐泻安能渐止乎？莲泉闻之大悟，着人飞赶孟英，至而切其脉，曰：此高年之体，元气随泻而泄，固当补者。第余暑未清，热药在所禁耳。若在孟浪之家，必以前之凉药为未当，今日温补为极是，纵下咽不及救，亦惟归罪于前手寒凉之误也。设初起即误死于温补，而世人亦但知霍乱转筋，是危险之证，从无一人能知此证有阴阳之异，治法有寒热之殊，而一正其得失者，此病之所以不易治，而医之所以不可为也。今君见姜、附而生疑，安伯察病机之已转，好问者心虚，识机者智赡，二美相济，遂使病者跳出鬼门关，医者卸脱无妄罪，幸矣幸矣！乃以高丽参、麦冬、知母、葳蕤、木瓜、扁豆、石斛、白芍、薏苡仁、茯苓、蒺藜为方，服六剂始能言动，渐进饮食，调理月余而健。（《王孟英医案》卷二）

读后按： 霍乱转筋为危急之症。症见吐泻暴作，腹中绞痛。霍乱转筋者，则更见双腿挛缩，腹部拘急，甚则舌卷阴缩，而危在顷刻。孟英先生云："此证有阴阳之异，治法有寒热之殊。"此论不仅与《灵枢·五乱》所述"清气在阴，浊气在阳，清浊相干，乱于肠胃，则为霍乱"的理论相符，更是王氏临证经验的精辟总结。

12. 蒲辅周医案 2 则

（1）麻疹后肺炎案

于某，男，7 个月，1961 年 3 月 14 日初诊。

半个月前出麻疹，复感八天，高热无汗，先呛咳较重，近三天咳喘，胸微满，四肢温，手心微润，唇干。舌红少津，舌苔腻，脉浮滑。病久津伤，肺气郁闭，治宜清宣法。处方：

玉竹钱半　花粉钱半　麻黄五分　杏仁一钱　生石膏三钱　甘草五分　僵蚕一钱　牛蒡子一钱　桔梗五分　鲜芦根三钱　竹叶一钱　葱白（后下）二寸

以水 300 毫升，煎取 100 毫升，分三次温服。

蒲老说：汗透开后用竹叶石膏汤，若不见汗再服。此例目不红，邪在气分，不在血分。

3 月 15 日电话联系：体温 38.2 ℃，身无汗，面潮红，手足微汗，动则咳喘，有痰，腹微胀，大便不稀。舌淡有津，苔灰腻。蒲老嘱宜前方加秋梨水，续服。

3 月 16 日复诊：昨日晚九时周身汗出，今晨身潮润，四肢尚无汗，汗出不彻，咳嗽痰不利，咽间痰滞，大便四次，胸腹

中医临床奇迹——国医大师熊继柏诊治疑难危急病症经验续集

满。舌正红苔白腻，脉浮数。属表郁痰滞，治宜宣肺。处方：

　　射干三分　麻黄三分　细辛二分　五味子七枚　紫菀五分　甘草二分　杏仁八分　前胡五分　苏子（炒）一钱　生姜二片　大枣二枚

　　蒲老说：病在上焦，药量大则不好，病已深入，药量亦宜小，否则损伤正气，药不怕轻，药要对症，病重胃气不佳，药量更不宜大。服此方，即可潮汗出，不过表，因有甘草、大枣。痰声重，故加前胡、苏子。

　　3月17日三诊：身热38℃，身无汗，手心润，欲食，咳减，胸腹满亦减，皮肤触诊不热，大便日二次。舌淡腻苔减。续服前方。

　　3月18日电话联系：诸证悉减，拟益气养阴，以资调理。处方：

　　北沙参一钱半　麦门冬一钱　法半夏一钱　半粳米三钱　甘草一钱　生姜三片　大红枣三个

　　二剂。药后病愈，于3月20日出院。（《蒲辅周医疗经验》）

　　读后按：麻疹并发肺炎喘促咳嗽，在麻疹未透和已透之时均可发生，当属重症，甚者危及生命。本案之中，蒲老所嘱两点至关重要：第一，蒲老说："邪在气分，不在血分"，说明诊治麻疹，必须按卫、气、营、血的法则辨证施治。第二，蒲老说："药不怕轻，药要对症，病重胃气不佳，药量更不宜大。"蒲老在诊治此案过程中，指出了两条重要法则：即中医治病选方用药必须抓住病机，针对病机，做到方证合拍，药证相符；

中医治病，必须注重胃气，《素问·平人气象论》所谓："人无胃气曰逆，逆者死。"蒲老简短数语，蕴含何等深意呀！

(2) 乙型脑炎案

张某，女，4岁，病发于1970年8月中旬，正值夏秋之交。

一、症状：病人高热，体温在38℃～40℃之间，恶心，呕吐，但无明显喷射状。初精神萎靡后转入神志昏迷、谵语，并见惊厥，兼有腹泻。

二、体征：热性病容，但四肢厥冷，发绀，初意识清，当晚见寒战发抖，转入神昏谵语，并抽风5～6分钟，后烦躁，颈部有抵抗感。心肺正常，肝在肋下二厘米，脾未触及，神经系统检查克氏征（＋），欧氏征（＋），巴氏征（＋＋）。

三、脑脊髓液检查：细胞数612个，分类：中性70%，淋巴30%，氯461.5毫克%，糖50毫克%，潘氏试验（＋）。

四、其他化验：血白细胞总数8000/立方毫米，中性72%。大便：脓细胞15～20个，红细胞1～2个。

从8月17日起，曾请几位中医会诊，服过七天中药，多属寒凉之剂，并用过冬眠及冰降温。

于8月23日夜11点10分请蒲老会诊：病七日，前三日有汗，后四日无汗，肤冷，肢凉，深度昏迷，呼吸微，大便近日未解。脉伏，舌正红苔隐伏。

蒲老说：现正气微弱，病邪内陷，为内闭外脱之象，抢救之法，宜攻补兼施。处方：

西洋参（另煎）三钱。牛黄清心丸、苏合香丸各一丸，共磨成汁，分十次服，洋参水送下，一小时服一次，服至病情有转机，再考虑第二步。

8月24日复诊：昨夜服药后胸前、两臂有微汗出，皮温有回升，四肢仍清冷，呼吸稍好转，痰多，肺部有啰音，面青黄，眼睑水肿，脉略现，病情稳定，初步有好转趋势，继续扶正祛邪。处方：

上方西洋参再煎一次，继续服。牛黄清心丸和苏合香丸，每二小时各服三分之一丸。下一步可考虑调肺胃，利痰消水，继续观察体温、血压、汗的情况。

原用丸药服完后二小时再服汤药，10～20毫升，明晨继服汤药。原用洋参水味淡，可再加一钱。间隔服之。汤药宣肺利水，调和脾胃。处方：

茯苓皮三钱　冬瓜皮三钱　薏苡仁四钱　橘红一钱　法半夏二钱　稻、麦芽各二钱　扁豆衣二钱　通草一钱

慢火煎取100毫升，分三次服。

8月28日三诊：额部有潮润感，胸腹四肢尚无汗，大便已通，小便畅，意识初步好转，脉虽已达浮候，胃气未复，三焦升降力不足，不能透邪外出，仍属闭而不通，继续扶正祛邪，攻补兼施，以冀邪去正复，继服前方。另熬荷叶、粳米汤，少量频频与之，以扶胃气。处方：

西洋参（切片）二钱，慢火浓煎取100毫升，再浓煎一次，取100毫升合并，每次牛黄清心丸、苏合香丸各三分，以西洋参水送服，每三小时一次。

9月3日四诊：体温38℃以下，无汗，血压稳定，肺部啰

音渐少，神志仍昏迷，目斜左视。脉浮缓，舌正苔薄白。仍属闭证未开，继续扶正祛邪开闭，以防后遗。处方：

西洋参（先煎）一钱五分　生黄芪三钱　天麻三钱　桑枝三钱　薏苡仁五钱　钩藤五钱

三剂。以水300毫升，慢火煎取100毫升，合并，分10次服。

牛黄清心丸、局方至宝丹、苏合香丸各一丸，三种合并研化，每次各用三分之一，加汤药20毫升，四小时服一次。

9月8日五诊：闭未全开，白痦初现背部，腹部尚无，汗亦不彻。消化好转，大小便正常，肺部啰音渐少，目仍向左斜视。脉浮弦，舌正津液充足、中心苔白腻。继续宣痹、解毒、熄风。处方：

茯苓皮二钱　薏苡仁四钱　丝瓜络二钱　杏仁一钱　白蔻一钱　银花藤三钱　钩藤三钱　天麻二钱　山甲珠五分　木瓜五分　白通草一钱　竹叶二钱

二剂，煎取100毫升，分三次服，与丸药同服，服法同前。

9月9日蒲老电话嘱：于上方加蝉衣一钱。

9月10日蒲老电话嘱：按9月8日中药方再服一剂。

9月11日六诊：脉浮弦，舌正苔白腻（较前次厚，为实邪），内闭渐开，汗出未彻，白痦亦未退清，神志恢复较前好，双目斜视、上吊消除，哭声正，稍有泪痕，因余毒未净，故偶有拘挛现象，总的情况有好转，继续宣痹解毒。处方：

前方去白蔻，加川厚朴一钱、桑枝二钱、稻谷芽各二钱，

中医临床奇迹——国医大师熊继柏诊治疑难危急病症经验续集

另西洋参一钱，每日单服同前。

9月17日七诊：意识恢复有进步，上肢仍有痉挛强直，左上下肢稍甚，头部有微汗，胸腹背及下肢无汗，饮食、二便正常。脉浮弦，舌正中心苔白腻。此湿邪阻滞之象，治宜通阳利湿，和血疏风。处方：

茯苓皮二钱　法半夏一钱　薏苡仁四钱　厚朴一钱　杏仁一钱　白蔻（连壳）八分　银花藤三钱　天麻二钱　山甲珠五分　木瓜五分　桑枝二钱　焦三仙各一钱　白通草一钱　陈皮五分　钩藤三钱　四剂。

再造丸七丸，每日服一丸，随汤药送下，每剂汤药分三次服。配合针灸一日一次，取穴阳明、太阴、厥阴。

9月21日八诊：汗出已畅，营卫渐和，知觉恢复有进步。脉浮数，舌正苔白微黄腻。继续调营卫、开痹，续清余毒。处方：

生黄芪三钱　扁豆衣二钱　防风一钱　天麻二钱　钩藤三钱　银花藤三钱　焦三仙各一钱　白通草一钱　薏苡仁三钱　茯苓皮二钱　玉竹二钱　石斛二钱　三剂，再造丸，同前法送服。

9月24日九诊：左脉浮有力，舌正苔白厚腻。消化一般，二便正常。湿邪羁留，经络受阻，尚有呆滞之象。治宜通阳利湿，宣通经络。处方：

冬瓜仁三钱　桃仁一钱　桑皮三钱　丝瓜络二钱　薏苡仁四钱　天麻二钱　钩藤三钱　银花藤三钱　扁豆衣二钱　苇根五钱　竹叶二钱　白通草一钱　焦三仙各一钱

慢火煎取120毫升，分三次服，再造丸同前法送服。

10月2日蒲老电话嘱：前方去扁豆衣，加法半夏二钱、白蔻五分。三剂，服法同前。

10月6日十诊：体温仍不稳定，汗出。偶见恶心，有时左上下肢有拘挛，右上下肢知觉好转，哭声响亮，眼神灵活，大小便正常。脉浮有力，舌正苔白腻。治宜开窍活络，通经祛湿。处方：

冬瓜仁三钱　桃仁一钱　桑枝三钱　薏苡仁四钱　木瓜一钱　天麻二钱　钩藤三钱　银花藤三钱　法半夏二钱　焦三仙各一钱　白蔻五分　苇根五钱　竹叶二钱　白通草一钱

五剂。大活络丹五丸，每剂汤药兑丸药一个，分五次服完。

10月12日十一诊：意识较前有进步，颈活动自如，但力不足，饮食和大小便均正常。脉弦细，舌正白腻苔未退净。继宜宣痹活络，养血舒筋。处方：

生黄芪三钱　当归一钱　天麻二钱　防风一钱　钩藤三钱　薏苡仁四钱　木瓜一钱　银花藤二钱　焦三仙三钱　白通草一钱　山甲珠八分　桑枝三钱　火麻仁三钱　怀牛膝二钱　陈皮五分　另大活络丹八丸。

四剂，一剂两煎，分两天服，每日早晚空腹各服一次，每次兑服活络丹半丸（日服一丸），服药时兑蜂蜜一匙。药后渐愈。（《蒲辅周医疗经验》）

读后按：乙脑属暑温痉厥证。本案病儿"高热，恶心，呕吐"，进而"昏迷，谵语，惊厥"，已显内闭外脱之象，显然病危。蒲老以西洋参水送服牛黄清心丸，一以清心开窍，治其惊厥；一以益气生津，固其虚脱。虚实兼顾，攻补兼施，方药准确，起死回生，诚为救治内闭外脱危证之绝招。

13. 张伯臾医案3则

（1）高热气急腹胀便秘厥证案

蒋某，女，58岁。

病员因咳嗽发热二天，体温39.7℃来曙光医院急诊。留院观察期间，体温不升，血压下降，1975年1月8日收入病房。入院后，用升压药维持血压，经摄片证实为右下肺炎，伴胸膜反应。痰培养为金黄色葡萄球菌生长（血浆凝固酶阳性），药敏试验，各种抗菌药物抵抗。患病以来，先后用过9种抗菌药物及较大量激素，都未能有效地控制病灶，并继而出现了中毒性肠麻痹和口腔霉菌感染。因而除留维生素B_{12}肌肉注射和氯霉素间歇静脉滴注以外，停用所有其他抗菌药物，以中医为主进行治疗。

一诊 1975年1月14日

胸闷气急，腹胀痛，恶心呕吐尿少，便秘神软，腹部膨隆拒按，肠鸣音消失，苔干焦，舌暗红，脉细小。内热炽盛，阴液耗伤，由实致虚，虚实夹杂，拟仿新加黄龙汤法，泄邪热而救阴液。

皮尾参9克（另，煎服） 北沙参30克 麦冬12克 玄参18克 当归12克 生川军6克（后入） 石斛30克（先

煎）　玄明粉9克（分冲）　枳实9克　川朴3克　鲜竹沥1支（冲服）　　　　　　　　　　　　　　　　　　　　一剂

二诊 1975 年 1 月 15 日

药后尿量稍增，腹胀痛亦减，肠鸣音已可闻及，大便解下燥屎数枚。

守方再服一剂。

（以后由本方加减服六剂，大便渐畅，腹胀渐除，小便也见增多，肠鸣音恢复。）

三诊 1975 年 1 月 22 日

腹胀痛虽除，胸闷气急仍在，口渴、口糜、口舌溃疡，痰稠咯艰，恶心。热蒸营血，唇齿干焦，舌绛而干，须防神昏之变。

广犀角18克（先煎）　鲜生地30克　丹皮15克　生白芍12克　桑白皮18克　地骨皮18克　鲜茅根30克　鱼腥草30克　鲜竹沥一支　　　　　　　　　　　　　四剂

另：皮尾参9克　鲜石斛30克　麦冬18克　煎汤代茶

四诊 1975 年 1 月 26 日

胸闷气急已除，恶心亦瘥，能进食及服药，口味颇佳，痰少咯爽，精神尚觉软弱，口舌溃疡日渐见少，昨日解便四次，量不多，舌尖红，苔少而干，脉细数。胃气已有渐馨之象，血分之热虽减未清，再守原法而轻其剂。

广犀角9克（先煎）　鲜生地18克　丹皮9克　生白芍9克　桑白皮18克　地骨皮18克　鲜茅根30克　银花18克　连翘18克　鱼腥草30克　　　　　　　　　　　五剂

另：皮尾参9克　鲜石斛30克　麦冬18克　煎汤代茶

五诊 1975 年 1 月 31 日

精神渐佳，咳嗽已减，口渴舌红绛亦均好转，口舌溃疡渐小，脉细有力。阴液渐复，痰热亦有化机，症势趋向稳定，仍应养阴生津化痰。

赤芍9克　丹皮9克　生地12克　木通6克　鱼腥草30克　杏仁9克　茯苓6克　川贝母6克　淡竹叶9克 五剂

另：皮尾参9克　鲜石斛30克　麦冬12克　煎汤代茶

（此后，以养阴益气，健脾补心之剂调治月余，痊愈出院。）

（《张伯臾医案》）

读后按：本案命名为厥证，实为肺热喘促并腹胀便秘的肺与大肠表里俱实证。西医称为肺炎并中毒性休克，中毒性肠麻痹症。其病变的复杂危重之处在于发热，喘促，腹胀便秘而"血压下降"，"舌苔干焦"，"唇齿干焦，舌绛而干"。显然是内热炽盛，热邪入营，阴液耗伤。叶天士云：温病"其热传营，舌色必绛"。张老明察秋毫，首用新加黄龙汤益气滋阴，泻热通闭；继用清营汤合泻白散清营阴，泻肺热。若非通晓温病学的临床高手，焉能如斯？

（2）脑外伤狂躁案

樊某，女，46 岁，某院会诊。

一诊 1974 年 9 月 21 日

撞伤后二十四天，神志昏迷无反应，左手及两下肢不能活动，脉弦数，舌苔干腻。头脑受伤，血瘀阻络，拟醒脑活血通络。

桃仁12克　红花9克　当归18克　生地18克　川芎6克　炒赤芍9克　广郁金9克　鲜石菖蒲15克　地龙9克　麝香0.15克（分冲）　至宝丹贰粒（日夜各服一粒）　五剂

二诊 1974年9月30日

神志时清时昧，头痛烦躁狂叫，日夜不休，便秘腹痛，解则燥屎，舌苔转淡黄腻，脉弦小数。受伤后，瘀热凝阻，伤寒论有蓄血如狂之症，与阳明热盛发狂不同，拟抵当汤加味，化瘀清神。

水蛭9克　蛀虫9克　桃仁12克　当归18克　红花9克　生川军6克（后下）　鲜石菖蒲15克　广郁金9克　朱茯苓9克　生山栀15克　　　　　　　　七剂

三诊 1974年10月17日

前投抵当重剂加味，服至第四剂时，左手及两下肢已能活动，故服柒剂后又续服拾贴。顷诊烦躁狂叫大为减轻，神识渐清，但不能言语，昨日便软三次，腹痛已止，舌苔黄腻，脉弦小滑。脉络血瘀渐化，惟痰湿热又阻中焦，再拟活血和中而化湿热。

炒川连1.8克　朱茯苓12克　桔红4.5克　制半夏9克　炒枳实9克　当归18克　炒川芎6克　桃仁9克　红花6克　大地龙9克　白叩仁2.4克（研、后入）　石菖蒲9克

　　　　　　　　　　　　　　　　　七剂

四诊 1974年10月24日

烦躁惊叫已除，神志虽已渐清，但时有幻觉胡言，胸闷两

胁作痛，大便不能自解，腹胀满不思食，舌苔黄腻见化，脉小滑。伤后络中留瘀尚未尽化，中焦湿热渐清，脾胃运化未复，再拟活血清神，和中苏胃。

当归15克　炒川芎6克　红花6克　桃仁9克　炒枳壳9克　银柴胡9克　朱茯苓12克　佛手片6克　炙山甲片6克（先煎）　石菖蒲9克　砂仁2.4克（研，后下）　炒谷麦芽各15克　　　　　　　　　　　　　七剂

五诊 1974年11月5日

上方又连服拾余剂，现神清，幻觉得瘥，胃纳亦增，但言语仍謇涩，腑气艰秘，苔黄腻前半已化，舌质红脉细。痰湿热渐见清化，气阴两亏之象又现。转拟调补气阴佐以清化之品。

太子参12克　川石斛18克（先煎）　当归12克　丹参15克　朱茯苓9克　石菖蒲9克　陈胆星9克　制半夏9克　佛手片6克　炒谷麦芽各12克　　　　　　　　十剂

（《张伯臾医案》）

读后按： 脑外伤昏迷之后，进而"神志时清时昧，头痛，狂躁，便秘腹痛"。其施治是以通窍活血汤加减，并送服至宝丹；继以抵当汤加味。始终抓住了瘀、热互结的病变焦点。据临床所见，脑外伤之后病人最易出现昏迷不醒，甚者逾月逾年，其中多为瘀血阻滞，或有痰瘀合阻，或有瘀热互结之证。本案不仅为脑外伤之后瘀血发狂的典型案例，而且为治疗外伤后引起的昏迷及躁狂症，提供了辨治先例，诚为后世学习的范例。

(3) 多寐重症

时某，男，52岁。

一诊 1973年2月28日

病人于解放战争时期有脑震荡病史。从1960年起常有嗜睡或不眠之象，症情逐年加重。近四五年来，嗜睡与不眠交替而作。眠则三四十天日夜不醒，饮食须由家属呼而喂之，边食边睡，有时小便自遗；醒则十数天日夜不寐，烦躁喜动，头晕且胀。平时腰酸怕冷，手足逆冷，面色晦暗。得病之后曾赴各地叠治不效，遂来沪诊治。刻下，神倦呆钝，边诊边睡，家属诉纳食尚可，口干，便艰解燥屎，苔白腻，舌边紫暗，脉沉细濡。多年顽疾，寒热虚实错综复杂，恐难骤效。书云"怪病属痰"，痰浊蒙蔽心窍，神志被困，姑先拟清心涤痰镇潜宁神法，以观动静。

炒川连1.8克　茯苓12克　桔红4.5克　制南星9克　广郁金9克　石菖蒲9克　灵磁石30克（先煎）　当归12克　钩藤12克（后下）　白金丸4.5克（分吞）　礞石滚痰丸9克（包煎）　淮小麦30克　　　　　　　　　　七剂

二诊 1973年3月10日

神倦嗜睡之象略见好转，便艰亦顺，然手足依然逆冷，面色晦暗，脉舌如前。推敲再三，审证求因，病由肾阳不振，阴霾弥漫，痰浊内阻，瘀凝气结所致，法当标本兼顾，改投温肾阳、化痰湿、理气化瘀之剂。

熟附片9克　川桂枝9克　炒苍术12克　茯苓12克　制南星9克　制半夏12克　石菖蒲15克　陈皮6克　当归12

克　桃仁 12 克　川芎 6 克　全鹿丸 9 克（分吞）　礞石滚痰丸 12 克（包煎）　　　　　　　　　　　　　十四剂

三诊 1973 年 3 月 27 日

投温肾通阳、化痰祛瘀之剂后，即见应手。既往寐则数十日，推之难醒，今则服药后两天即自行起床，起床后无烦躁狂乱诸证，且感神情爽朗，四肢转温，苔白腻减而转润，舌暗转淡红，边紫，脉沉弦小。神情已得正常，肾阳不振有恢复之机，痰浊瘀虽化未净，前方既效，毋庸更张，壮肾阳以治本，化痰瘀以治标。

熟附块 9 克（先煎）　川桂枝 9 克　云茯苓 12 克　广陈皮 4.5 克　制半夏 9 克　制南星 9 克　石菖蒲 9 克　全当归 12 克　杜红花 9 克　全鹿丸 9 克（分吞）　礞石滚痰丸 9 克（包煎）

服药后症状消失，体力日见好转，前方略为出入，续服三十余剂，得以痊愈。（《张伯臾医案》）

读后按： 本案病人"眠则三四十天日夜不醒，饮食须由家属呼而喂之，边食边睡，有时小便自遗；醒则十数天日夜不寐，烦躁喜动，头晕且胀"，且病已 10 余年，此怪病也，亦重症也。张老在诊治过程中抓住其"平时腰酸怕冷，手足逆冷，面色晦暗"及"舌苔白腻，舌边紫暗，脉沉细濡"等特点，以《伤寒论》"少阴之为病，脉微细，但欲寐"的理论为依据，诊断此病为肾阳不振，痰瘀凝结的虚实夹杂证。治以标本兼施，壮肾阳以治其本，化痰瘀以治其标，使此怪病获愈。本案治验，可谓出神入化，若非中医大家，实难臻此境地。

第二章 本人近年诊治疑难危急病症奇案

一、内科疾病诊治奇案

1. 起则头眩案

【诊疗经过】

王某，男，67 岁，湖南省邵阳市人。

初诊： 2019 年 7 月 28 日

病人患头晕病已 1 年。自诉其头晕病很有特点，站立则发头晕，故平常只能躺卧，不能起坐，不能站立，更不能行走。曾经有很多次，自己想站立后开步行走，刚刚迈步就晕倒在地，已经晕倒过多次，但只要一躺下 3～5 分钟，头晕立刻停止。病人就这样在床上躺了将近一年，其神志清醒，但是视物模糊，精神疲乏，耳鸣，四肢无力，持物不稳，双手有轻度的麻木感。几经住院治疗，症状没有明显改善。病人舌苔薄黄，脉细。

病人既往有"高血压病、2 型糖尿病"病史。一年前因颈动脉斑块导致血管狭窄，在医院做过支架手术。

西医诊断：后循环缺血。

中医诊断：气虚清阳不升之眩晕证。

拟方：益气聪明汤去升麻，加天麻、决明子、菊花。

中医临床奇迹——国医大师熊继柏诊治疑难危急病症经验续集

处方：西洋参10 g，黄芪30 g，葛根40 g，蔓荆子10 g，白芍10 g，黄柏10 g，天麻20 g，菊花10 g，决明子20 g，炙甘草10 g。30剂，水煎服。

二诊：2019年8月22日

病人服药后头晕显减，已能站立，在家可以行走5～10分钟，没有晕倒过。其耳鸣、目蒙等症状全部减轻，但手麻没有缓解。病人仍然不耐劳累，步行不能超过10分钟，超过10分钟又会发作头晕，必须躺下休息。舌苔薄黄，脉细。续用原方加钩藤。

处方：西洋参10 g，黄芪30 g，葛根40 g，蔓荆子10 g，白芍10 g，黄柏10 g，天麻20 g，菊花10 g，决明子20 g，炙甘草10 g，钩藤30 g。30剂，水煎服。

三诊：2019年9月19日

病人诉眩晕大减，已能站立步行半小时左右，目蒙、手麻显著减轻，但近日便秘。舌苔薄黄，脉细。效不更方，继续用益气聪明汤加天麻、钩耳、火麻仁，再进30剂。

处方：西洋参10 g，黄芪30 g，葛根40 g，白芍10 g，蔓荆子10 g，黄柏10 g，天麻20 g，钩耳20 g，火麻仁20 g，炙甘草10 g。30剂，水煎服。

四诊：2019年10月17日

病人自诉眩晕已经完全缓解，站立步行均已正常，再也没有发作眩晕欲倒的感觉，但易疲劳，偶尔有耳鸣，其他症状基本消退。舌苔薄黄，脉细。为了善后巩固，仍然用益气聪明汤去升麻，加天麻，30剂。

处方：西洋参 10 g，黄芪 30 g，天麻 20 g，葛根 40 g，白芍 10 g，蔓荆子 10 g，黄柏 10 g，炙甘草 10 g。30 剂，水煎服。

【简要阐析】

（1）辨治眩晕病当以虚实为纲

眩晕病是临床上的常见病之一，如何辨治眩晕病呢？它的纲领是两个字，一虚一实，即虚证和实证。张景岳曾经讲眩晕，"虚者居其八九，而兼火兼痰者，不过十中一二耳"，其实临床实践证明虚证、实证各占一半。实证有两种状况，一是风阳上亢，一是痰饮上泛，也可以叫痰浊上泛；虚证也有两种，一是气血不足，一是肾精亏损。这是眩晕病在临床常见的四大证。

眩晕实证，如《素问·至真要大论篇》所讲"诸风掉眩，皆属于肝"，《素问·六元正纪大论篇》讲"木郁之发……甚则耳鸣眩转"。这是肝风上扰的眩晕。后世的《证治汇补》总结说："眩为肝风。"临床上肝阳上亢、风阳上扰的眩晕就属于这一种。第二种是痰饮的实证。《金匮要略》讲"心下有支饮，其人苦冒眩"，这是水饮，也就是我们通常讲的痰饮。所以朱丹溪说"无痰则不作眩"，这是典型的两种实证。

眩晕虚证，第一种是气血虚，气血虚的重点是气虚。因为气为血帅，气行则血行，气不足则血液的循行必定受到影响。气虚清阳不升，血液就不能上荣于头，如同西医所说的"脑部供血不足"。中医是如何认识的？《灵枢·口问》讲："上气不足，脑为之不满，耳为之苦鸣，头为之苦倾，目为之眩。"《灵枢·卫气》讲"上虚则眩"。这是典型的气血不足所导致的头晕。后世的《圣济总录》根据《内经》的理论讲过这样一段话："真气不能上达，故虚则眩而心闷，甚则眩而倒卧也"，本例病案就属于这种。虚证的第二种，就是肾精亏损。《灵枢·海论》讲："髓海不足，则脑转耳鸣，胫酸眩冒，目无所见，懈怠安卧。"胫酸眩冒不就是眩晕吗？张景岳解释为："髓亏则精衰，精衰则气去，而诸症现矣，故脑转耳鸣，胫酸眩冒。"这是典型的肾精亏损。

以上就是中医辨治眩晕的纲领，临床上辨治眩晕症，必须抓住这两大纲、四大证，治疗就一定有把握。

(2) 关于"起则头眩"

"起则头眩"这个术语出自《伤寒论》。张仲景讲："伤寒若吐、若下后，心下逆满，气上冲胸，起则头眩……身为振振摇者，茯苓桂枝白术甘草汤主之。"那就是说"起则头眩"不但有气血不能上荣于头的上气不足，还有一种就是张仲景《伤寒论》里讲的痰饮，水气上逆，这就要求我们在临床上一定要辨清虚实。"起则头眩"是眩晕病的一个特点，坐起来、站起来就晕，躺下去就不晕，这种病人不能一概而论都辨证为虚证，也不能一概而论都辨证为实证。张仲景这里讲的痰饮眩晕是实证，而本例病案是属于上气不足的虚证。痰饮实证的眩晕，病人必然有舌苔白滑，呕逆，脉弦滑，其精神并不疲倦；而气虚虚证的眩晕必然有气虚的表现，如疲乏，气短，面色淡白，舌淡，脉细等症，这就是临床辨证的关键所在。

(3) 关于益气聪明汤

益气聪明汤出自《东垣试效方》，由黄芪、白芍、人参、葛根、蔓荆子、升麻、黄柏、甘草组成，有补益中气兼清火的作用，寓使清阳上升，令人耳目聪明之意。临床上常用于治疗气虚夹热，清阳不升所致的头晕、目蒙、耳鸣、精神疲乏等症。

2. 痉挛性斜颈 11 年不愈案

【诊疗经过】

吴某，女，34 岁，湖南省涟源市人。

初诊：2014 年 12 月 7 日

病人自诉从 2003 年初开始，无明显诱因突然出现斜颈、疼痛。开始以为是睡觉落枕，做了一段时间的按摩、针灸，经过治疗后斜颈疼痛病势未减，反而日渐加重，颈部强直疼痛，头颈部逐渐向左歪斜。数月之后，头面左侧已贴近左肩，头颈根本无法转动，并且出现颈部及左肩背部疼痛并时作痉挛，吞咽十分困难，病达 11 年之久。近 4 年来医院给以局部注射"肉毒素"，每 3 个月注射 1 次，症状依然未见缓解，其头颈部痉挛疼痛难忍。尤其难受的是不敢外出，因为她头部歪斜，几乎贴着左肩，只要一出门，人们见到她无不惊异，甚至嘲笑，所以她的心情特别抑郁烦躁，特别自卑，整日以泪洗面，不敢出门。首诊时，病人左颈僵硬，头颈不能转侧活动。用手触摸病人左侧颈部的肌肉像绳索一般的僵硬，没有弹性，而且有明显的压痛拒按，稍一用力病人就疼痛呼叫，颈部连及左肩背部疼痛。舌苔薄白，脉弦。

西医诊断：痉挛性斜颈。

中医诊断：筋膜拘挛之痉病。

拟方：黄芪虫藤饮合葛根姜黄散。

处方：黄芪 40 g，僵蚕 30 g，全蝎 5 g，蜈蚣 1 条（去头足），鸡血藤 10 g，海风藤 10 g，钩藤 20 g，葛根 40 g，片姜黄 15 g，威灵仙 15 g，甘草 6 g。30 剂，水煎服。

二诊：2015 年 1 月 9 日

病人自诉服药后颈部痉挛性疼痛明显减轻，认为比注射肉毒素的效果好多了，对康复大有信心，也坚定了病人治疗的决心。舌苔薄白，脉弦。

再拟黄芪虫藤饮合葛根姜黄散，再进 30 剂。

三诊：2015 年 2 月 8 日

病人自诉颈部掣痛明显减轻，头部已能左右活动，治疗信心倍增。舌苔薄白，脉弦。原方加红花 5 g，加强活血通络作用。

处方：黄芪 40 g，僵蚕 20 g，全蝎 5 g，蜈蚣 1 条（去头足），鸡血藤 10 g，海风藤 10 g，钩藤 20 g，葛根 40 g，片姜黄 15 g，威灵仙 15 g，红花 5 g，甘草 6 g。30 剂，水煎服。

病人服药显效，守方再进，多次复诊，前后就诊 7 次，共服药 200 余剂，坚持治疗了半年多，斜颈渐渐复正，掣痛完全控制，头颈部已恢复正常，并于半年后前来门诊报喜。

2018 年 6 月 14 日病人因体虚易感冒，偶有颈部胀痛，担

心复发，再次就诊。她在就诊时回忆 2003 年起病，2014 年来
就诊，2015 年 1 月明显好转的治病经历。可惜初诊的时候我们
没有拍照，等她治好了以后，跟诊的学生们问病人自己有没有
拍过治疗前的照片，她说："那个时候都丑死了，哪里还有心
情拍照。"治好这样一个病人不但从其身体上，更重要的是从
其心理上挽救了她。

【简要阐析】

（1）颈部歪斜强直的病症属"痉病"

颈部歪斜强直的病症属"痉病"，也为筋膜之病。《素问·
平人气象论篇》讲："肝藏筋膜之气。"《素问·阴阳应象大论
篇》讲："东方生风，风生木……在体为筋，在脏为肝。"中医
基础理论里讲的"肝主筋""肝主风"，就源自《内经》的这两
条原文。治疗这个病要止痉，就必须治筋；要治筋就必须治
肝、治风。但临床上肝风致痉的病症有实证，也有虚证。本例
病人的病症属于实证，是肝风的实证造成的筋膜强直，治疗要
熄风通络止痉；如果是痉病的虚证则是由于肝血不能养筋，筋
膜不能柔和所致，治疗要养血养肝柔痉。一虚一实是截然不同
的，这就是临床辨证施治的灵活性。

关于什么是痉病？张仲景《金匮要略》讲："病者身热足
寒，颈项强急，恶寒，时头热，面赤目赤，独头动摇，卒口
噤，背反张者，痉病也。"痉病是以颈项强直，四肢抽搐，甚
至口噤、角弓反张为主要临床表现的一种疾病。

（2）治慢病要有守有方

多年前我曾提出过："治急病（暴病）要有胆有识，治慢

病要有守有方。"在这里我要再次强调"治慢病要有守有方"。什么叫守？即坚守、守持，坚持下去就是守；什么是方？就是系统的方略。治疗慢性顽固性的疾病既要制定系统的方略，又要守持这个方略，绝不能够从速，所谓"欲速则不达"，绝不能够朝令夕改。我们在制定这个方略的时候就要深思熟虑，仔细诊察，仔细辨证，认真选方用药。方略一经确定就不要随意更改，尤其是在治疗已经取效后，正所谓"效不更方"，这时要"击鼓再进"，也叫"步步为营"，要稳扎稳打，这就是我们治疗慢性病的基本原则，要有守有方。

（3）关于黄芪虫藤饮和葛根姜黄散

黄芪虫藤饮和葛根姜黄散是我的经验方。

黄芪虫藤饮重用黄芪补气，这是前提，这是仿照李东垣的当归补血汤，仿照王清任的补阳还五汤。李东垣的当归补血汤重用黄芪以补血，王清任的补阳还五汤重用黄芪，补气行气以活血。黄芪虫藤饮重用黄芪补气行气而通络，再用"三藤""三虫"，有时候甚至用到"四藤""四虫"，都是通经络的。常用的藤类药有鸡血藤、海风藤、钩藤熄风通络；常用的虫类药有地龙、僵蚕、全蝎，或用蜈蚣，搜风通络。全方在补气行气的基础上，达到搜风通络的目的。所以黄芪虫藤饮可以用来治疗经络不通的疾病，如肢体疼痛、麻木、拘急等症。临床上用治中风的半身不遂，确有效验。

葛根姜黄散由葛根、片姜黄、威灵仙三味药组成。

关于葛根，张仲景《伤寒论》里有："项背强几几……葛根汤主之。"《金匮要略》云"口噤不得语，欲作刚痉，葛根汤主之"，从这两处原文我们可以看出葛根汤是用来治疗痉病颈项强直、角弓反张的抽搐，治疗项背强几几、颈项强痛。可见葛根可以走项背，治疗项背拘急、痉挛疼痛的病症。

关于片姜黄的用法出自《医宗金鉴》。《医宗金鉴》里用片姜黄治颈背痛，活血通络止痛。《赤水玄珠》里有一个姜黄散，主治臂背疼痛。

威灵仙的用法依然来自《医宗金鉴》，《医宗金鉴》里讲威灵仙入太阳经，有祛风通络的作用。所以三者合用组方为葛根姜黄散，用来治疗颈项背痛之病。

3. 巅顶头痛并疲乏嗜睡案

【诊疗经过】

吴某，男，65 岁，江西省吉安人。

初诊：2010 年 10 月 10 日

病人患头痛病已十年余，痛以巅顶为甚，严重时满头皆痛，其痛绵绵不休，甚则伴头晕，恶心欲呕。近 3 年来，精神逐渐下降，成天疲惫不堪，瞌睡连连，无法看电视，也不愿意参加各种活动。病人家属代诉，病人每天有三分之二的时间都在睡觉，强行喊醒后 1～2 分钟又会再次睡着，哪怕起来吃饭，只要一吃完饭，一会儿又会睡着。舌淡红，舌苔薄白，脉细。头颅磁共振检查有"脑萎缩"。

西医诊断：血管神经性头痛可能性大。

中医诊断：气虚头痛、厥阴头痛。

拟方：顺气和中汤合吴茱萸汤加藁本、天麻。

处方：西洋参 10 g，黄芪 30 g，升麻 10 g，炒白术 10 g，当归 6 g，柴胡 10 g，陈皮 10 g，川芎 10 g，细辛 5 g，白芍 10 g，炒蔓荆子 10 g，藁本 15 g，天麻 15 g，吴茱萸 5 g，生姜 3 片，大枣 6 g，炙甘草 10 g。30 剂，水煎服。

二诊：2010 年 11 月 10 日

病人服药后自觉头痛减轻，精神随之转佳，但仍有头晕，恶心欲呕，舌淡红，舌苔薄白，脉细。原方加法半夏 10 g，再进 30 剂。

处方：西洋参 10 g，黄芪 30 g，升麻 10 g，炒白术 10 g，当归 6 g，柴胡 10 g，陈皮 10 g，川芎 10 g，细辛 5 g，白芍 10 g，炒蔓荆子 10 g，藁本 15 g，天麻 15 g，吴茱萸 5 g，法半夏 10 g，生姜 3 片，大枣 6 g，炙甘草 10 g。30 剂，水煎服。

三诊：2010 年 12 月 12 日

病人服药后头痛明显减轻，嗜睡亦明显缓解。家人代诉病人瞌睡已经减少了一半，精神转佳，舌脉如前。原方再进 30 剂。

一个月后病人的妹妹来看病，特意告知她的哥哥已经病愈。病人现在已没有服药，既不头痛，也不打瞌睡了，家属特别表示感谢。

【简要阐析】

(1) 什么是"厥阴头痛"

《灵枢·经脉》篇讲"肝足厥阴之脉……与督脉会于巅"，肝经的经脉可到达巅顶，所以厥阴头痛，是厥阴经脉部位的头痛。《伤寒论》讲："干呕，吐涎沫，头痛者，吴茱萸汤主之。"这是指肝寒上逆，肝经寒气随肝气上升到达经脉走行的部位出现巅顶头痛，吐涎沫，治疗用吴茱萸汤。

但是，临床上我们要注意辨证，不能一见到巅顶头痛就用吴茱萸汤，不是所有的巅顶头痛都是吴茱萸汤证。临床诊治巅顶头痛的病人，必须问其头痛的部位是热还是冷？然后再去察舌切脉。如果病人巅顶头痛，局部发热，这时还能用吴茱萸汤吗？临床上不少高血压病病人，肝阳上亢也有巅顶头痛；还有小儿囟门肿胀隆起而头痛，儿科称为囟填，囟门肿胀隆起，是风热上亢所致，治疗要用大连翘饮。这些情况虽都有巅顶头痛，但决不能一概用吴茱萸汤去治疗。应当明确，中医治病既有强烈的原则性，又有高度的灵活性。本案病人是一个典型的虚寒头痛证，当然要用吴茱萸汤。为何加藁本？藁本有治巅顶头痛，祛风止痛的特殊作用；加天麻熄风止眩；后面又加法半夏，治疗呕逆。

（2）如何辨识气虚头痛

头痛辨证有很多种，有虚证，有实证，有寒证，有热证，还有与各个脏腑、经脉相关的头痛病证。临床辨治头痛有三辨：第一辨头痛时间的新久，短长。如果一个病人头痛病只有一个星期、半个月，反过来另一个病人头痛病已经有十年八年，甚至一二十年，病程长短不同。如果了解了头痛病的病程时间，基本上就可以判断他是外感头痛还是内伤头痛，一般头痛时间短的趋向于外感，头痛时间久的肯定是内伤头痛。因此，第一辨就是通过头痛时间的新久、短长，区分外感、内伤头痛。第二辨虚实，审察头痛性质。有的病人一派虚证，并有头痛，有的病人一派实证，并有头痛，辨清疾病性质的时候，辨虚实是非常重要的。第三辨头痛部位，有前额头痛、有巅顶头痛、有两侧头痛、有脑后头痛、有头痛连及颈项。此外还有头痛伴有耳鸣，头痛时头部起疙瘩的，痛时头部青筋显露，甚至一头痛就呕吐的。由此可见，头痛病是个复杂的病，要辨清虚实，分清部位，了解头痛的性质，特殊情况，特殊处理。

气虚头痛的特点是什么呢？病人除了有疲乏，舌淡，脉细这些主要的虚证表现外，还有一个特别重要的特点就是头痛遇劳则甚，休息则缓。治疗气虚头痛的主方是顺气和中汤，即补中益气汤加川芎、细辛、白芍、蔓荆子。

4. 一侧眉棱骨疼痛案

【诊疗经过】

龙某，女，12 岁，湖南省石门县人。

初诊： 1979 年 5 月 6 日

病儿右侧眉棱骨阵发性疼痛，每天发作达十余次，每次发作半小时不到一小时，呈阵发性，发作时病儿呼叫，疼痛不已，呻吟不止，疼痛剧烈，呕吐频频。当时县城医院条件有限，缺乏 B 超、CT 等检查设备，西医诊断不明确，病程已一年余，诸治不愈。舌苔白腻，脉弦滑。

西医诊断：不明确。

中医诊断：痰浊夹风之头痛证。

病儿头痛的第一个特点就是头痛发作时伴呕吐，结合舌苔白腻辨证属"痰"；第二个特点就是头痛呈阵发性，病儿一阵阵的掣痛，所以考虑夹"风"。本来疼痛部位固定的头痛多属瘀血，但瘀血疼痛的特点是刺痛，痛无休止。而这个病儿是个小孩，且没有外伤史，疼痛呈阵发性，所以暂不考虑血瘀所致。因此，本病诊断为痰浊夹风的头痛。

拟方：导痰汤加白芥子合天麻止痉散。

处方：陈皮 10 g，法半夏 10 g，茯苓 15 g，枳实 10 g，竹茹 10 g，甘草 6 g，胆南星 3 g，炒白芥子 10 g（包），天麻 15 g，僵蚕 20 g，全蝎 3 g，蜈蚣半条（去头足）。15 剂，水煎服。

二诊：1979 年 5 月 20 日

病儿服药半个月后，头痛大减。家属代诉服药以后，头痛没有大发作，只每天小发作 1～2 次，也不再呼叫、哭闹，呕吐亦止。但头痛发作时有头晕，现在头晕比头痛更明显。舌苔转薄白，脉滑。原方再进 10 剂。

处方：陈皮 10 g，法半夏 10 g，茯苓 15 g，枳实 10 g，竹茹 10 g，甘草 6 g，胆南星 3 g，炒白芥子 10 g，天麻 15 g，僵蚕 20 g，全蝎 3 g。10 剂，水煎服。

病人痊愈。

【简要阐析】

（1）关于局部头痛的辨证

辨治局部头痛，固定部位的头痛，应该注意以下几点：

第一，肿瘤头痛。疼痛常在肿瘤生长的部位出现局部疼痛，甚至涉及整个头部。但是，肿瘤疼痛的部位是有重点的，一般与肿瘤生长的位置密切相关。现代医学影像学检查手段非常先进，CT、MRI 等检查就像透视眼一样可以帮助我们确定肿块的有无及肿块的部位，为临床诊治提供了极大的便利。

第二，瘀血头痛。瘀血疼痛又分为两种情况，一种是外伤，另一种是久痛入络，有些病人头痛反复发作几十年，病邪入络，形成络脉瘀阻。瘀血头痛的位置固定不移，呈压痛、刺痛的疼痛特点。此外，还有舌紫，面色发暗，唇色发暗，爪甲青紫，尤其是疼痛的时候，面色发暗特别明显，这些都是典型的瘀血征候。

第三，痰浊头痛。痰浊头痛的特点是伴有胸闷、呕吐。《证治准绳·头痛》曰："因痰饮而痛者，亦头昏重而痛，愦愦欲吐。"说明痰浊头痛以伴见呕吐为特征，有的病人呕吐尤其明显。

其他还有偏头痛、雷头风等，这些都属于个别情况。

（2）关于导痰汤和止痉散

导痰汤出自《严氏济生方》，是在二陈汤的基础上加了胆南星和枳实，该方具有燥湿行气，化痰浊之功，后世将其作为主治痰浊头痛或头晕的主方。临床主要用此方来治疗痰浊头痛，而痰浊头晕多用半夏白术天麻汤。在使用该方的时候可以加竹茹，取止呕化痰的作用。

止痉散是后世的验方，方剂学教材里载其出自《流行性乙型脑炎中医治疗法》，由蜈蚣、全蝎两味药组成。我临床使用的时候经常加入天麻、僵蚕，因此命名为天麻止痉散，这四味药共同起到熄风止痉的作用，可以用来治疗抽搐、挛急等各种痉挛性疾病，还可以定眩晕。因此天麻止痉散既可用来治疗风邪头痛，也可以用来治疗口眼㖞斜，还可以用来治疗抽动症。

5. 头部肿瘤、剧烈头痛目胀案

【诊疗经过】

吴某，男，38岁，湖南省茶陵县人。

初诊： 2010年4月14日

病人因头痛剧烈，且逐渐加重遂至医院检查，在省级医院两次CT检查均诊断为"头部胶质瘤"。住院治疗1个月头痛未止，医院建议手术治疗。但病人和家属都拒绝开颅手术，遂自行出院，前来就诊。

病人来门诊就诊时，还未进诊室就在走廊上大声哀呼，工作人员上前询问原因，诉"头痛难忍"。首诊时目胀与头部刺痛并见，头晕，视物模糊，头部有烧灼感，有痉挛感，恶心欲呕，口苦，便秘，舌苔黄腻，脉弦数。

西医诊断：头部胶质瘤。

中医诊断：风火痰浊之头痛。

拟方：泻青丸合天麻止痉散再合温胆汤。

处方：当归10 g，川芎10 g，羌活10 g，防风10 g，龙胆草6 g，栀子10 g，酒大黄5 g，天麻15 g，炒僵蚕30 g，全蝎5 g，蜈蚣1条（去头足），陈皮10 g，法半夏10 g，茯苓15 g，枳实10 g，竹茹10 g，甘草6 g。30剂，水煎服。

二诊：2010 年 5 月 14 日

病人服药后头痛显著减轻，呼叫已止，目蒙、目胀明显减轻。舌苔薄黄腻，脉弦略数。原方再进 30 剂。

三诊：2010 年 6 月 13 日

病人药后头痛大减，目胀、呕吐亦止，此时治疗就要考虑消除肿瘤，毕竟他的原发病是头部胶质瘤，因此从这一诊开始处方中加三棱、莪术、夏枯草。

处方：当归 10 g，川芎 10 g，羌活 10 g，防风 10 g，龙胆草 6 g，栀子 10 g，酒大黄 3 g，天麻 15 g，炒僵蚕 30 g，全蝎 5 g，蜈蚣 1 条，陈皮 10 g，法半夏 10 g，茯苓 15 g，枳实 10 g，竹茹 10 g，三棱 10 g，莪术 10 g，夏枯草 10 g，甘草 6 g。30 剂，水煎服。

四诊：2010 年 7 月 11 日

病人药后症减，头痛已止，时有头晕，呕吐已止。病人就诊前复查 CT 对比老片，头部胶质瘤较前缩小。舌苔薄黄腻，脉弦略数。原方再进 30 剂。

五诊：2010 年 8 月 15 日

病人带头部 MRI 复查报告就诊，提示：与 2010 年 3 月老片对比右侧颞叶占位病变处低密度灶明显缩小。病人自诉已恢复正常，未再发作头痛，能够正常起居劳作。仍以原方再进 20 剂，善后巩固。

2018 年 10 月，《人民日报》记者采访我的时候，我讲到这个病例，记者特意打电话过去追访，病人说："自从服中药治愈头痛后，早已停药，至今没有任何症状，生活已如常人。"

【简要阐析】

（1）诊治头部胶质瘤引起的头痛，必须抓住病邪性质

肿瘤病是怎么形成的？《灵枢·水胀》和《灵枢·百病始生》篇都提到过肿块是怎么形成的。肿瘤，中医称之为"积"，就是有形的积块。《灵枢·百病始生》说："寒，汁沫与血相抟，则并合凝聚不得散，而积成矣。"古人认为肿块的生成与寒气、汁沫（痰饮）、瘀血这 3 个因素密切相关。首先是寒气逆乱，继而形成了汁沫（痰饮），然后才是瘀血，这三者相互抟聚，合在一起就凝聚成一团，就像一个冰块，不得消散，形成积块，这就是中医关于肿瘤（积证）最早的认识。

而临床上看到的肿瘤病人并不是单一因素所致，而是三者共同的病理产物所导致肿瘤的产生。有些病人起因固然是寒气，造成了痰饮和瘀血的结聚，但是在病变过程中可以从热化。皆因病邪伤人后可以依从人的体质发生变化，随着气候的变化发生改变。所以临床上肿瘤的病邪性质多样，有痰瘀与热互结的，有痰瘀与寒互结的，有痰瘀与湿互结的，这时病邪性质虽有变化，但基本病机都是痰瘀合阻。只有痰、瘀结聚在一起才会形成肿块，或寒、或热又有所区别。而具体到本例病人，表现头部灼热感，口苦，便秘，舌苔黄腻，脉弦数等一派火热之象，加上阵阵掣痛是夹风，脉弦也是肝风，因此辨证为风、火、痰、瘀合阻。

治疗头部胶质瘤所导致的头痛，一定要把病邪性质弄清楚，才能准确的选方。本案选用的 3 个方剂，就是把风、火、痰、瘀 4 个方面都全面地考虑了：泻青丸是治疗肝火亢盛的头

痛；温胆汤治疗痰浊头痛；天麻止痉散熄风通络、止痉止痛，三方合用取效甚捷。

（2）关于泻青丸

泻青丸出自钱乙的《小儿药证直诀》，钱乙用这个方镇痉、止抽搐，治疗肝火夹风邪所致的抽搐。泻青丸的组成，分为三组：当归、川芎一组，羌活、防风一组，栀子、大黄加龙胆草一组。后世有些著作把龙胆草误作龙脑，还有人误用为龙齿，都是错误的。栀子、大黄、龙胆草是用来泻肝火的，而龙齿却是镇静安神的；此外，当归、川芎是养血活血的；羌活、防风祛风止痛。这个方的重点是泻肝火，治疗肝火头痛。泻青丸其实就是泻肝丸，青色属肝。古人一贯喜用五行规律来命名方剂，如泻青丸泻肝火，泻黄散泻脾热，泻白散泻肺热，导赤散清心火。

6. 老年肾衰竭、重症眩晕浮肿案

【诊疗经过】

彭某，男，80岁，湖南省长沙市人。

初诊： 2019 年 3 月 8 日

病人有"2 型糖尿病，高血压病"病史 30 余年，现肾衰竭，伴眩晕、水肿 6 个月余。近半年来病人头晕严重，不能站立起坐，家人用担架抬其来就诊。同时伴有面部足部严重水肿、疲乏、自汗、畏风症状。医院诊断：肾衰竭（尿毒症）；2 型糖尿病，糖尿病肾病；高血压病（极高危组）。肾功能检查：肌酐超过 600 μmol/L；尿常规：蛋白质（＋＋＋），潜血（＋）。最近住院 2 个月，已经进行了血液透析治疗，但症状无改善，就诊时严重的头晕、高度水肿，时有齿衄。舌苔薄黄，脉细而数。

这个病人有 3 个特点：第一是眩晕不能坐起，第二是水肿，第三是舌苔黄，脉细数，并且有轻度的齿衄。

西医诊断：肾衰竭（尿毒症）。

中医诊断：肾虚、气虚夹湿热的眩晕浮肿证。

拟方：知柏济生丸合防己黄芪汤加天麻、玉米须、茯苓皮。

处方：黄柏 10 g，知母 10 g，熟地黄 15 g，山药 15 g，茯苓 15 g，泽泻 10 g，牡丹皮 10 g，山茱萸 10 g，川牛膝 15 g，车前子（包）10 g，黄芪 30 g，炒白术 10 g，汉防己 6 g，天麻 15 g，玉米须 10 g，茯苓皮 15 g。30 剂，水煎服。

二诊：2019 年 4 月 10 日

病人步行进入诊室，已脱离担架，眩晕显减，水肿亦减轻。复查肾功能，血肌酐已下降至 200 μmol/L；尿常规，蛋白质（＋）。效不更方，再进 30 剂。

三诊：2019 年 5 月 8 日

诸症显减，着以原方再进 30 剂。

此病人一共就诊七次，服药 200 余剂，其症状基本解除，病人已能正常生活。

【简要阐析】

（1）肾病高血压水肿属顽固的慢性病症

肾病高血压水肿属顽固的慢性病症，也是临床的常见病症。但是，出现高度的水肿和重度的眩晕，且经过透析治疗数月无效的，临床上比较少见。这个病人年已八十，病情危重，可能随时都有生命危险，能够经过中医药治疗并取得速效是比较少见的。

本案取效的关键是抓住了病机，第一是肾阴不足，虚火、虚风上亢导致眩晕；第二是肾气不足，气不化水，水饮泛溢导致水肿。抓住这两条病机，选用知柏济生丸合防己黄芪汤，施治准确，故取效迅捷。

（2）关于知柏济生丸和防己黄芪汤

知柏济生丸在古书中是没有这个方名的，是我临床上加减命名的一个变化方。"济生"是取《严氏济生方》的济生肾气丸之意，原方是金匮肾气丸加牛膝、车前子，治疗肾阳衰微，水气泛溢的水肿，即肾阳虚为主的阳虚水肿。但临床所见有些病人的水肿并不全是肾阳虚所致，肾为水火之宅，因此病有阳虚、有阴虚，甚至是肾阴虚夹湿热等之别，这种病人往往尿酸升高，提示是兼夹了湿热；还时有齿衄，舌红，脉细数，均提示肾阴虚。因为是肾阴虚引起的水肿，这时就肯定不能用肾气丸中的肉桂、附片；要改用黄柏、知母，就组成知柏地黄丸，再加牛膝、车前子，即知柏济生丸，功能补肾，清湿热，消水肿。

防己黄芪汤出自《金匮要略》，张仲景原本用此方治风湿，"风湿脉浮身重，汗出恶风者，防己黄芪汤主之"。《金匮要略》论水肿分"五水"，即风水、皮水、石水、正水、黄汗。其中"风水，其脉自浮，外证骨节疼痛，恶风"，从这段原文我们可以看出防己黄芪汤的证与风水是相吻合的，我们也可以用来治疗风水、皮水。注意风水水肿，有实证，有虚证：恶风无汗者属实证，治疗常用越婢汤；恶风、自汗、水肿者属虚证，治疗常用防己黄芪汤。

7. 半身肢体麻木 3 年不愈案

【诊疗经过】

陈某，男，55 岁，湖南省汉寿县人。

初诊：2015 年 12 月 6 日

病人右半身肢体麻木，且明显畏风冷 3 年。虽经多方检查，西医仍无明确诊断。病人诉右半身无汗，左半身有汗，近 3 个月来右半身出现疼痛，遇天冷则麻木、疼痛、畏风冷等症明显加重。舌苔薄白，脉弦而缓。

西医诊断：不明确。

中医诊断：风寒外袭之血痹。

拟方：小续命汤。

处方：党参 15 g，酒白芍 10 g，川芎 10 g，炙麻黄 5 g，桂枝 10 g，制附子 6 g，防风 10 g，汉防己 6 g，黄芩 10 g，杏仁 10 g，炙甘草 10 g。15 剂，水煎服。

二诊：2015 年 12 月 27 日

病人服药后右半身疼痛明显减轻，畏风怕冷亦减，麻木稍减。舌苔薄白，脉细。考虑为血痹，且病已 3 年，用小续命汤是治其标，现症状改善，应治其本，改用黄芪桂枝五物汤合虫

中医临床奇迹——国医大师熊继柏诊治疑难危急病症经验续集

藤饮。

处方：黄芪 30 g，桂枝 10 g，白芍 10 g，大枣 10 g，生姜 10 g，全蝎 6 g，僵蚕 20 g，地龙 10 g，蜈蚣 1 条（去头足），鸡血藤 15 g，海风藤 10 g，钩藤 15 g，甘草 6 g。20 剂，水煎服。

三诊：2016 年 1 月 20 日

病人诉半身肢体麻木、疼痛、畏风冷及半身无汗等诸症均明显减轻，其中麻木减轻 90%，希望彻底治愈，要求继续服药。再予黄芪桂枝五物汤合玉屏风散。

处方：黄芪 30 g，桂枝 6 g，白芍 10 g，大枣 10 g，生姜 10 g，炒白术 10 g，防风 10 g，炙甘草 8 g。20 剂，水煎服。自此 3 年肢体麻木之疾告愈。

【简要阐析】

(1)"汗出偏沮，使人偏枯"

半身汗出、半身无汗，无汗的半身麻木疼痛，此即《素问·生气通天论》所谓"汗出偏沮，使人偏枯"。若半身无汗及麻木继续发展，有可能出现中风半身不遂。〔明〕马莳的《黄帝内经素问注证发微》对"汗出偏沮，使人偏枯"做了详细注解，他说："人当汗出之时，或左或右，一偏阻塞而无汗，则无汗之半体，他日必有偏枯之患，所谓半身不遂者是也。"所以，半身无汗，半身出汗，并且出现半身麻木，显然是中风半身不遂的先兆。

(2) 何谓血痹

《金匮要略·血痹虚劳病脉证并治第六》云："问曰：血痹

病从何得之？答曰：夫尊荣人，骨弱肌肤盛，重因疲劳汗出，卧不时动摇，加被微风，遂得之。"《金匮要略》又云："血痹阴阳俱微，寸口关上微，尺中小紧，外证身体不仁，如风痹状，黄芪桂枝五物汤主之。"张仲景三言两语就把血痹的病因、病机、症状、主方说清楚了。他告诉我们，血痹就是因为虚弱之体受风邪袭扰，阳气损伤，营卫不通，血脉不畅所导致的。用黄芪桂枝五物汤就是补气、调荣卫、通血脉。

(3) 中风往往是因外风引发内风而起

关于中风，古人讲外风、讲内风的都很多，但是没有人明确地讲是由外风引发内风而起，我这个观点是有理有据的。《灵枢·刺节真邪》说："虚邪偏客于身半，其入深，内居荣卫，荣卫稍衰，则真气去，邪气独留，发为偏枯。"这就明确告诉我们，偏枯首先是由外风引发的。虚邪是什么呢？虚邪就是虚邪贼风，是外来的风邪，其客于身半，使人荣卫空虚、正气衰弱，发为偏枯。临床上经常会碰到这些情况：比如，冬天在外面吹风后出现口眼㖞斜、半身不遂；大热天对着空调、风扇吹，第二天出现口眼歪斜，半身不遂。这就从实践中证实了中风往往是因外风引发内风而起的。在历代医家中把中风看作外风，最突出的就是清代的陈修园。陈修园的《时方妙用》说："猝倒无知，牙关紧闭，痰涎上壅，危在顷刻是也。李东垣主气虚，刘河间主火盛，朱丹溪主湿盛生痰，三子皆言中风之因……其曰风者，主外来之邪风而言也；其曰中者，如矢石之中于人也。此时因风治风，尚恐不及，其他奚论焉？小续命汤为第一，诸说不足凭也。"

(4) 关于小续命汤

小续命汤出自《备急千金要方》，有祛风散寒、止痉止痛之功用，主治"中风垂危，身体缓急，口眼㖞斜，舌强不能言语，神情闷乱者"。正确运用小续命汤要把握一个关键点：小续命汤是祛风散寒的，而且是治外风所袭的，没有外风，没有寒邪，不可乱用小续命汤。本案病人有明显的畏风、恶寒，身体麻木疼痛，所以用15剂小续命汤先治其标。但小续命汤不可久用，所以治标之后就要治本，再用黄芪桂枝五物汤以治其本。

8. 背部寒冷如冰5年不愈案

【诊疗经过】

周某，女，83岁，湖南省娄底市人。

初诊：2018年9月12日

病人诉背部特别寒冷，病已5年。虽暑热炎天亦觉背部冷飕飕，逢冬季天寒则背冷如冰，诸查无果，诸治无效。背部靠敷热水袋和贴暖宝宝保暖，方能有所缓解。若保暖稍不及时，不但背冷加重，且一身畏冷，并发作咳喘宿疾。病人素有"慢性支气管炎、肺气肿"病史，咳吐稀白痰涎，口不渴。舌苔白滑，脉沉细。

西医诊断：慢性支气管炎，慢性阻塞性肺气肿。

中医诊断：寒饮证。

拟方：苓桂术甘汤加干姜、白芥子。

处方：茯苓 30 g，桂枝 10 g，炒白术 10 g，白芥子 10 g，干姜 10 g，炙甘草 10 g。30 剂，水煎服。

二诊： 2018 年 10 月 12 日

病人诉服药后背部冷感减轻，若稍冷仍然咳嗽，但稀白痰涎减少。舌脉如前，仍用原方，再进 30 剂。

三诊： 2018 年 11 月 11 日

病人诉背部寒冷及咳喘均明显减轻，治疗的信心倍增。处方改为苓甘五味姜辛半夏汤加桂枝、白芥子。

处方：茯苓 30 g，五味子 6 g，干姜 10 g，细辛 5 g，法半夏 10 g，桂枝 6 g，白芥子 10 g，炙甘草 10 g。30 剂，水煎服。

四诊： 2018 年 12 月 20 日

病人女儿前来告知，其母背冷已完全治愈，咳喘平息，请求再服药一段时间以巩固疗效。予苓甘五味姜辛半夏杏仁汤加桂枝、白芥子。

处方：茯苓 30 g，五味子 6 g，干姜 10 g，细辛 5 g，法半夏 10 g，杏仁 10 g，桂枝 6 g，白芥子 10 g，炙甘草 10 g。20 剂，水煎服。

【简要阐析】

(1) 背部寒冷多属寒饮所致

《金匮要略》云"夫心下有留饮，其人背寒冷如掌大"，这是饮邪的特点。而临床所见背部寒冷的病人，除极个别为瘀血阻滞所致以外，大多属寒饮证。其显著特征有痰涎稀白，口淡不渴，甚至有咳喘症状。由于此病人的症状完全符合寒饮特征，所以必须温阳化饮，故用苓桂术甘汤取得明显效果。

中医临床奇迹——国医大师熊继柏诊治疑难危急病症经验续集

（2）关于苓桂术甘汤、苓甘五味姜辛汤和苓甘五味姜辛半夏杏仁汤

此三方都出自《金匮要略》。《金匮要略》指出了治疗痰饮的原则："病痰饮者，当以温药和之。"重点是温、和，而不是逐，不是攻伐。因饮为阴邪，必须用温法，而张仲景的苓桂术甘汤就是温和法的代表方剂。比如，有几条这样的原文："心下有痰饮，胸胁支满，目眩，苓桂术甘汤主之。""夫短气有微饮，当从小便去之，苓桂术甘汤主之，肾气丸亦主之。"我们从这两条经文就可以看出，苓桂术甘汤是温化痰饮的代表方，直接体现了"病痰饮者，当以温药和之"的总原则。

苓甘五味姜辛汤是治疗寒饮咳嗽胸满病证的，若加半夏降逆止呕，加杏仁利肺气而止咳，合起来就组成了苓甘五味姜辛半夏杏仁汤。总而言之，3个方都是温化痰饮、治疗咳喘的重要方剂。

9. 一侧肩臂剧烈掣痛、局部结节案

【诊疗经过】

汪某，女，53岁，长沙某大学教师。

初诊： 1991年10月27日

病人左肩臂疼痛两月余，阵阵掣痛，昼夜呼叫不休，入夜尤甚，彻夜疼痛不得眠。曾在外院诊断为"肩周炎"，住院治疗1个月，经内服外敷、针灸理疗诸法治疗无好转。自述左肩臂如绳索捆勒样疼痛，痛处肌肉僵硬，皮下可触及多个结节，质坚硬，稍用力则疼痛加重，但皮色不变。若疼痛剧烈则结节明显，轻轻抚摸结节则嗳气，频频嗳气后结节可消减，左肩臂疼痛亦随之缓解，痛处皮肤寒冷。舌苔薄白，脉弦。

西医诊断：肩周炎。

中医诊断：寒气痹阻之臂痹病。

拟方：五积散合乌头汤，去半夏、黄芪，加乌药、白芥子、片姜黄。

处方：炙麻黄 5 g，白芷 10 g，干姜 6 g，桂枝 10 g，苍术 6 g，厚朴 10 g，茯苓 10 g，陈皮 10 g，当归 10 g，川芎 10 g，白芍 10 g，枳壳 10 g，桔梗 10 g，制川乌 6 g，乌药 10 g，片姜黄 10 g，白芥子 10 g，炙甘草 8 g。10 剂，水煎服。

二诊：1991 年 11 月 10 日

病人服药后肩臂疼痛及寒冷感均明显减轻，已不再呼叫，夜晚可以入睡了，其左臂结节显消。舌苔薄白，脉弦。改拟蠲痹汤加乌药、片姜黄。

处方：当归 10 g，川芎 10 g，羌活 10 g，防风 10 g，秦艽 10 g，桑枝 10 g，桂枝 10 g，海风藤 10 g，木香 6 g，煅乳香 10 g，乌药 10 g，片姜黄 10 g，炙甘草 8 g。15 剂，水煎服。

三诊：1991 年 12 月 1 日

病人诉肩臂痛已完全停止，但左肩臂尚有畏冷感。舌苔薄白，脉细。改拟黄芪桂枝五物汤加乌药以善后。

处方：黄芪 30 g，桂枝 10 g，白芍 10 g，大枣 10 g，生姜 10 g，乌药 10 g。10 剂，水煎服。

中医临床奇迹——国医大师熊继柏诊治疑难危急病症经验续集

【简要阐析】

（1）何谓臂痹

顾名思义，臂痹乃痹之在臂。《金匮翼》记载有臂痹病；《中国医学大辞典》说："痹之在两臂者，痛连筋骨，上支肩胛，举动难支，谓之臂痹。"这个解释很好。此病多为风寒痹阻所致，也有痰气交阻所导致的，都是邪气阻滞经络，导致的经络不通。本案病人就是典型的风寒、痰气交阻于经络，故形成结节，导致疼痛。

（2）关于乌头汤

乌头汤出自《金匮要略》，《金匮要略·中风历节病脉证并治第五》云："病历节，不可屈伸，疼痛，乌头汤主之。"该方由黄芪、麻黄、芍药、川乌、甘草、蜂蜜组成，具有温经散寒止痛的功效。《方剂学》教材说它的作用是温经祛寒，除湿止痛，我认为除湿一词是多余的，它哪有除湿的药物呢？它就是温经散寒止痛的作用，对于寒痹病的关节剧烈疼痛确有效验。但川乌大温大热，而且有毒，故非大寒证绝不可用，非实证绝不可用，虚人、孕妇、产妇、小儿亦不可用。而且乌头与半夏、贝母、瓜蒌、白蔹药味相反，处方临证时要特别慎重。

10. 左手指僵直、麻木 8 年不愈案

【诊疗经过】

李某，女，40 岁，湖南省株洲市某医院职工。

初诊：2007 年 3 月 11 日

病人左手指僵直、麻木 8 年。左手指不能屈伸活动，且时时痉挛，左臂麻木、活动不利，进行性加重。伴口干，口中流涎，面口略显歪斜，兼头晕。舌苔白腻，脉弦滑。

西医诊断：椎体扭转型痉挛。

中医诊断：风痰阻络之痹病。

拟方：黄芪虫藤饮合天麻涤痰汤去人参，加桂枝。

处方：黄芪 30 g，天麻 10 g，全蝎 5 g，僵蚕 20 g，地龙 10 g，蜈蚣 1 条（去头足），鸡血藤 15 g，海风藤 10 g，钩藤 15 g，石菖蒲 10 g，陈皮 10 g，法半夏 10 g，茯苓 15 g，枳实 10 g，竹茹 10 g，胆南星 5 g，桂枝 6 g，甘草 6 g。30 剂，水煎服。

二诊：2007 年 4 月 15 日

病人服药后手指及手臂麻木已止，痉挛减轻。左手指稍能活动，口中痰涎明显减少。药已取效，继用原方 30 剂。

三诊：2007 年 5 月 13 日

病人诉左手指能轻微活动，但握力较弱，口涎已完全控制。舌苔薄白，脉细。病人及家属喜出望外，其医院同事们亦对中药疗效非常讶异。仍以原方再进 30 剂。

四诊：2007 年 6 月 17 日

病人诉左手指已完全恢复正常，活动自如，病已完全治愈，要求服药巩固。再予黄芪桂枝五物汤合指迷茯苓丸去芒硝。

处方：黄芪 30 g，桂枝 6 g，白芍 10 g，大枣 10 g，生姜 3 片，法半夏 10 g，茯苓 20 g，枳壳 10 g。20 剂，水煎服。

【简要阐析】

（1）须知"久病入络"

叶天士的《临证指南医案》提出："初病在经，久病入络。"久病入络的意思是病邪羁留太久，邪气进入小络脉，导致络脉闭塞不通。本案病人手指僵直、麻木有8年之久，显然是久病入络。临床常见有瘀血阻络和风痰入络两种情况：如果是瘀血阻络，必然可见瘀血征象，比如局部肿胀紫暗，皮肤爪甲青紫，口唇青紫，舌紫等等；风痰阻络常见口中有痰涎，舌苔腻，局部麻木、痉挛、掣痛。这就需要在临床上根据病人所表现出的特点，辨析出他是哪种证型。本案病人虽然病已8年，但是瘀血的征象不明显，如果想当然以为有瘀血，可能会用补阳还五汤。反观此病人恰恰有如下特点：口中流涎不止，时时痉挛，这不正是风痰阻络吗？故不用补阳还五汤，而是用黄芪虫藤饮合涤痰汤。因病人局部冷，所以加桂枝温通；兼有头晕，所以加天麻。可见，辨清楚病因病机非常重要。如果没有抓住风痰阻络的病机，而是想当然地认为是瘀血阻络，纯用破血的方药，那么药就入了血分，解决不了问题。

（2）当医生要善于治痼疾、顽疾

痼疾是陈旧的、多年不愈的病；顽疾是顽固而难治的病，这两者有相互联系。凡是痼疾都是顽疾，凡是顽疾多半会变成了痼疾。医生如果能够治疗痼疾和顽疾，那就提升了水平。如何治痼疾、顽疾呢？关键在于审察病机，抓住病机。《素问·至真要大论篇》说："谨守病机，各司其属。"属，就是本质的意思，是要我们严格地把握病机，抓住疾病的本质。张仲景

《伤寒论》说："观其脉证，知犯何逆，随证治之。"这不就是辨证吗？辨证不就是抓住病机吗？这是我们治疗一切疾病的总法则，更是治疗痼疾、顽疾的法则。中医临床的关键就是要善于审察病机、把握病机、善于辨证分析。比如本案这个病例，只要抓住了她是风痰阻络的病机，然后因证选方，选方准确，就可以出奇制胜。因此，中医临床一定要养成辨证论治的习惯，开处方一定要有汤方，要养成这个规矩。如果背不了汤方，想起几味药就开几味药，那样的医生是下工，是治不好几个疾病的。如何才能把方剂选准呢？有两个诀窍：一是要辨证准确，这是前提，尤其重要；二是对方剂要特别熟练，必须知道它的功效，并且必须在临床上熟练应用。

11. 四肢关节疼痛、肿大变形 10 年不愈案

【诊疗经过】

周某，女，27 岁，四川省成都市人。

初诊： 2013 年 8 月 26 日

病人四肢关节疼痛 10 年，无论春夏秋冬，疼痛无法控制，长期服用激素药物治疗。视其关节肿大变形，双手活动不利，双手指僵直，不能弯曲，双腿行走困难，近半年来连吃饭、穿衣、洗澡、如厕等日常生活都不能自理，坐轮椅前来就诊。病人全身肌肉消瘦，自汗，疲乏，面色淡黄。舌淡苔薄白，脉细而数。

西医诊断：类风湿关节炎。

中医诊断：留痹、尪痹。

拟方：三痹汤合虫藤饮。

处方：党参 15 g，黄芪 30 g，当归 10 g，白芍 10 g，熟地黄 10 g，川芎 8 g，续断 15 g，杜仲 15 g，防风 10 g，桂枝 6 g，细辛 5 g，茯苓 10 g，秦艽 10 g，独活 10 g，川牛膝 20 g，地龙 10 g，僵蚕 10 g，全蝎 5 g，蜈蚣 1 条（去头足），鸡血藤 10 g，海风藤 10 g，络石藤 10 g，甘草 6 g。30 剂，水煎服。

二诊：2013 年 9 月 29 日

病人诉服药后疼痛减轻，自认为效果明显，十年来用药无数，未有如此良效。继用原方 30 剂，并嘱逐步减少激素用量。

三诊：2013 年 11 月 3 日

病人述疼痛进一步减轻，精神明显好转，四肢僵硬亦减，已能步行就诊。并告知激素药的用量减至原来的 1/3。效不更方，原方再进 30 剂。

四诊：2014 年 3 月 2 日

服药后诸症悉减，四肢关节肿痛明显减轻，吃饭穿衣等日常生活均能自理，行步渐趋正常。病人认为服药效果明显，自行用原方在当地拣 30 剂服用，已完全停用激素。现在疼痛的部位仅限腰部和膝盖。舌苔薄黄，脉细而数。改拟三痹汤合二妙散加乳香、没药、炮穿山甲，再进 30 剂。

处方：党参 15 g，黄芪 30 g，当归 10 g，白芍 10 g，熟地黄 10 g，川芎 8 g，续断 15 g，杜仲 15 g，防风 10 g，细辛 3 g，茯苓 10 g，秦艽 10 g，独活 10 g，川牛膝 20 g，苍术 6 g，黄柏 6 g，煅乳香 6 g，煅没药 6 g，炮穿山甲 6 g，甘草 6 g。

30 剂，水煎服。

五诊：2014 年 4 月 6 日

病人四肢关节疼痛及腰痛基本消失，已能做洗衣、拖地等家务活，但劳作之后感到一身酸软无力，舌脉如前。以原方再进 30 剂。

六诊：2015 年 7 月 5 日

病人走进诊室，面色如常，形体明显增强，体重增加，长出肌肉，四肢关节活动正常。并告之已于去年冬天结婚，现在已去新加坡打工，因劳累后有腰腿酸痛，要求服中药巩固。再予三痹汤合二妙散 30 剂。

处方：党参 15 g，黄芪 30 g，当归 10 g，白芍 10 g，熟地黄 15 g，川芎 8 g，续断 20 g，杜仲 20 g，防风 10 g，细辛 3 g，茯苓 10 g，秦艽 10 g，独活 10 g，川牛膝 20 g，苍术 6 g，黄柏 6 g，甘草 6 g。30 剂，水煎服。

【简要阐析】

（1）关于痹病的辨治

《素问·痹论篇》说："风寒湿三气杂至，合而为痹也。其风气胜者为行痹，寒气胜者为痛痹，湿气胜者为着痹也。"这说明痹病不是由单一邪气所致，而是由风寒湿三气杂至所形成。尽管有偏胜的邪气，如风气偏胜，寒气偏胜，但总不能忘记它是风寒湿三气杂至，这就告诉我们痹病该如何治疗。程钟龄的《医学心悟》有一段话，是关于痹病的治疗："治行痹者，散风为主，而以除寒祛湿佐之，大抵参以补血之剂，所谓治风先治血，血行风自灭也。治痛痹者，散寒为主，而以疏风燥湿佐之，大抵参以补火之剂，所谓热则流通，寒则凝塞，通则不痛，痛则不通也。治着痹者，燥湿为主，而以祛风散寒佐之，大抵参以补脾之剂，盖土旺则能胜湿，而气足自无顽麻也。"这段话完全体现了《素问·痹论篇》关于痹病病因的理论，提示我们治疗痹病要综合考虑。除了风寒湿三痹之外，《素问·痹论》也提到了热痹，所谓"其热者，阳气多，阴气少，病气胜，阳遭阴，故为痹热"。在我国长江以南湿热较重，湿热痹较多。朱丹溪治湿热痹用二妙散、四妙散，吴鞠通治疗湿热痹用宣痹汤，这是在临床上的发展和补充。

（2）何为留痹、尫痹

留痹的病名出自《灵枢·官针》："傍针刺者，直刺傍刺各一，以治留痹久居者也。"久居二字就是解释留痹的，即痹邪久留而不去者为留痹。尫痹的病名出自《金匮要略》，《金匮要略·中风历节病脉证并治第五》提到："诸肢节疼痛，身体尫羸，脚肿如脱，头眩短气，温温欲吐，桂枝芍药知母汤主之。"故尫痹即是身体羸弱的痹病；留痹是久居不去的痹病。

本案病人年仅 27 岁，但患痹病已达十年，且久治不愈，正气亏虚，体质羸弱，所以既是留痹，更是尫痹。治疗这种痹病要注意虚实两端。虚证有两方面，一是气血虚弱，二是肝肾亏虚，因为肝主筋，肾主骨，痹病恰好是筋骨病，根据不同情况，分别补气血，养肝肾。实证是因为痹邪久积形成痼疾，必然造成瘀阻，因为久病入络。所以痹病日久，除了虚弱表现之外，会出现关节疼痛、肿大变形，甚至瘫痪，这是痹邪瘀阻所致。因此对于留痹的治疗，只能缓图，不可速取，欲速则不达。用大量祛风湿或者化瘀的药，不一定能起作用。要虚实兼顾，一方面要补正气，一方面要去痹邪、通络脉，方可以收全功。

（3）关于三痹汤

三痹汤有两个：一个出自陈自明的《妇人良方》，一个出自《张氏医通》。本案用的是陈自明的三痹汤，三痹汤是独活寄生汤加黄芪、续断，去桑寄生，此方具有独活寄生汤全方的作用，可以补气血，养肝肾，祛风寒湿。加黄芪增强补气作用，加续断增强养肝肾之功，故此方较独活寄生汤之补虚作用更强。

12. 四肢厥冷、全身畏冷 3 年不愈案

【诊疗经过】

罗某，女，36 岁，湖南省耒阳市人。

初诊：2018 年 5 月 13 日

病人自诉一身畏冷，四肢冰凉，下肢尤甚，病已 3 年。即使在暑热炎天也觉得一身畏冷，不能接触冷空气，不能吹电扇、空调，不能进超市、商场这些有空调的地方。其下肢冷且痛，全身无汗，口淡不渴，月经量少，面色紫黯。舌紫唇黯，舌苔薄白，脉细。

西医诊断：不明确。

中医诊断：阳虚寒凝、血脉滞涩之厥证。

拟方：当归四逆汤合补阳还五汤加附子。

处方：黄芪 30 g，当归 10 g，川芎 10 g，桃仁 10 g，红花 6 g，赤芍 10 g，地龙 10 g，桂枝 10 g，细辛 3 g，通草 6 g，大枣 10 g，制附子 6 g，甘草 6 g。20 剂，水煎服。

二诊： 2018 年 7 月 18 日

病人诉服药后畏冷显减，但因挂号困难，在当地按原方拣药 20 剂服用。现症见：一身畏冷大减，下肢疼痛明显减轻，面色紫暗缓解。舌苔薄白，脉细。原方去附子，再进 20 剂，病愈。

处方：黄芪 30 g，当归 10 g，川芎 10 g，桃仁 10 g，红花 6 g，赤芍 10 g，地龙 10 g，桂枝 10 g，细辛 3 g，通草 6 g，大枣 10 g，甘草 6 g。20 剂，水煎服。

【简要阐析】

（1）谈谈厥证

厥证有两种，一种是昏厥，一种是肢厥。《灵枢·五乱》曰："清浊相干，乱于胸中，是谓大悗……乱于臂胫，则为四厥；乱于头，则为厥逆，头重眩仆。"本案病人显然为肢厥。《伤寒论》对肢厥论述最多，如《伤寒论》云："凡厥者，阴阳气不相顺接，便为厥，厥者，手足逆冷者是也。"肢厥有哪些种类呢？《素问·厥论篇》说："阳气衰于下，则为寒厥；阴气衰于下，则为热厥。"《伤寒论》中就有多条论及寒厥的原文，比如："少阴病，身体痛，手足寒，骨节痛，脉沉者，附子汤主之。""少阴病，下利清谷，里寒外热，手足厥逆，脉微欲绝……通脉四逆汤主之。""少阴病，饮食入口则吐，心中温温欲吐，复不能吐，始得之，手足寒，脉弦迟者……当温之，宜四逆汤。""少阴病，吐利，手足厥冷，烦躁欲死者，吴茱萸汤主之。""手足厥寒，脉细欲绝者，当归四逆汤主之。"这些都是寒厥。还有蛔厥证："蛔厥者，其人当吐蛔……乌梅丸主之。"此外，《伤寒论》还讲到了热厥，如："伤寒脉滑而厥者，里有热也，白虎汤主之。""前热者，后必厥；厥深者，热亦深；厥微者，热亦微，厥应下之……"《伤寒论》还讲到了气厥："少阴病，四逆，其人或欬或悸，或小便不利，或腹中痛，或泄利下重者，四逆散主之。"仅仅《伤寒论》中就讲了这么多的厥证，所以临床必须辨清是何种厥证，才能准确施治。

（2）论血脉瘀阻之肢厥

张仲景讲了那么多种肢厥，但是没有讲到血脉瘀阻的肢厥，而临床上确有因血脉瘀阻所致的肢厥。其肢厥特点必然兼有血瘀的征象，比如皮肤紫暗，面色紫暗，口唇发紫，舌紫，甚至爪甲紫暗等症状，这是临床实践的证明，而且也有理论依据。《素问·五脏生成篇》说："肝受血而能视，足受血而能步，掌受血而能握，指受血而能摄。卧出而风吹之，血凝于肤者为痹，凝于脉者为泣，凝于足者为厥。"这就是血脉瘀阻导致肢厥的理论依据。临床上不要一看到肢厥便认为是寒证，张仲景早就告诉我们肢厥不仅有寒厥，还有热厥、气厥。其实，临床上还看到了不少的因血脉瘀阻导致四肢厥冷的病证，因为瘀血阻滞，血脉不通，则阳气不达，这是很简单的道理。但是我们过去只认识到寒气痹阻、阳气不达，总是从"四肢者，诸阳之本也"这一条线去考虑，其实，血脉不通也可以导致阳气不达。血脉瘀阻导致四肢厥冷在临床上很常见，比如脱疽，有些手溃烂，有些脚溃烂，颜色乌黑，毫无疑问手脚都是冰凉的，以寒凝为主的用阳和汤，以血瘀为主的，应该用补阳还五汤。历代医家各有许多独到的经验，所谓经验，就是要先经历过，然后再得到临床验证。因此，中医决不能坐而论道，纸上谈兵。一定要从事临床实践，实践出真知。

13. 腰腿强痛 3 年不愈案

【诊疗经过】

许某，男，29 岁，黑龙江省哈尔滨市人。

初诊：2017 年 5 月 7 日

病人诉腰疼腿痛 3 年，腰部不能转侧，不能弯腰，不能正坐，行步艰难。3 年以来，已经多次住院治疗，未见好转，此次远道专程前来就诊。病人站立行走时都是背曲腰坠（堕），如《黄帝内经》所云："背曲肩随""行则偻附"。其疼痛昼甚夜轻，尤以晨起时疼痛更甚，需要缓缓挪动双腿 4～5 分钟之后方可缓解。病人双目赤缕，小便黄。舌边紫，舌苔薄黄，脉细数。

西医诊断：强直性脊柱炎。

中医诊断：湿热夹瘀之痹病。

拟方：加味二妙散加土鳖虫、炮穿山甲。

处方：苍术 10 g，黄柏 10 g，当归 10 g，防己 6 g，萆薢 15 g，秦艽 10 g，川牛膝 20 g，续断 15 g，炮穿山甲（先煎）6 g，土鳖虫 5 g。30 剂，水煎服。

二诊： 2017 年 6 月 11 日

诉服药后疼痛减轻，腰腿部的活动明显改善。病人及其家属喜出望外，自诉"服药 3 年以来从未见此效果"。舌脉如前，以原方再进 30 剂。

服药 1 个月后，病人来电话告知：诸症皆有明显好转，要求续诊。药已取效，效不更方，电话嘱病人以原方再进 30 剂。

三诊： 2017 年 8 月 13 日

诉腰腿疼痛基本控制，双腿行步已趋正常，腰部活动亦已正常，稍感下肢乏力，但双目赤缕未除。舌苔仍黄，脉细略数。改以四妙散合栀子清肝饮，再予 30 剂。

处方：苍术 10 g、黄柏 10 g、薏苡仁 20 g、川牛膝 20 g、炒栀子 8 g、川芎 6 g、赤芍 10 g、生石膏 15 g、当归尾 10 g、牡丹皮 10 g、黄芩 10 g、甘草 6 g。

一个月后，病人电话告知，双目赤缕已除，腰腿痛已止，活动已然自如。再以加味二妙散加土鳖虫、炮穿山甲。

处方：苍术 10 g、黄柏 10 g、当归 10 g、防己 6 g、萆薢 10 g、秦艽 10 g、川牛膝 20 g、炮穿山甲 6 g、土鳖虫 5 g。30 剂，水煎服。病人完全恢复正常。

【简要阐析】

（1）中医如何辨治强直性脊柱炎

强直性脊柱炎，又名脊椎炎，是西医的病名。"它是一种慢性进行性炎性疾病，主要侵犯腰骶关节、脊柱骨突、脊柱旁软组织及外周关节，并可伴发关节外的表现。严重者，可发生脊柱畸形或强直，多数病人随病情进展，由腰椎向胸、颈部脊椎发展，则出现相应部位疼痛，活动受限，或脊柱畸形。"西医对强直性脊柱炎的病变部位、症状特点已经描述得非常清楚。

中医认为此病属"痹病"范畴，当辨清风、寒、湿、热邪气性质，更要辨清虚实，方可进行施治。而此病病程日久，通常虚实并见，既有气血亏虚、肝肾失养等虚的一面；更有邪气痹阻，血络瘀滞的一面。而本案病人，年纪尚轻，病虽3年，但正气未衰，而且实证之象明显，故以实证论治。

强直性脊柱炎，湿热夹瘀之证颇多，虽未进行统计，但据临床所见，此病多瘀、多湿热已屡见不鲜，选加味二妙散再加活血通络之品，如桃仁、延胡索、土鳖虫、炮穿山甲等，取效甚捷。

（2）西医治病注重局部，中医治病注重整体，这是两者的根本不同点

西医注重的是解剖，注重的是器官结构的局部观念；而中医注重的是整体，注重的是藏象、经脉、气血、病位、病机辨证的整体观念，这是中西医在诊治疾病时思维上的根本不同点。西医治病注重的是什么病，而中医治病不仅要注重什么病，更重要的是注重是什么证。就强直性脊柱炎而言，西医注重骨骼部位；而中医注重病邪性质、气血经脉，以及肝肾脏腑。

从这一点我们就可以看出，中医在诊治任何疾病时，都必须把握整体观念。不论诊治任何疾病，必须以整体观念的辨证施治为根本原则，这一点是中医永远不变的原则。

14. 全身阵发剧烈酸胀案

【诊疗经过】

潘某，女，30岁，河北省邯郸市人。

初诊：2019年10月20日

病人诉在少年10岁左右，一次突发惊吓之后，经常出现精神紧张，每逢精神紧张时，全身肢体酸胀难受，必须用力捶打肢体方可缓解。20年来，逐渐发展为心情稍有波动，比如思虑、忧愁、惊恐、兴奋、激动、郁闷、生气等，则即发肢体酸胀，自觉是伤筋彻骨的酸胀，难受至极，其痛楚无法形容，严重时竟然呼天喊地，立即要别人帮忙在四肢及肩背部猛力捶打。20年来，诸多检查没有结果，治疗无效。询其月经量少，夜寐多梦。舌苔薄黄，脉细。

西医诊断：神经症？癔病？

中医诊断此病与情志直接相关，当属"肝"病。

拟方：补肝汤合黄芪赤风汤再合甘麦大枣汤，三方合而治之。

处方：当归10 g，白芍10 g，川芎10 g，熟地黄15 g，木瓜20 g，炒酸枣仁30 g，黄芪30 g，赤芍10 g，防风10 g，炒浮小麦30 g，大枣10 g，炙甘草10 g。30剂，水煎服。

二诊：2019年12月1日

病人诉服药后，肢体酸胀仍作，但其势已缓，自觉20年来服药第一次取效，增强了治疗信心。其舌脉如前，以原方再进 30 剂。

三诊： 2020 年 1 月 15 日

诉服药后肢体酸胀大减，但其心情仍然容易激动，容易悲伤，精神疲乏。舌苔转薄白，脉细。改以加参补肝汤合甘麦大枣汤。

处方： 西洋参 10 g，当归 10 g，白芍 15 g，川芎 10 g，熟地黄 15 g，木瓜 15 g，炒酸枣仁 30 g，大枣 10 g，炒浮小麦 30 g，炙甘草 10 g。30 剂，水煎服。

四诊： 2020 年 2 月 16 日

病人诉精神转佳，精神情绪明显好转，一身酸胀偶有发作，发作时症状较前明显减轻，短暂而过，无明显痛楚。仍以原方善后。

处方： 西洋参 10 g，当归 10 g，白芍 15 g，川芎 10 g，熟地黄 15 g，木瓜 15 g，炒酸枣仁 30 g，大枣 10 g，炒浮小麦 30 g，炙甘草 10 g。30 剂，水煎服。

【简要阐析】

（1）本案阵发性肢体酸胀与情志相关，属情志致病

本案病人全身酸胀只是症状表现，此病症尽管突出且严重，但每次发作皆由情志所引发，因情志失调所致，而且病起于少年受惊吓之后。《素问·举痛论篇》云："惊则气乱。"《素问·痿论篇》又云："肝主身之筋膜。"肝主筋，当病人情志受到刺激之时，肝气失疏而抑郁，累及影响到肝所主的筋膜，于是一身筋膜失养，而发为酸胀，久而久之，则剧烈酸胀。

既然是肝与筋之病，治疗此病则必然要养肝柔筋，《灵枢·本神》云："肝藏血，血舍魂。"养肝就必须补肝血，肝血足则神魂守，肝血充足则筋膜柔和。《素问·脏气法时论篇》云："肝苦急，急食甘以缓之。"因此始终选用补肝汤，其目的就是养肝血，柔筋膜。并合以甘麦大枣汤，甘以缓其急也。这就是选用二方的用意所在。

（2）关于黄芪赤风汤

此病初起，何以要用黄芪赤风汤？因其病已二十年，久病入络，气血不畅。而且病人有一个明显的症状特点，酸胀非常严重之时，必须猛力捶打方可缓解，所以急则治其标，要疏畅其周身的气血和经络，因此用黄芪赤风汤。

黄芪赤风汤，出自王清任的《医林改错》，由黄芪、赤芍、防风三味药所组成。王氏谓此方："能使周身之气通而不滞，血活而不瘀。"该方乃补气行气，活血通络的基本方。本案用黄芪赤风汤，是为了疏通其经脉气血，治其标，所以只用两次，后面就无须再用了。

15. 脘胁背部剧烈掣痛案

【诊疗经过】

唐某，女，44 岁，湖南省常德市人。

初诊：2010 年 7 月 8 日

病人诉素患消渴病，半年前突发呼吸困难，于当地医院抢救，西医诊断为"糖尿病酮症酸中毒"。经住院治疗月余，其呼吸已然平静。但接着出现一身痉挛疼痛，尤以胃脘部、胁肋部及背部掣痛甚剧。其疼痛呈阵发性，日发数十次，疼痛发作时必然伴有一身痉挛，疼痛剧烈难忍，难忍时病人竟然咬自己的手臂，以求转移其痛点（注意力）。服用诸多镇痛药，只能短暂缓解，片刻之后依然频发掣痛。

刻下症见：病人面色晦暗，一脸痛楚之状，观其双手前臂遍布自己用嘴咬破皮肤所致的累累血色斑痕，几乎无完整皮肤。其掣痛部位的重点是胁肋部、胃脘部和背部。伴见口干，心烦，便秘，大便3～4日一行。舌红无苔，舌下紫筋明显，脉细略数。

西医诊断：2型糖尿病，糖尿病周围神经病。

中医诊断：肝胃阴虚，风动瘀滞。一方面阴虚风动出现抽掣，一方面络脉瘀滞出现刺痛。

拟方：一贯煎合天麻止痉散再合失笑散加芍药、大黄、延胡索。

处方：当归10 g，生地黄20 g，枸杞子15 g，沙参20 g，麦冬30 g，天麻15 g，蜈蚣1只，全蝎5 g，川楝子10 g，生蒲黄10 g，五灵脂10 g，白芍30 g，延胡索10 g，大黄5 g，甘草10 g。15剂，水煎服。

二诊：2010年8月13日

病人诉服药后，疼痛缓解，每日发作痉挛彻痛的次数明显减少，药已取效，原方去大黄再进。

处方：当归10 g，生地黄20 g，枸杞子15 g，沙参20 g，麦冬30 g，天麻15 g，全蝎5 g，蜈蚣1只，川楝子10 g，白芍30 g，延胡索10 g，生蒲黄10 g，五灵脂10 g，甘草10 g。

15 剂，水煎服。

三诊：2010 年 10 月 21 日

病人脘背彻痛已然控制，病人及其家属都特别高兴，其他如口干、便秘等症皆有明显好转。仍以一贯煎合芍药甘草汤再合失笑散 20 剂收功，病人痊愈。

处方：当归 10 g，生地黄 20 g，枸杞子 15 g，沙参 20 g，麦冬 20 g，白芍 20 g，川楝子 10 g，延胡索 10 g，生蒲黄 10 g，五灵脂 10 g，甘草 10 g。20 剂，水煎服。

【简要阐析】

（1）本案的病机特点是肝阴虚的脘胁掣痛

病人素患消渴病，阴虚是消渴病的根本，燥热是该病之标，阴虚燥热是消渴病的基本病机。病人口干，便秘，舌红无苔，阴虚的征象十分明显；而病人剧烈掣痛的重点部位又是在两胁肋、胃脘及背部。胁肋乃肝所主也，以肝居胁下，经脉布于两胁。《灵枢·五邪》讲："邪在肝，则两胁中痛。"《素问·脏气法时论篇》讲："肝病者，两胁下痛引少腹。"《素问·刺热篇》又讲："肝热病者……胁满痛"。况且病人的疼痛与痉挛并作，是为肝虚风掣之象。《素问·痿论篇》曾指出："肝主身之筋膜……肝气热者，则胆泄口苦筋膜干，筋膜干则筋急而挛。"由诸所见，此病人的病变部位重点在肝，因此辨证的结论是肝阴虚的脘胁掣痛。

（2）关于一贯煎与失笑散

一贯煎出自《柳州医话》，方由沙参、麦冬、生地黄、当归、枸杞子、川楝子所组成。此方既滋养肝肾之阴，又兼疏肝理气。临床上用此方治肝胃阴虚的脘部胁部疼痛，一般加入芍药，其效更验。

失笑散，原出自《苏沈良方》，有的书上说此方出自宋代《太平惠民和剂局方》，由五灵脂、生蒲黄所组成。其功用是活血祛瘀，散结止痛。凡是瘀血疼痛的病症皆可选用。

16. 急性脊髓炎痿病案

【诊疗经过】

王某，女，33 岁，湖南省衡阳市人。

初诊：2018 年 6 月 2 日

病人因双下肢麻木无力 20 余日，由其家属背入诊室就诊。

病人诉 2018 年 5 月 11 日在广州突发急症，初发时腰背疼痛，继而双下肢麻木无力，下肢瘫痪，不能行走，在广州某医院急诊，行腰椎穿刺等检查，诊断为"急性脊髓炎"，并收住院治疗。期间使用激素等药物治疗，疗效不显，症状进行性加重。

现症见：双下肢麻木无力，无法站立行走，自汗，神疲，兼便秘、尿黄，月经量少。舌边紫，苔黄腻，脉细略数。

西医诊断：急性脊髓炎。

中医诊断：气虚并湿热夹瘀之痿病。

拟方：加味二妙散加黄芪、薏苡仁、桃仁、木瓜。

处方：黄芪 30 g，苍术 6 g，黄柏 10 g，川牛膝 20 g，萆薢 10 g，当归 10 g，汉防己 6 g，秦艽 10 g，炒龟板 20 g，薏

苡仁 15 g，木瓜 20 g，桃仁 10 g。20 剂，水煎服。

二诊：2018 年 6 月 28 日

病人诸症显著减轻，精神好转，乏力减轻，已能缓慢步行进入诊室，但腰臀部及膝关节以下仍麻木。舌苔薄黄腻，脉细数。方药已经取效，守方再进，处方加味二妙散加味。

处方：黄芪 30 g，苍术 6 g，黄柏 10 g，川牛膝 20 g，薏苡仁 15 g，木瓜 20 g，秦艽 10 g，萆薢 10 g，防己 6 g，当归 10 g，炒龟板 15 g，桃仁 10 g。30 剂，水煎服。

三诊：2018 年 8 月 2 日

病人服上方后诸症较前进一步改善，但精神疲乏，下肢力量有所恢复，仍自汗，腿麻，步行乏力。舌苔黄，脉细。改方用五痿汤合黄芪龙牡散加味。

处方：西洋参 6 g，炒白术 10 g，茯苓 10 g，当归 10 g，麦冬 15 g，知母 10 g，黄柏 10 g，薏苡仁 20 g，怀牛膝 20 g，木瓜 20 g，杜仲 10 g，黄芪 30 g，煅龙骨 30 g，煅牡蛎 30 g，甘草 6 g。20 剂，水煎服。

四诊：2018 年 9 月 6 日

病人诉服药后诸症显减，病已愈七成，独自从衡阳乘车前来长沙复诊。其下肢麻木减轻，出汗减轻，下肢乏力已不明显。舌苔薄黄，脉细。仍以五痿汤合黄芪龙牡散加味，再进 20 剂。

时隔数月，病人来长沙出差，特来门诊告知其病已愈。

【简要阐析】

（1）痿病的病因病机复杂，必须仔细辨治

痿者，四肢痿弱不用也，临床上属于难治的顽疾。《素问·痿论篇》论痿有五脏气热之痿："肺热叶焦，则皮毛虚弱急薄，著则生痿躄也。心气热……虚则生脉痿……肝气热……发为筋痿。脾气热……发为肉痿。肾气热……发为骨痿。""阳明虚则宗筋纵，带脉不引，故足痿不用也。"《灵枢·本神》云："恐惧而不解则伤精，精伤则骨酸痿厥。"《素问·生气通天论篇》又云："湿热不攘，大筋緛短，小筋弛长。緛短为拘，弛长为痿。"《黄帝内经》就讲出了痿病有这么多复杂的病因病机，而后世在论治痿病时更有发挥，如朱丹溪《丹溪心法》讲："痿病有湿热、湿痰、气虚、血虚、瘀血。"由于痿病的病因病机颇为复杂，故必须仔细认真的辨证论治，方可取效。

（2）治病须先后有序，标本兼治

本案痿病一是湿热夹瘀，二是气虚。其湿热夹瘀是其标，其气虚为其本。如果先补气而不祛湿热，则湿热愈滞而病不能愈。必须先祛湿热，此所谓"急则治其标"。因此，先用加味二妙散，祛其湿热，使其能站立行走；然后补气益气，用五痿汤补阳明之气并合黄芪龙牡散治气虚自汗。标本兼治，先后有序，所以本病取效很快，并能得到根治。

（3）关于五痿汤

五痿汤出自清代医家程钟龄《医学心悟》，方由人参、白术、茯苓、甘草、当归、薏苡仁、黄柏、麦冬、知母组成，其中以四君子汤为基础方，益气健脾以补阳明之气虚，麦冬、知

母、当归三药滋阴清热以养血；薏苡仁利湿，黄柏去湿热。诸药合用，共奏阳明气阴双补，兼清湿热之功。临床用于脾胃气阴两虚兼有湿热之痿病，屡可获效。

17. 多发性骨髓瘤下肢瘫痪案

【诊疗经过】

曾某，男，61岁，湖南省郴州市人。

初诊：2018年10月14日

病人有"多发性骨髓瘤并重度贫血，血小板减少症"病史。病初因为腰背疼痛而入医院诊治，经CT扫描显示：全身多处骨代谢异常活跃。骨髓穿刺活检的结论：可见约65 mm异常浆细胞。诊断为"多发性骨髓瘤"，并进行放化疗。但2个月后病人双腿酸胀不能站立行走，进而双腿瘫痪，病已经半年，现只能坐轮椅。并且腰背部疼痛，小便色黄，大便较秘。舌质紫，舌苔黄腻，脉细数。

西医诊断：多发性骨髓瘤并重度贫血，血小板减少症。

中医诊断：湿热痿病。

拟方：加味二妙散加薏苡仁、木瓜、桃仁。

处方：苍术10 g，黄柏10 g，当归10 g，防己10 g，草薢15 g，秦艽10 g，川牛膝20 g，龟板20 g，薏苡仁20 g，木瓜15 g，桃仁10 g。30剂，水煎服。

二诊：2018年11月14日

病人双腿酸胀已见减轻，并能站立，但不能开步行走，腰背痛显著减轻。予原方再进 30 剂。

三诊：2018 年 12 月 14 日

病人已丢弃轮椅，步行走进诊室。诊室众弟子及工作人员眼见此病人由初诊瘫痪，而如今能迈步入诊室，众皆惊讶。

药已显效，效不更方，再以原方 30 剂。其病痊愈。

【简要阐析】

（1）湿热痿病的特点

湿热痿是临床比较多见的痿病之一，《素问·生气通天论篇》云："湿热不攘，大筋緛短，小筋弛长，緛短为拘，弛长为痿"。金元李东垣、朱丹溪均提出有湿热痿；《医宗金鉴》并且明确记载，用加味二妙散治疗湿热痿。湿热痿的临床特点，除两足痿软之外，多兼有两足酸胀、烦热、肿胀，小便数，舌苔黄腻，脉细数等证候，这些特点正是临床辨识湿热痿的关键。

（2）必伏其所主，而先其所因

"必伏其所主，而先其所因"这条经文出自《素问·至真要大论篇》，经文意指中医治病一定要抓住疾病的本质，又必须先弄清疾病的原因。用我们现在的话来讲就是"治病求本，审证求因"。

多发性骨髓瘤是西医的病名，西医认为此病临床表现为局限性，或广泛性的骨骼疼痛，常因脊髓受压之后引起截瘫、肋间神经痛或坐骨神经痛，以及出血、贫血和肾功能损伤等现象。

中医治此病，当然首先考虑骨髓瘤，一般情况下，应当祛瘀散结，但是本案病人血瘀之象并不明显，而是表现为一派湿热阻滞的证候特点。此时就不能只顾一味的祛瘀散结，应当以清除湿热为要务，既然表现湿热的特点，就必须清除湿热，方可取效。此即《素问·至真要大论篇》所说的"必伏其所主，而先其所因"。其实，中医诊治任何疾病，都应该遵循这一根本原则。

18. 双足灼热用冰水泡脚案

【诊疗经过】

蒋某，男，40 岁，广东省江门市人。

初诊：2009 年 5 月 11 日

2009 年广东江门五邑中医院邀请我去会诊，诊察危重病人及疑难病人。本病人前来就诊，诉双足灼热不适，病已 1 年。不论春夏秋冬，病人感双足皆灼热难忍，冬天也需要用冷水泡脚，热天更甚，必须用冰水泡脚方可缓解，每昼夜泡脚数次。一年以来，多方医治，不见缓解，医院诊断不明确，考虑下肢周围神经病变可能性大。病人同时伴见双腿酸胀，时而出现脚挛急，其双腿皮肤不红、不热，口苦，小便黄。舌边紫筋明显，舌苔黄腻，脉细而数。

西医诊断：周围神经病变可能性大。

中医诊断：湿热夹瘀阻滞下肢所出现的双足灼热症。

拟方：加味二妙散加龙胆草、桃仁、红花。

处方：苍术 10 g，黄柏 10 g，当归 10 g，防己 10 g，草薢 15 g，秦艽 10 g，川牛膝 20 g，龟板 20 g，龙胆草 6 g，桃仁

10 g，红花 5 g。30 剂，水煎服。

二诊：2009 年 6 月 11 日

再次赴江门会诊，病人前来就诊告知：双足灼热大减，再也不需用冷水泡脚，希望尽快根治。察其舌苔转薄黄腻，脉仍细数。处以原方去龙胆草。

处方：苍术 10 g，黄柏 10 g，当归 10 g，防己 10 g，萆薢 15 g，秦艽 10 g，川牛膝 20 g，龟板 20 g，桃仁 10 g，红花 5 g。30 剂，水煎服。

病人服药 1 个月后，又将原方再进 30 剂。2 个月后江门医院的医生特意打电话告知，病人顽疾已愈。

【简要阐析】

（1）辨析本案的关键在于两点

第一，病人是下肢特别灼热，全身其他部位并无灼热感，有明显的部位。下肢灼热，毫无疑问与下肢的经脉循行部位相关。《灵枢·经脉》云："胆足少阳之脉……其直者……循髀阳，出膝外廉，下外辅骨之前，直下抵绝骨之端，下出外踝之前，循足跗上……是动则病口苦……足外反热，是为阳厥。"这里要着重看到《灵枢·经脉》讲的胆足少阳之脉"是动"，经脉变动的病症是口苦，足外反热，是为阳厥。可见，此人所病，与足少阳胆经的经脉相关。

第二，病人表现口苦，尿黄，特别是舌苔黄腻，明显是湿热为患，查其舌下紫筋明显，当属瘀滞，故判断为湿热夹瘀阻滞下肢的病证。

（2）关于加味二妙散

加味二妙散出自《医宗金鉴》，原本用于湿热足痿病。方歌："加味二妙湿热痿，两足痿软热难当，防己当归川萆薢，黄柏龟板膝秦苍。"此方不仅清湿热，而且重点入下肢；不仅可以用于湿热痿病，而且还可以用于湿热痹病。

19. 臌胀兼气喘胁痛案

【诊疗经过】

袁某，女，30岁，湖南省株洲市人。

初诊： 2017年12月3日

病人腹胀如鼓，气喘喝喝，右胁下连及胃脘部胀痛，足部浮肿，目睛微黄，面色暗黄，病已4个月。在医院多次住院检查，明确诊断为：肝硬化失代偿期。治疗期间曾反复抽取胸腔积液、腹水共6次，但病情仍反复，现仍腹胀如鼓，气喘。舌红，苔薄黄，脉沉滑。

西医诊断：肝硬化腹水并胸腔积液。

中医诊断：水停气滞证之臌胀（水臌）。

拟方：茵陈二金汤合葶苈大枣泻肺汤加桑白皮、茯苓皮。

处方：茵陈30 g，鸡内金15 g，海金沙20 g，厚朴15 g，猪苓10 g，大腹皮10 g，茯苓30 g，通草6 g，葶苈子10 g，大枣6 g，桑白皮20 g，茯苓皮20 g。20剂，水煎服。

二诊： 2017年12月24日

病人腹胀显减，目黄已退，气喘大平，足肿已消，诸症明显好转。但其右胁下及肚脐周围疼痛，面色发暗，舌苔薄黄，脉沉。再拟茵陈二金汤合金铃子散加青皮、广木香。

处方：茵陈 20 g，鸡内金 15 g，海金沙 20 g，厚朴 15 g，猪苓 10 g，大腹皮 10 g，茯苓 30 g，通草 6 g，延胡索 15 g，川楝子 10 g，青皮 10 g，广木香 6 g。30 剂，水煎服。

三诊：2018 年 1 月 24 日

病人腹胀、水肿均消退，胁痛及脐腹部疼痛亦止。面色仍暗，舌脉如前。再予二金汤加赤芍、牡丹皮、鳖甲 30 剂。

处方：鸡内金 15 g，海金沙 20 g，厚朴 15 g，猪苓 10 g，大腹皮 10 g，茯苓 30 g，通草 6 g，赤芍 10 g，牡丹皮 10 g，炒鳖甲 30 g。30 剂，水煎服。病人痊愈。

【简要阐析】

（1）肝硬化腹水属中医"臌胀"范畴

臌胀，是根据腹部胀满如鼓而命名，一般以腹部胀大，皮色苍黄，腹皮脉络暴露为主要特征。《灵枢·水胀》篇讲："鼓胀何如？岐伯曰：腹胀身皆大，大与肤胀等也，色苍黄，腹筋起，此其候也。"后人也常称其为"蛊胀"，是因后世发现临床中有寄生虫致病的腹胀故而名之。李中梓曾说："或问：方书有鼓胀、蛊胀之别，何也？答曰：鼓者，中空无物，有似于鼓；蛊者，中实有物，非虫即血也。中空无物，填实则消，经所谓塞因塞用是已。中实有物，消之则平，经所谓坚者削之是已。"此为我们临床辨证提供一定依据和参考。臌胀一病，临床主要分为气臌、血臌、水臌、虫臌四证。除了虫臌以外，气臌与水臌往往会相互影响而为臌。以气滞为主者，气滞则水停；以水停为主者，水停则气滞，故而二者相互影响。但是，有以气滞为主，也有以水停为主，虽二者常相兼为患，但临床辨证要有所侧重。以气滞为主者，必然可见腹中胀痛，嗳气、矢气；以水停为主者，腹胀如囊裹水，以手拍之如鼓水浪，小便量少，下肢肿胀，舌苔水滑。由此观之，一目了然。临床必须明辨是以气滞为主而兼有水停的臌胀，还是以水停为主而兼有气滞的臌胀。另者，以血瘀为主的臌胀，可见腹大、坚满、皮色发暗、腹部络脉怒张，正是《内经》所称"腹筋起"，兼见面色黯黑、唇舌紫暗，提示其以血瘀为主。虫臌，一定会有多食而阵发腹痛，这种病在上世纪六七十年代农村多见，很多孩童腹部膨大、四肢瘦削而食量惊人，再看其舌上有白花点，即可确认其为虫积致臌，并可见到口中多涎。当然，除此四证以外，临床还可见湿热臌胀等，这里不再详述。

（2）关于二金汤和葶苈大枣泻肺汤

二金汤出自吴鞠通的《温病条辨》，书曰："由黄疸而肿胀者，苦辛淡法，二金汤主之。"此方由鸡内金、海金沙、厚朴、猪苓、大腹皮、通草所组成。功效在于宣通气机，渗湿利水。

葶苈大枣泻肺汤出自《金匮要略》，书曰："夫饮有四，何谓也？师曰：有痰饮，有悬饮，有溢饮，有支饮……咳逆倚息，短气不得卧，其形如肿，谓之支饮。"而葶苈大枣泻肺汤正是治疗水饮停肺之支饮的主方，《金匮要略·痰饮咳嗽病脉证并治第十二》载："支饮不得息，葶苈大枣泻肺汤主之。"《金匮要略·肺痿肺痈咳嗽上气病脉证治第七》亦载："肺痈，胸满胀，一身面目浮肿，鼻塞清涕出，不闻香臭酸辛，咳逆上气，喘鸣迫塞，葶苈大枣泻肺汤主之。"指出肺痈之热邪致水饮停肺亦可用本方。所以，此病人初期用葶苈大枣泻肺汤泻肺气、逐水饮。

20. 臌胀兼鼻衄案

【诊疗经过】

吴某，男，40岁，湖南省岳阳市人。

初诊： 2018年10月7日

病人腹胀如鼓，频频鼻衄，大便溏泻，病已3月有余。期间病人先后2次在两家医院住院，诊断为肝硬化腹水，治疗将近3个月，曾经多次抽取腹水，但臌胀如故。现腹胀如鼓，伴见口苦，小便黄。嘴唇发暗，舌色紫，舌苔黄腻，脉细数。

西医诊断：肝硬化腹水。

中医诊断：湿热阻滞之臌胀（湿热水臌证）。

拟方：中满分消丸去干姜加牡丹皮、栀子炭、白茅根。

处方：党参10 g，炒白术10 g，茯苓30 g，陈皮10 g，法半夏10 g，猪苓10 g，泽泻10 g，砂仁10 g，枳壳10 g，厚朴30 g，黄连5 g，黄芩10 g，知母10 g，片姜黄10 g，牡丹皮10 g，栀子炭6 g，白茅根15 g，甘草6 g。20剂，水煎服。

二诊： 2018年10月28日

病人腹胀略减，鼻衄显减，大便溏泻已止，舌脉如前。守方再进20剂。

三诊： 2018年11月18日

病人腹胀大减，鼻衄完全控制，大便已趋正常。其唇舌色仍然紫暗，舌苔薄黄，脉细数。原方去栀子炭、白茅根加牡丹皮、赤芍、三七、鳖甲。

处方：党参 15 g，炒白术 10 g，茯苓 30 g，陈皮 10 g，法半夏 10 g，猪苓 10 g，泽泻 10 g，砂仁 10 g，枳壳 10 g，厚朴 15 g，黄连 5 g，黄芩 10 g，知母 10 g，片姜黄 10 g，牡丹皮 10 g，赤芍 10 g，三七 10 g，炒鳖甲 30 g，甘草 6 g。20 剂，水煎服。

四诊：2018 年 12 月 9 日

病人腹胀已平，鼻衄未再反复，诸症悉减，唇舌色紫暗明显改观。以上方再进 30 剂，病人痊愈。

【简要阐析】

(1) 湿热臌胀的特点

臌胀兼目黄，尿黄，口苦，舌苔黄腻，大便溏，此为湿热的明显证候。本案病症，不仅有上述特点，且有频频鼻衄，此肝火犯肺也。因此用中满分消丸消其臌胀，加牡丹皮、栀子、白茅根清肝火以止鼻衄。

(2) 关于中满分消丸

中满分消丸出自《兰室秘藏》，功用是清利湿热、健脾利水。而《兰室秘藏》还载有中满分消汤，二者一字之差，书中阐述详细，书云："如或大实大满，大小便不利，从权以寒热药下之；或伤酒湿面及味厚之物，膏粱之人；或食已便卧，使湿热之气不得施化，致令腹胀满。此胀亦是热胀，治热胀分消丸主之。如或多食寒凉，及脾胃久虚之人，胃中寒则胀满；或脏寒生满病，以治寒胀中满分消汤主之"。可见，中满分消丸为清利湿热、健脾利水治疗臌胀之方；而中满分消汤多用温中散寒、理气除胀之药来治疗寒气臌胀。二者有严格的寒热之别，不能混为一谈，临床使用要格外审慎。

21. 臌胀兼重度黄疸案

【诊疗经过】

杨某，女，85 岁，湖北省通城县人。

初诊： 2016 年 6 月 26 日

病人患腹胀、腹痛 1 周，一身皮肤渐渐发黄，黄色逐日加重，并出现目黄。在当地医院治疗无效，立即被家人送往武汉市某大医院住院治疗，行上腹部 CT 检查发现：胆囊肿大明显。由于病人腹胀如鼓，且腹部疼痛，加之黄疸逐日加重，医院会诊意见：胆囊肿大明显，兼梗阻性黄疸，高度怀疑为"胆囊占位性病变"。考虑病情危重，又因病人有 85 岁高龄，医院遂发病危通知。并私下告知其家属，病人生命仅能延续 20 日左右。因其病情紧急，我只好利用周六时间赴湖北通城出诊。到病人家中，但见其家中已聚集 50 多位亲属，三代同堂，早在分工预备后事。

诊时病人卧于床榻，症见腹胀如鼓，黄疸深重。病人自诉胃脘部、上腹部、右胁部皆胀痛。并且身发低热，时而恶心欲呕，口苦，大便秘结，3～5 日一行，不能进食。见其目睛深黄，一身皮肤深黄。舌苔黄腻，脉沉而弦数。

西医诊断：胆囊占位性病变？

中医诊断：湿热阻滞、胆火横逆之臌胀并黄疸。

拟方：大柴胡汤合茵陈蒿汤加竹茹。

处方：柴胡 10 g，黄芩 10 g，枳实 15 g，法半夏 10 g，赤芍 10 g，茵陈 50 g，栀子 10 g，生大黄 5 g，竹茹 15 g。10 剂，水煎服。考虑病人年事已高，故大黄仅用 5 g 以防泻下太过，同时虑其病危，故仅处方 10 剂。

二诊：2016 年 7 月 9 日

病人服药之后，腹胀略减，黄疸已开始减退，大便已通，但仍 2 日一行，呕逆完全控制，低热已消退，并能进流食。但脘腹部仍觉胀满拒按，并且有压痛。舌边紫，舌苔黄腻，脉转细数。仍用大柴胡汤合茵陈二金汤加三棱、莪术。

处方：柴胡 10 g，黄芩 10 g，枳实 10 g，法半夏 10 g，赤芍 15 g，生大黄 3 g，茵陈 30 g，鸡内金 15 g，海金沙 20 g，厚朴 15 g，猪苓 10 g，大腹皮 10 g，通草 6 g，三棱 10 g，莪术 10 g。20 剂，水煎服。

三诊：2016 年 7 月 30 日

病人腹胀、腹痛显减，黄疸明显消退，并且可以下床行走，饮食已增，大便通畅，全家皆大欢喜。舌苔薄黄，脉细略数。前方去大黄加三棱、莪术、炒莱菔子。

处方：柴胡 10 g，黄芩 10 g，枳实 10 g，法半夏 10 g，赤芍 15 g，茵陈 20 g，鸡内金 15 g，海金沙 20 g，厚朴 15 g，猪苓 10 g，大腹皮 10 g，通草 6 g，三棱 10 g，莪术 10 g，炒莱菔子 10 g。20 剂，水煎服。

四诊：2016 年 9 月 3 日

病人诸症悉平，腹胀、腹痛完全消退，黄疸全消。仍宗前方加三棱、莪术、炒莱菔子、山楂。

处方：柴胡 10 g，黄芩 10 g，枳实 10 g，法半夏 10 g，赤芍 15 g，茵陈 10 g，鸡内金 15 g，海金沙 20 g，厚朴 15 g，猪苓 10 g，大腹皮 10 g，通草 6 g，三棱 10 g，莪术 10 g，炒莱菔子 10 g，山楂 15 g。20 剂，水煎服。

此后病人完全恢复正常，经常在家与人娱乐打牌，且常去女儿家中走亲，至今已 89 岁。虽我曾嘱咐其禁食糯米类食物、酒类、油炸类食物、蛋黄、动物脂肪等，但病人早已忘记，至今健在。

【简要阐析】

（1）胆囊肿大不一定为胆囊癌症，必须仔细诊察辨证

此病人通过 CT 检查上腹部，发现其胆囊肿大明显，西医当然要考虑癌变可能。但根据病人腹胀、黄疸而且口苦、呕逆、便秘、舌苔黄腻、脉象弦数这样一些特点，显然是湿热阻滞、胆火内焚之病机，属于胆腑不利之证。故其治以清胆泻火、清利湿热、清退黄疸为治法，一以利胆泻火消其腹胀，一以清利湿热退其黄疸，终使疾病获愈。

（2）关于大柴胡汤

大柴胡汤出自张仲景《伤寒论》，经云："太阳病，过经十余日……呕不止，心下急，郁郁微烦者，为未解也，与大柴胡汤下之则愈。"又云："伤寒十余日，热结在里，复往来寒热者，与大柴胡汤。"究其本旨，实际是用治少阳证及阳明腑实之证的少阳阳明合病，为和解少阳、通利腑实之剂，亦可理解为泻胆火、通腑实之剂。《金匮要略》亦云："按之心下满痛者，此为实也，当下之，宜大柴胡汤。"陈修园在《时方妙用·伤寒》中则总结说："寒热往来于外，心中痞硬，郁郁微烦，呕不止，为实火证，宜大柴胡汤。"由诸可见大柴胡汤在临床中所针对的证候。此方在临床上可以用治急性胰腺炎、急性胆囊炎以及胆石症所引起的脘腹胀痛、呕逆、寒热往来、大便秘结等症，屡见效验。

22. 40 年绕脐腹痛案

【诊疗经过】

谢某，女，43 岁，湖南省长沙市人。

初诊： 1999 年 11 月 2 日

病人患脐腹痛 40 年不愈，自诉从 4 岁开始患病，多次检查均没有发现器质性病变，长期服药无果。其人脐腹痛阵作，日发 4～5 次，每日内小发数次，数日大发作一次，大发作时脐腹疼痛剧烈难忍，每次发作即用热敷，疼痛可得缓解。伴见腹胀，腹部明显畏冷，大便较溏，饮食欠佳，口中常常有苦味。舌苔薄白，脉沉细而弦。

西医诊断：不明确。

中医诊断：肠中之风冷证。

拟方：温脾汤。

处方：制黑附片 6 g，官桂 6 g，厚朴 10 g，干姜 6 g，生大黄 3 g，甘草 6 g。10 剂，水煎服。

二诊： 1999 年 11 月 18 日

病人诉服药后，大便稀溏次数增多，矢气增多，脐腹胀痛发作次数减少，但仍然胀痛，食纳仍差，仍自觉腹部畏冷，口苦，舌脉如前。见前方效果不佳，改为黄连理中汤加川椒、乌药。

处方： 党参 15 g，炒白术 15 g，干姜 6 g，黄连 3 g，川椒 10 g，乌药 15 g，炙甘草 6 g。10 剂，水煎服。

三诊： 1999 年 11 月 30 日

病人诉脐腹痛明显减轻，饮食增加，大便已正常，口苦减轻。舌苔薄白，脉沉细。原方再进 15 剂。

此方服完后，病人前来告知脐腹痛全止，腹部已不胀，饮食已正常，40 年痼疾得以治愈。

【简要阐析】

（1）绕脐痛有虚实之辨

《伤寒论》云"病人不大便五六日，绕脐痛，烦躁，发作有时者，此有燥屎，故使不大便也"，此属腑实热结证之绕脐痛；《金匮要略》则云"夫瘦人绕脐痛，必有风冷，谷气不行，而反下之，其气必冲。不冲者，心下则痞也"，此即为本案之肠中风冷证。此外，蛔虫阻肠亦有绕脐痛，小儿多见；钩虫病亦有绕脐痛，1962 年我曾在农村专门治疗过钩虫病。因此，治疗绕脐痛必须分辨虚实。本案病人除了腹胀、腹痛、腹部畏冷、纳差、便溏之外，却始终可见口苦，由此观之，是为寒热错杂之象。而本案初用温脾汤泻寒积痼冷，而取效不显，改用黄连理中汤，正是考虑其久病脾虚而肠胃寒热相杂，从而取效。

（2）关于黄连理中汤

黄连理中汤简称连理汤，出自《症因脉治》，此方本来是用来治疗感受外邪、脾胃虚寒而湿热内蕴、寒热相搏引起的呕逆、吐酸、口糜、泄泻、腹胀等症。而本案用此方的作用就在于它既温中健脾，又清肠胃湿热。其实，黄连理中汤原是《伤寒论》黄连汤的变方，经文曰："伤寒，胸中有热，胃中有邪气，腹中痛，欲呕吐者，黄连汤主之。"黄连汤的组成是人参、桂枝、干姜、黄连、法半夏、大枣、甘草，治疗上热下寒、寒热相搏之腹痛、呕吐等症。而黄连汤与半夏泻心汤，仅仅一味之差，前者有桂枝无黄芩，后者有黄芩无桂枝。而连理汤就是理中汤加黄连，实际由黄连汤变化而来。本案重在治泻不治呕，故不用半夏。另本案主症为脐腹痛，乃寒热夹杂所致。为何又加川椒呢？乃是取法大建中汤治腹中寒气冷痛之意，再加乌药亦是治腹中冷气。

23. 急腹痛并呕血案

【诊疗经过】

杨某，女，40岁，湖南长沙某大学教师。

初诊：1991年7月2日

病人无明显诱因突然发作腹部剧烈疼痛，并呕血，即被送入医院救治，西医诊断为"胃出血及出血性肠梗阻"。在医院输液治疗 3 日后，呕血稍微减轻，但仍然呕吐而带血，腹部胀痛丝毫未减，且大便 3 日未行，故改请中医会诊。诊见其腹胀明显，腹部刺痛且拒按，呕出的血色紫暗，舌边紫，舌苔黄燥，脉滑数而按之有力。

西医诊断：胃出血、出血性肠梗阻。

中医诊断：瘀热腑实之腹痛并吐血证。

拟方：大承气汤合失笑散加三七、竹茹。

处方：大黄 10 g，枳实 15 g，厚朴 30 g，芒硝（兑服）5 g，五灵脂 10 g，生蒲黄 10 g，竹茹 20 g，三七 10 g。2 剂，水煎服。

二诊：1991 年 7 月 4 日

病人服药后呕吐已止，大便已行，前两次大便均为黑色柏油样，后大便转为黄色。现下腹部时而疼痛，但其胀满已除。舌苔薄黄，脉滑。改用失笑散合金铃子散加三七、大黄。

处方：五灵脂 10 g，蒲黄炭 10 g，延胡索 15 g，川楝子 10 g，三七 10 g，大黄 5 g。水煎服。

服药 5 剂，病人痊愈。

【简要阐析】

（1）本案腹痛、呕血的辨治关键

临床上需要注意鉴别，吐血呕血者，血从胃中而来；而咳血者，血从肺中来，这一点是在治疗血证中必须明晰的，此为基本概念。《素问·至真要大论篇》云："诸逆冲上，皆属于火。"火逆上冲不仅出现呕吐，还会出现呕血，甚至有呃逆也属于火逆者。而本案的关键在于两点：第一点，其腹中胀痛而不大便，舌苔黄燥而脉滑数，这是里热腑实的证候。第二点，其舌边紫，呕出的血色紫暗，腹部刺痛，此为瘀证表现。所以治疗既要降逆泻火、又要祛瘀以止血，故用大承气汤合失笑散。《伤寒论》云："伤寒六七日……无表里证，大便难，身微热者，此为实也，急下之；……阳明病，发热汗多者，急下之；……发汗不解，腹满痛者，急下之；……腹满不减，减不足言，当下之，宜大承气汤"，即所谓三种急下证。该病人符合急下证表现，因此选用大承气汤，并合失笑散以祛瘀止痛。

（2）治急症要有胆有识

所谓"胆"，是指选方用药要果断大胆，因为急症往往是夺命之症，救急抢险岂可怠慢？《温病条辨·序》曾云："譬如拯溺救焚，岂待整冠束发！"比喻治病救命如同拯救溺水者或灭火抢险，哪还顾得上整理衣冠、修束发饰。这句话描述准确，在病情危急的情况下，如果选方用药瞻前顾后、犹疑不定、避重就轻、轻描淡写、敷衍了事，无疑是杯水车薪，无济于事，岂不殆哉！急症，不能速救则殒命必快，因此必须有"胆"。所谓"识"，认识也，指的是辨证分析既要精细，又要准确，如果对病证没有准确地认识，就不能正确的选方用药，更谈不上果断大胆。所以有识才有胆，胆与识二者密不可分。治疗急症、重症，必须稳、准、狠，方能救危难于万一。稳、准便是识，狠便是胆。

24. 腹中响鸣 15 年不愈案

【诊疗经过】

王某，男，73 岁，湖南省长沙市人。

初诊：2000 年 3 月 5 日

病人诉左侧大腹部阵发响鸣，响声颇大，发作时同屋人可闻及声音，病人开玩笑说："就像腹中打雷一样"。其腹部每日发作响鸣数十次，病已 15 年，诸治无效。询其发作特点，诉自觉有气块游走于腹部上下，以左侧腹部为主，且口中多涎沫，偶尔恶心欲呕、嗳气、矢气频作，腹部微胀，大便正常。舌苔白滑，脉弦。

西医诊断：肠痉挛。

中医诊断：肠间寒气挟痰饮证。

拟方：苓桂术甘汤合五磨饮子。

处方：党参 10 g，沉香 8 g，乌药 15 g，槟榔 10 g，木香 6 g，茯苓 30 g，桂枝 6 g，炒白术 10 g，甘草 6 g。15 剂，水煎服。

二诊：2000 年 3 月 19 日

病人诉服药后，腹中肠鸣显减，病人信心大增，未曾想多年痼疾竟能服药见效，此为 15 年服药以来首次见效，望能根治。守方再用 20 剂。

三诊：2000 年 4 月 9 日

病人诉腹中响鸣大减，口中涎沫已明显减少，要求继续服药，以期痊愈。于是又进原方20剂，病人前后共服药55剂而获痊愈。

【简要阐析】

（1）关于痰饮证

《金匮要略》云："师曰：其人素盛今瘦，水走肠间，沥沥有声，谓之痰饮。"指出水走肠间而会有沥沥有声的表现，可见腹中肠鸣是痰饮证特点之一。如何治疗痰饮？《金匮要略》给出了大原则："病痰饮者，当以温药和之。"此提示有二，一是饮为阴邪；二是治疗痰饮，一般需用温热类药物来温化水饮。这就是经典理论给我们提供的临床辨治纲领。但临床实际情况千差万别，还需辨证施治。而本案病人并见口中多涎、恶心欲呕、苔滑，显然是痰饮为患，并未见痰饮化热的征象，故可选用苓桂术甘汤治疗。

（2）气与水可相互影响

本病腹中鸣响，《灵枢·胀论》曾论曰"大肠胀者，肠鸣而痛濯濯"，指出大肠气滞可导致肠鸣；《素问·气厥论篇》则云"水气客于大肠，疾行则鸣濯濯如囊裹浆，水之病也"，指出水走肠间亦可导致肠鸣，均为本案提供参考。观此案病人，不仅可见腹胀、嗳气、矢气等气滞表现，亦可见痰饮为患，此正印证了中医理论观点："气行则水行，气滞则水停。"临床上气滞与水聚往往互为因果，不可能截然分割，二者不过有先后主次之别。因此，本案不仅要选用苓桂术甘汤温阳化饮，还需用五磨饮子破气降逆，此乃经方与时方合用而针对病机施治的重要经验。

25. 20 年泄泻案

【诊疗经过】

汪某，男，48 岁，湖南省石门县人。

初诊： 2018 年 11 月 28 日

病人诉反复泄泻 20 年，每日泄泻少则七八次，多则十余次，长期服用中西药物，并多次住院治疗，均无效。询其大便稀溏，甚则泻水，脐腹部经常胀痛，腹部有畏冷感，遇天冷或饮食稍有生冷则泄泻必然加重，精神疲乏，形体十分消瘦。舌淡，苔白厚，脉沉细。

西医诊断：克罗恩病；慢性结肠炎。

中医诊断：脾胃虚寒夹湿之泄泻。

拟方：理中汤合胃苓散。

处方：党参 10 g，炒白术 10 g，干姜 10 g，苍术 8 g，厚朴 30 g，陈皮 10 g，桂枝 6 g，茯苓 20 g，猪苓 10 g，泽泻 10 g，砂仁 10 g，甘草 6 g。30 剂，水煎服。

二诊： 2018 年 12 月 27 日

病人诉服药后腹泻大减，原来每日 7～10 次，现在泄泻次数减半，最多 5 次，一般 2 次，但是腹部仍然胀痛，且服药后的泄泻仅以清晨为甚，舌苔转薄白，脉细。改用香砂理中汤合四神丸。

处方：党参 10 g，炒白术 10 g，干姜 10 g，砂仁 10 g，广木香 6 g，补骨脂 15 g，吴茱萸 5 g，炒肉豆蔻 10 g，五味子

6 g，甘草 6 g。30 剂，水煎服。

三诊：2019 年 1 月 25 日

病人诉泄泻已止，腹部胀痛亦止，但精神疲乏，食纳较差，其余诸症悉平。舌苔薄白，脉细。再予姜砂六君子汤 20 剂善后。

处方：红参 10 g，炒白术 10 g，茯苓 20 g，陈皮 10 g，法半夏 10 g，砂仁 10 g，干姜 6 g，甘草 6 g。20 剂，水煎服。

随访，病愈。

【简要阐析】

（1）辨治泄泻病要抓住两个重点

第一，泄泻病位主要在脾胃。张景岳《景岳全书》云："泄泻之本，无不由于脾胃。"泄泻病人，现代医学多诊断为肠炎，按照西医解剖学来说病位在肠而不在脾。但根据中医的理论，肠和胃都属于脾胃系统，《伤寒论》讲"阳明之为病，胃家实是也"，这里的胃家就包括了胃和大小肠。《灵枢·本输》云："大肠小肠，皆属于胃，是足阳明也。"可见胃家就包括大肠、小肠。而胃与大肠、小肠在五脏系统中又由脾所主。《素问·六节藏象论篇》云："脾者，仓廪之本，营之居也……通于土气。胃、大肠、小肠、三焦、膀胱，名曰器，能化糟粕，转味而入出者也。"可见肠胃病都是属于脾系统的病。

第二，引起泄泻的主要病邪是湿邪。《素问·阴阳应象大论篇》云："湿胜则濡泻。"陈修园《医学三字经》讲："湿气胜，五泻成，胃苓散，厥功宏，湿而冷，萸附行，湿而热，连芩程，湿挟积，曲楂迎，虚兼湿，参附苓。脾肾泻，近天明，

中医临床奇迹——国医大师熊继柏诊治疑难危急病症经验续集

四神服，勿纷更。"可见引起泄泻的主要病邪是湿邪。

（2）辨治泄泻必须察久暴，辨虚实

泄泻有久泻，有暴泻，久泻、暴泻是临床辨别虚实的关键。新病泄泻即暴泻，多为实证。或者因为寒湿，或者因为外邪，或者因为湿热，或者因为暑热，或者因为食积；久病泄泻多为虚证，有脾虚，有气虚，有肾虚，有阳虚，这是最常见的四种虚证。属脾虚、肾虚者病位在脾肾两脏；气虚者则属清阳不升，中气下陷。在《中医创造奇迹——熊继柏诊治疑难危急病症经验集》里曾记载了一个泄泻 10 年、眉发全脱的病案，就属于这种情况。那个泄泻病人除疲乏、消瘦以外，还有飧泻、下利清谷等症。特别需要注意的是，临床上有许多泄泻病都是虚中夹实，实中夹虚，虚实夹杂，这一点要引起足够的重视。久泻多虚，不是只有虚证，而往往虚中夹实；暴泻多实，又往往夹有虚证，尤其是素体脾虚者，暴泻时常夹虚证。临床上必须明辨。

26. 忍小便则腰背胀痛案

【诊疗经过】

贺某，女，50 岁，湖南省邵东县人。

初诊： 2017 年 9 月 20 日

病人诉小便频数，日需数十次，若稍有急慢则肩背腰部胀痛，甚则延及全身胀痛，必须立即解小便，解小便后其疼痛即可缓解。病已 8 年，多次住院，诸治无效。伴见口苦，尿黄。

舌质紫，苔薄黄，脉细数。

西医诊断：慢性膀胱炎。

中医诊断：膀胱湿热证。

拟方：知柏地黄汤合桃仁牛膝煎，再加片姜黄。

处方：知母 10 g，黄柏 10 g，熟地黄 10 g，淮山 10 g，茯苓 15 g，泽泻 10 g，牡丹皮 10 g，山茱萸 10 g，桃仁 10 g，川牛膝 15 g，片姜黄 15 g。20 剂，水煎服。

二诊： 2017 年 10 月 11 日

病人诉服药后，腰背胀痛明显减轻，小便频数减半。药已明显取效，再进原方 20 剂。

三诊： 2017 年 11 月 5 日

病人腰背痛已基本解除，小便频数亦随之解除，其口苦、尿黄等症悉除。要求服药巩固，再予原方 15 剂善后。

【简要阐析】

（1）小便由肾与膀胱所主

《素问·灵兰秘典论篇》云："膀胱者，州都之官，津液藏焉，气化则能出矣。"而膀胱者，肾所主也。《素问·逆调论篇》讲："肾者水脏，主津液。"《灵枢·本输》篇也说："肾合膀胱，膀胱者，津液之腑也"，可见小便是由肾与膀胱所主。小便的畅通与否都取决于肾与膀胱的气化功能，气化功能正常，小便的排泄和收摄正常；反之，气化功能失职，小便的排泄和收摄功能就会发生异常。因此，治疗小便异常疾病离不开肾与膀胱。

（2）本案病证当属膀胱经脉病证

《灵枢·经脉》篇讲："膀胱足太阳之脉，起于目内眦，上额交巅；其支者，从巅至耳上角；其直者，从巅入络脑，还出别下项，循肩髆内，挟脊抵腰中，入循膂，络肾，属膀胱；其支者，从腰中下挟脊贯臀，入腘中。"本案病人疼痛的部位就是膀胱经脉循行的部位，是由膀胱的气化功能异常，影响到经脉。而病人兼口苦、尿黄，舌质紫，舌苔黄，脉象数，明显是湿热夹瘀之证，且病位在肾与膀胱。因此，用知柏地黄汤。加桃仁牛膝煎就是为了祛瘀，加片姜黄治背痛。既清肾与膀胱的湿热，又祛瘀止痛，所以取效甚捷。

（3）关于桃仁牛膝煎

桃仁牛膝煎是朱丹溪的方，由桃仁、牛膝两味药物组成，临床用来治疗血瘀癃闭。《续名医类案》中记载："朱丹溪治一妇人，年十八，难产七日，产后，大便泻，口渴气喘，面红有紫斑，小腹胀痛，小便不通，用牛膝、桃仁、当归、红花、木通、滑石、甘草、白术、陈皮、茯苓煎汤，调益母膏。不减，后以桃仁牛膝煎浓汁一碗饮之，至一更许，大利，下血一桶，小便通而愈。"

27. 小便癃闭持续导尿半年案

【诊疗经过】

周某，女，15岁，湖南省安化县人。

初诊：2016年9月2日

病人小便不通，已持续导尿达 4 个月之久。诉小便疼痛，大便二十余日未解，就诊前已多次灌肠，使用开塞露，方能稍稍缓解其便秘痛苦，但是小便必须持续导尿，否则小便点滴不通。在医院住院数月，诊断不明确，治疗没有效果。病人心情抑郁烦躁，精神萎靡不振，面色淡黄，形体消瘦。舌苔薄黄，脉细数。

西医诊断：不明原因大小便障碍，尿肌收缩力弱可能性大。

中医诊断：气虚兼湿热癃闭证。

拟方：滋肾通关丸合倒换散。

处方1：肉桂 3 g，黄柏 15 g，知母 15 g，滑石 15 g。15剂，水煎服。

处方2：生大黄 45 g，荆芥 45 g。合碾细粉，用开水冲服，每日冲服 2 次，每次冲服 3 g，15 日服完。

二诊：2016 年 9 月 15 日

病人诉大小便仍然闭塞不通，服药后，解大便两次，小便不再疼痛，但导出的尿液中带有血丝，仍保留导尿，病人精神疲乏，舌脉如前。改用加参通关丸合八正散。

处方：西洋参 10 g，肉桂 3 g，黄柏 10 g，知母 10 g，生地黄 10 g，木通 6 g，车前子 10 g，栀子炭 10 g，萹蓄 10 g，瞿麦 10 g，滑石 15 g，大黄 5 g，白茅根 15 g，甘草 6 g。15剂，水煎服。

三诊：2016 年 10 月 21 日

病人诉小便疼痛及尿中带血均止，但仍需导尿才能排出小便，半月之内解大便 3 次。医院再次检查，提示：尿肌收缩力弱，膀胱无异常，肠道无明显异常。

再以二诊原方 15 剂，水煎服。

四诊：2016 年 11 月 25 日

病人小便仍然不通，仍在持续导尿，大便五日一行，精神明显疲乏，舌苔转薄黄，脉细略数。改用补中益气汤加黄柏、车前子。

处方：西洋参 10 g，黄芪 30 g，白术 10 g，当归 10 g，陈皮 10 g，升麻 6 g，柴胡 10 g，黄柏 10 g，车前子 10 g，炙甘草 10 g。15 剂，水煎服。

五诊：2016 年 12 月 9 日

病人诉前几日小便突然自通，自己竟将导尿管拔掉，小便随之自然排出。病人已持续导尿半年余，终于顺利地拔掉了导尿管，于是阖家欢喜，其母更是喜极而泣。但是，病人精神仍然疲乏，大便二日一行，舌脉如前。

再以四诊原方 15 剂，水煎服。后随访，病已痊愈。

【简要阐析】

（1）诊治癃闭证必须辨清虚实

小便癃闭证属实者有膀胱湿热证，有肝郁气滞证，还有膀胱瘀阻证。如《诸病源候论》讲"小便不通，由膀胱与肾俱有热故也"，这里所讲的小便不通就是膀胱湿热证；又如《灵枢·经脉》篇云："肝足厥阴之脉……是主肝所生病者……遗溺，闭癃。"这里所讲的遗尿是肝经经脉失去约束，癃闭则是由于肝郁气滞；再比如《景岳全书》云"或以败精，或以槁血，阻塞水道而不通也"，这里所讲的癃闭与膀胱瘀阻相关。癃闭属虚者有气虚不升证，有肾气亏虚证。如《灵枢·口问》篇讲："中气不足，溲便为之变。"溲指小便，便指大便。人体中气不足，气虚不能升，清气不升，则浊气不降，气机升降失司，不论大小便都会产生病变。有肾气亏虚的，如《素问·水热穴论篇》说："肾者胃之关也，关门不利，故聚水而从其类也。"对于肾为胃之关，张景岳《类经》注："肾主下焦，开窍于二阴。"由于肾气亏虚，气化不利，临床表现绝大部分属于肾阳衰微引起的。由此可见癃闭证，有虚亦有实，《素问·宣明五气篇》讲："膀胱不利为癃，不约为遗溺，病在膀胱。"如果膀胱气化不利就发生癃闭，气化功能失司失去约束就会出现遗尿。因此，治疗癃闭必须抓住膀胱这个病位，辨清虚实。

（2）本案之证虚中夹实，治宜先标后本

病人尿痛，便秘，舌苔黄，脉数，此热之象也；精神疲乏，形体消瘦，面色淡黄，脉细，此虚之象也。此时，必须先治其标以泻其实，祛湿热；后治其本，补益中气，升其清气，降其浊气，以治癃闭。由于标本先后清晰，因此前几诊全是用的清湿热的方剂，如滋肾通关丸、倒换散、八正散都是用来清湿热的。待湿热清除后，立即用补中益气汤补气升提，加黄柏、车前子目的就是降其浊气，也就是升清降浊，疾病才能得以痊愈。

（3）关于倒换散与滋肾通关丸

倒换散出自《黄帝素问宣明论方》，由大黄、荆芥穗两味药组成。取"上窍开，下窍泄；外窍开，水源凿"之意，主治

癃闭证。临床用治急性癃闭，大小便不通者，每取奇效。

滋肾通关丸原名通关丸，或名滋肾丸，此方出自《兰室秘藏》。方由黄柏、知母、肉桂所组成。功用滋肾清湿热，化气利小便。李东垣云："通关丸治不渴而小便闭，热在下焦血分也。"此方用量特殊，原方黄柏、知母各用一两，而肉桂只用五分，其奥妙在于滋阴清热之中而佐以温肾化气之用也。

28. 频频遗尿 16 年不愈案

【诊疗经过】

向某，女，16 岁，湖南省桃江县人。

初诊：2019 年 1 月 3 日

病人家长代诉，此女自幼夜间遗尿，现已 16 年，多方诊治无效。现每晚睡后遗尿 6 次以上，尿湿衣裤及床单被褥后方转醒。舌苔薄白，脉细。多次在医院诊治，B 超检查膀胱及尿路无异常改变。

西医诊断：遗尿症。

中医诊断：肾气不足遗尿证。

拟方：加味缩泉丸。

处方：石菖蒲 20 g，炙远志 10 g，龙齿 15 g，炒龟板 20 g，菟丝子 20 g，覆盆子 20 g，山茱萸 15 g，桑螵蛸 20 g，益智仁 20 g，山药 10 g。30 剂，水煎服。

二诊：2019 年 3 月 3 日

病人家长代诉其遗尿次数较前减少，但每晚遗尿仍在 5 次以内。舌苔薄白，脉细。原方 30 剂，水煎服。

三诊：2019 年 4 月 25 日

家人代诉病人遗尿次数较前进一步减少，每晚遗尿 3～4 次。舌苔薄白，脉细。虽有疗效，但不甚满意。遂行 CT 检查提示：第 4 骶椎右侧椎板未连续，考虑隐裂。改用左归丸加白芨、海螵蛸、续断等。

处方：熟地黄 15 g，山药 15 g，山茱萸 15 g，当归 5 g，枸杞子 15 g，白芨 30 g，海螵蛸 15 g，鹿角霜 15 g，续断 30 g，菟丝子 20 g，覆盆子 20 g，炒龟板 20 g，怀牛膝 15 g。30 剂，水煎服。

四诊：2019 年 6 月 20 日

病人诉服上方后遗尿显减，不再每晚遗尿，近 30 日之内总遗尿次数不到 10 次。遂守方再进 20 剂，遗尿全止。病人全家喜出望外，并诉病人近日自汗较明显，要求再予服药。其舌脉如前，再拟上方加煅龙骨 30 g，煅牡蛎 30 g。

处方：熟地黄 15 g，山药 15 g，山茱萸 15 g，当归 5 g，枸杞子 15 g，白芨 30 g，海螵蛸 15 g，鹿角霜 15 g，续断 30 g，菟丝子 20 g，覆盆子 20 g，炒龟板 20 g，怀牛膝 15 g，煅龙骨 30 g，煅牡蛎 30 g。30 剂，水煎服。其病痊愈。

【简要阐析】

（1）小儿遗尿多为肾虚

小儿遗尿有因肾虚下元不固者，有因脾肺气虚而不摄者，但临床所见小儿遗尿多为肾虚不固所致。《灵枢·本输》篇讲"虚则遗溺"，《素问·宣明五气篇》讲"膀胱不约为遗溺"，

中医临床奇迹——国医大师熊继柏诊治疑难危急病症经验续集

《诸病源候论》说："遗尿者，此由膀胱虚冷，不能约于水故也。"而膀胱为肾之腑，故遗尿以肾虚不固为主要病因。

（2）肾主骨，凡骨病当以治肾为本

本案病人，医院检查腰骶骨隐裂，这是骨骼的病。《素问·六节藏象论篇》讲："肾者，主蛰，封藏之本，精之处也……其充在骨"；《素问·痿论篇》讲："肾主身之骨髓。"肾既主蛰而藏精，肾又主膀胱而约水，更主骨骼而充髓，这是肾的功能。本案处方，从加味缩泉丸到加味左归丸，皆不离治肾，是宗其本也。特别是使用左归丸时加用几味药物：续断、海螵蛸、白芨，这些都是骨科接骨续筋的常用药。

（3）中医治病要善于参考现代医学的检测结果

仪器检测原本是西医的，也是现代的，古代中医是没有这些检测手段的。现代医学的仪器检测和检验，毫无疑问是先进而科学的手段。而传统的中医诊断疾病，往往完全依靠望闻问切四诊。近些年，临床实践不断证明，各种检测、检验结果，在临床上可以为疾病诊断提供极大方便，并作为重要的参考，本案正说明了这一点。但是中医绝不能按照检验、检测结果开处方，我们只能把这些结果作为参考，而不能作为处方的依据。因为，中医要辨证，不能依据检测结果是什么病就开什么方。不论是什么病，不论检测结果如何，中医治病都必须辨清疾病的阴阳、表里、寒热、虚实；都必须辨清疾病与脏腑、经脉、气血的关系；必须辨清病变的性质与病变的部位，方可因证选方。如果只按照检测的结果开处方，显然不符合中医治病的基本法则，自然就不能取得应有的效果。我们既要参考西医

的检测结果，又不能按图索骥。

29. 阴茎疼痛 2 年不愈案

【诊疗经过】

夏某，男，48 岁，湖南省岳阳市人。

初诊：2016 年 4 月 17 日

病人自诉阴茎疼痛 2 年不愈。第一年初起时，疼痛呈阵发性，每日发作多次，第二年疼痛呈持续性，昼夜疼痛不止，且疼痛连及会阴部，阴部有明显烧灼感，并诉疼痛如刺，又热又胀。当阴茎勃起时则疼痛加重，无法进行性生活。询其局部是否有外伤史？答曰：无。其小便色黄且尿热，兼有口苦；局部无外伤史，无血尿，亦无血精。舌红紫，舌苔薄黄，脉弦数。

西医诊断：前列腺炎。

中医诊断：肝经湿热夹瘀证。

拟方：龙胆草泻肝汤合失笑散。

处方：龙胆草 6 g，黄芩 10 g，栀子 10 g，生地黄 15 g，当归 5 g，柴胡 10 g，泽泻 15 g，车前子 10 g，木通 6 g，生蒲黄 10 g，五灵脂 10 g，甘草 10 g。15 剂，水煎服。

二诊：2016 年 5 月 8 日

病人自诉服药后疼痛显著减轻，阴部疼痛由持续性转为阵发性，与第一年发作情况类似，且灼热胀痛的感觉较前明显减轻，舌脉如前。予原方加琥珀。

处方：龙胆草 6 g，黄芩 10 g，栀子 10 g，生地黄 15 g，

中医临床奇迹——国医大师熊继柏诊治疑难危急病症经验续集

当归 5 g，柴胡 10 g，泽泻 15 g，车前子 10 g，木通 6 g，生蒲黄 10 g，五灵脂 10 g，甘草 10 g，琥珀（碾细冲服）6 g。15剂，水煎服。

三诊：2016 年 5 月 29 日

病人自诉服药后阴部疼痛基本控制，自以为平安无事，但行房事后阴部疼痛复作，局部仍感灼热、胀痛，舌脉如前。再予原方加黄柏。

处方：龙胆草 6 g，黄芩 10 g，栀子 10 g，生地黄 15 g，当归 5 g，柴胡 10 g，泽泻 15 g，车前子 10 g，木通 6 g，生蒲黄 10 g，五灵脂 10 g，甘草 10 g，黄柏 10 g，琥珀（碾细冲服）6 g。15 剂，水煎服。

四诊：2016 年 6 月 26 日

病人诉阴部疼痛已经控制，余症皆平。嘱禁房事一段时间，忌饮酒，忌吃牛、羊、狗肉及辛辣之品，再予原方 15 剂巩固之。

此后病人前来告知，每过半个月服上方 15 剂，连续 3 个月服药 40 余剂，其阴茎疼痛痊愈。

【简要阐析】

（1）阴部疼痛主要病位，当责之于肝经

《灵枢·经脉》篇云："肝足厥阴之脉……循股阴入毛中，过阴器，抵小腹。"阴器乃肝经经脉所过的部位，若患阴部病症，不论男女，首当责之于肝经。

（2）本案辨治的关键在于抓特点，辨本质

本案病人有两个特点：一是肝经湿热明显，表现为局部有灼热感，口苦，尿黄，舌苔黄，脉弦数，这些都是肝经湿热之象；二是有经脉瘀滞，表现为疼痛如刺，阴茎勃起时疼痛较甚，舌质紫，这些都是经脉瘀滞之证。中医有一条基本理论，即"初病在经，久病入络"。诊察时询问病人是否受过伤，正是考虑是否外伤引起瘀滞。既无外伤，则瘀滞较轻，于是用龙胆草泻肝汤清肝经湿热，配以失笑散祛瘀止痛。

（3）关于龙胆草泻肝汤

龙胆草泻肝汤出自《医方集解》，功用可以概括为"二清"，一是清泻肝胆实火，二是清利肝经湿热。凡是肝胆实火上炎及肝胆湿热循经下注的病证均可使用。使用此方需把握三点：第一，病位在肝胆；第二，病性为火热或湿热的实证；第三，凡脾胃虚寒，阳虚之人，或阴虚阳亢之人，均不可使用。这三点是我们临证时必须把握的。龙胆草泻肝汤中龙胆草、黄芩、栀子是苦寒药；泽泻、木通、车前子是利水药，这样的药物不宜久服，也不宜用重剂，避免损伤正气。

在临床上，凡是属于肝胆湿热所致的病毒性疾病，使用此方常有特效。比如带状疱疹，用龙胆草泻肝汤常可治愈；此外，还有阴部疱疹，用此方常有良效；目睛突出，眼睛疼痛，比如眼科疾病的蟹睛症，属肝胆实火所致者，用此方亦可获奇效。

30. 阴器痿弱案

【诊疗经过】

杨某，男，27岁，湖南省怀化市人。

中医临床奇迹——国医大师熊继柏诊治疑难危急病症经验续集

初诊：2013 年 5 月 12 日

病人诉新婚半个月，因性功能障碍，其妻离走。自知阴器痿弱，根本不能勃起，无法交女友。但其家祖上三代均是独子，家长不知其阳痿，多次催促他相亲结婚，无奈之下，他再交女友，不久又以分手告终。家人再次催婚时，他只能以实情相告。于是家人带着他遍访全国各地名医，寻访民间秘方验方，服用过药店出售的多种壮阳药，治疗 3 年均不见效。其母带他前来看病，神情十分焦急。病人自诉阴器短小，根本不能勃起，伴双膝酸冷，余无不适。体质壮实，肌肉有力，舌苔薄白，脉细。

西医诊断：生殖器发育不良。

中医诊断：肾虚阳痿病。

拟方：赞育丹加减。

处方：熟地黄 15 g，山茱萸 10 g，淮山 15 g，杜仲 10 g，当归 10 g，枸杞子 10 g，菟丝子 15 g，韭子 10 g，蛇床子 10 g，黑附片 6 g，仙茅 10 g，淫羊藿 10 g，巴戟天 15 g，肉苁蓉 15 g，小海龙 15 g。30 剂，水煎服。

二诊：2013 年 6 月 17 日

病人诉服药 30 剂后，发现偶有晨勃现象，余无其他反应。原方再进 30 剂，水煎服。

三诊：2013 年 7 月 21 日

病人诉晨勃现象明显增多，自觉阴器稍有增大，用原方加鹿角胶做丸剂，服药 2 个月。

处方：鹿角胶 100 g，熟地黄 30 g，山茱萸 30 g，淮山

30 g，杜仲 30 g，当归 30 g，枸杞子 50 g，菟丝子 50 g，韭子 30 g，蛇床子 30 g，黑附片 20 g，仙茅 50 g，淫羊藿 50 g，巴戟天 50 g，肉苁蓉 50 g，小海龙 100 g。合碾细粉做水丸，分 2 个月吞服。

四诊：2013 年 10 月 6 日

病人诉服药后阴器确已增大，已能勃起，再以原方做丸药一剂，再服 2 个月。

2015 年春，病人的姐姐带着一大袋喜糖到门诊部来报喜，说她的弟弟隐疾已经治愈，并且于 2014 年春节结婚，2014 年冬天育有一子，阖家欢喜摆酒宴庆贺，她作为全家人的代表专程前来报喜。

【简要阐析】

（1）阴器痿弱既与先天肝肾相关，又与后天脾胃相关

《灵枢·经筋》篇讲："经筋之病，寒则反折筋急，热则筋弛纵不收，阴痿不用。"筋膜、经脉有病都可以出现阴痿不用，可见阴痿之病与经脉、与筋膜、与经筋都有直接关系。《黄帝内经》中还有不少相关的经文，如《素问·厥论篇》云："前阴者，宗筋之所聚，太阴阳明之所合也。"这说明宗筋与脾胃后天相关。何谓宗筋？《灵枢·五音五味》篇讲"其任冲不盛，宗筋不成"，任脉、冲脉不充盛，宗筋就没有力量，不能成事。前阴，是宗筋汇聚的地方，《素问·痿论篇》讲"阳明者……主润宗筋"，进一步说明了宗筋与胃相通，以上三段经文都说明宗筋与脾胃相关，要依靠脾胃，即太阴、阳明经气血的滋养。《灵枢·本神》讲"肾藏精"，男子的精由肾所主。《灵

枢·邪气藏府病形》篇讲"肾脉大甚为阴痿不起"，肾脉大提示肾气虚弱，可见阴痿与肾相关。《素问·阴阳应象大论篇》讲："年六十，阴痿，气大衰。"《素问·五常政大论篇》讲："肾气上从……阴痿，气大衰而不起不用。"《灵枢·经筋》篇讲："足厥阴之筋……其病……阴器不用，伤于内则不起，伤于寒则阴缩入，伤于热则纵挺不收。"这说明阴器有关的疾病与足少阴肾经及足厥阴肝经所主之筋有关。

阴器痿弱既有先天肝肾的因素，也有后天脾胃的因素，临床辨治时我们要抓住疾病的表现特点，分辨其是以先天肝肾为主，还是以后天脾胃为主。本案病人体质壮实，肌肉有力，乍一看不像有病之人，故其病与脾胃无关。

（2）关于赞育丹

赞育丹出自《景岳全书》，由淮山、熟地黄、山茱萸、杜仲、当归、枸杞子、白术、仙茅、淫羊藿、巴戟天、肉苁蓉、蛇床子、韭子、肉桂、附子组成。但我国南方地域多湿热，且湖南人喜食辛辣，多有热，故方中之附子、肉桂常去之，有热者并可加黄柏。此方功用：温阳补肾填精。张景岳用此方治疗肾阳虚衰所致的腰膝冷痛，阳痿遗精。临床上还可用以治疗女子卵巢早衰。卵巢早衰有几个临床特点：一是月经推迟甚则闭经；二是性功能下降；三是阴部干燥；四是腰膝冷痛或酸痛。其疾病本质就是肾虚，因此用张景岳的赞育丹颇有效验。此方中蛇床子不仅能补肾温阳，且能去湿热，对于女子带下，阴痒有妇科炎症者尤为适宜；还可用于女子霉菌性阴道炎的治疗。由此可见，赞育丹不仅可以治疗男子肾阳虚衰的阳痿、遗精，对于女子卵巢功能衰退属于肾虚者同样有效。

我们要善于运用古人的方剂，用得多，就必然对这个方产生一些新的认识，新的理解。但我们运用古方，即使有所变化、发展，也是继承和运用古人的成果，切不可背师忘道，说成是自己的发明创造。例如：我用王清任的身痛逐瘀汤加减后治疗坐骨神经痛；用程钟龄的止嗽散加减治疗咳嗽，并且形成了一定的规律；用吴鞠通的银翘散加大黄治疗急性扁桃体炎（乳蛾）；用张仲景的小青龙汤加人参治疗虚人哮喘急性发作；这些汤方都是古人的方剂，只要我们加减恰当，在临床上都有很好的疗效。但是我们不可背师忘道，不能把这些古人的方剂说成是自己的创方。我们只能说在运用古人的方剂的时候，有了自己的实践体会，在实践体会中摸索出了一些提高疗效的关键点，形成了个人的经验。当中医一定要注意谦虚、严谨，切勿狂妄、吹嘘。

31. 持续高热并发斑疹案

【诊疗经过】

屈某，女，19岁，湖南省永州市人。

初诊： 2005年12月4日

病人持续高热40余天，体温波动在40℃左右，在当地医院诊断不甚明确，治疗未见明显效果，住院十余天后急转省某大医院。住院期间大量使用抗生素及对症退热药物，但体温下降最多持续2~3小时后，体温又复升高。病人住院已达30余天，而高热持续不退，同时全身散发紫红色斑疹，大者成片成块，小者如粟粒状，不痛不痒。兼有鼻衄，头痛，口渴，心烦，自汗，小便黄赤。虽然其高热持续不退，但病人神志仍清晰。舌苔黄，脉数大。

西医诊断：急性白血病？

中医诊断：伏暑证。

拟方：清瘟败毒饮加白茅根、大青叶、羚羊角片。

处方：生地黄 15 g，黄连 6 g，黄芩 10 g，牡丹皮 10 g，生石膏 50 g，栀子 10 g，竹叶 10 g，玄参 15 g，水牛角（先煎）30 g，连翘 10 g，赤芍 10 g，知母 10 g，桔梗 10 g，白茅根 15 g，大青叶 10 g，羚羊角 3 g，甘草 6 g。7 剂，水煎服。

为方便服药，病人拣中药后就出院回家了。

二诊：2005 年 12 月 11 日

病人服药后高热已退，但仍身发低热，且低热为夜重昼轻。鼻衄已止，斑疹大减，四肢皮下尚有少量红紫斑点，头痛、口渴、自汗症状明显减轻。舌红，苔黄，脉转细数。改用青蒿鳖甲汤加大青叶、地骨皮。

处方：青蒿 10 g，炒鳖甲 30 g，细生地 15 g，知母 10 g，牡丹皮 10 g，大青叶 10 g，地骨皮 15 g。10 剂，水煎服。

三诊：2005 年 12 月 25 日

病人低热已消退，体温完全正常，斑疹全消。但感疲乏、口干、时而自汗。舌红，苔薄黄，脉细略数。此时为气阴两虚、余热未尽证。改方竹叶石膏汤去半夏加花粉。

处方：竹叶 10 g，生石膏 15 g，西洋参 10 g，麦冬 20 g，

天花粉 15 g，甘草 6 g。10 剂，水煎服。服药后电话询问，病人已痊愈。

【简要阐析】

（1）何谓"伏暑证"

《温病条辨》云："长夏受暑，过夏而发者，名曰伏暑。"也就是说，长夏季节，感受了暑热或暑湿病邪，当时未发病，暑邪伏藏，到深秋之后因感受风寒，触发引动伏邪而发为"伏暑证"。所以病人一开始有外感风寒症状，但是内热暴发，随即出现一派暑热的症候，后世称这个病为"伏暑晚发"，在温病学里面称为"伏气温病"。

"伏气学说"源于《黄帝内经》，关于这个论点，《素问·生气通天论篇》《素问·阴阳应象大论篇》先后都有描述。《素问·阴阳应象大论篇》云："冬伤于寒，春必温病；春伤于风，夏生飧泄；夏伤于暑，秋必痎疟；秋伤于湿，冬生咳嗽。"吴鞠通论"伏暑证"就是典型的伏气温病。

本案病证属于伏暑证的气血两燔证。所谓气血两燔的"燔"，是焚烧之意，形容火热之盛。气血两燔就是在热性疾病中，气分的热邪未解，而血分的热邪又盛，便称为气血两燔。疾病既有气分证的症状特点，又有血分证的症状特点。本案病人既有暑温证的症状，有大热、大渴、大汗，脉大而数，这种热盛气分的症候；又有斑疹、衄血这种热炽血分的症候。此气血两燔之证，属于温热病中的危重证候，必须用清瘟败毒饮治疗。

中医临床奇迹——国医大师熊继柏诊治疑难危急病症经验续集

（2）关于清瘟败毒饮

清瘟败毒饮出自清代疫病学家余师愚的《疫病篇》，该方由白虎汤、犀角地黄汤、化斑汤以及黄连解毒汤加减所组成，其清热泻火、凉血解毒的作用较强。全方有生石膏、小生地、犀角、黄连、黄芩、栀子、知母、玄参、连翘、桔梗、竹叶、牡丹皮、赤芍、甘草等14味药物。余师愚认为："此十二经泄火之剂，凡一切火邪，表里俱盛，狂躁烦心，口干咽痛，大热干呕，错语不眠，吐血衄血，热盛发斑，不论始终，以此为主方。"余师愚在使用清瘟败毒饮时，根据药物的用量不同，将此方剂分为大中小3剂，原方大剂中石膏6～8两，生地6钱～1两，犀角6～8钱，黄连4～6钱；中剂中石膏2～4两，生地3～5钱，犀角3～5钱，黄连2～4钱；小剂中石膏用8～12钱，生地2～4钱，犀角2～4钱，黄连1～1.5钱，这个用量是根据病人病情的严重程度来决定的。本方诸药的配伍，对治疗疫毒火邪充斥内外，气血两燔的证候，确为有效良方。

在20世纪60～70年代初，农村很多地区发生流行性脑脊髓膜（简称"流脑"）炎，在流脑流行期间，我将此方用来救治流脑出现高热、剧烈头痛、喷射性呕吐、高热持续不退并出现斑疹、惊厥这种危重症候的病人，疗效非常显著，曾用此方活人无数。

32. 反复发热 4 年不愈案

【诊疗经过】

谢某，女，58 岁，湖南省慈利县人。

初诊： 2018 年 5 月 30 日

病人持续反复发热 4 年余，诸治未果。自诉在春夏之季发作频繁，三五日之内必发作一次，发热时则十天半月热势不退，体温可高达 39 ℃。秋冬之季发作较缓，七至十日发作一次。每次发热之前都表现恶寒，然后一身肢节疼痛，兼有额部疼痛。伴口苦，自汗，精神疲乏，面色淡黄。舌苔黄腻，脉弦细数。

病人先后在县级、省级医院住院 7 次。

西医诊断： 结缔组织病可能性大，风湿热？

中医诊断： 湿热痹，兼阳明头疼。

拟方： 宣痹汤合葛根选奇汤。

处方： 防己 8 g，薏苡仁 15 g，杏仁 10 g，滑石 15 g，连翘 15 g，山栀 8 g，法半夏 10 g，晚蚕沙 10 g，赤小豆 15 g，片姜黄 10 g，海桐皮 10 g，葛根 20 g，黄芩 10 g，防风 10 g，羌活 10 g，甘草 6 g。15 剂，水煎服。

二诊： 2018 年 6 月 15 日

病人服药后发热大减，额头痛已止，但仍有一身肢节疼痛，时发低热。舌脉如前，改方用宣痹汤合四妙散治疗。

处方： 防己 8 g，薏苡仁 15 g，杏仁 10 g，滑石 15 g，连翘 15 g，山栀 8 g，法半夏 10 g，晚蚕沙 10 g，赤小豆 10 g，

片姜黄 10 g，海桐皮 15 g，苍术 6 g，牛膝 15 g，黄柏 10 g。20 剂，水煎服。

三诊：2018 年 7 月 8 日

病人服药后发热完全消退，一身肢节疼痛亦已解除。现自觉疲乏，时而口苦、尿黄。舌苔转薄黄，脉细。改方用四妙散加参、芪善后收功。

处方：西洋参 6 g，黄芪 30 g，薏苡仁 15 g，苍术 6 g，牛膝 15 g，黄柏 10 g。20 剂，水煎服。

【简要阐析】

（1）持续反复的发热恶寒，不可视为外感病

本案病人发热恶寒持久不愈，反复发作达 4 年之久。尽管发热之前有恶寒症状，但不可视为外感。虽然《伤寒论》讲"病有发热恶寒者，发于阳也"，后世医家也曾经讲过"有一份恶寒，必有一分表证"。应当知道，凡是发热恶寒并见者，固然属于表证，但多见于新病、新感。而临床上很多痹病发热、内伤发热就并不一样。例如痹病病人，关节疼痛可能伴见恶寒、发热，属于风湿发热；有的内伤病日久体虚，特别是自汗之后，往往发热伴有恶寒，当然这种恶寒是轻度的，这是表虚证，在临床上要注意区分。又比如病人高热、大汗之后也有轻度恶寒表现，如《伤寒论》张仲景云："伤寒无大热，口燥渴，心烦，背微恶寒者，白虎加人参汤主之。"关于这个"背微恶寒者，白虎加人参汤主之"，病人之所以背微恶寒是因为气虚，因此方中加了人参大补元气，其"背微恶寒"，不可误以为是表证。所以见到恶寒发热的病症，不能一概认为是外感病，要看疾病的新久，要视具体情况而定。

（2）关于湿热痹与宣痹汤

湿热痹的病证载于《温病条辨》。《温病条辨》云："湿聚热蒸，蕴于经络，寒战热炽，骨骱烦疼，舌色灰滞，面目萎黄，病名湿痹，宣痹汤主之。"湿痹就是湿热痹，根据原文以及临床的验证，湿热痹的特点：一是发热、寒战剧烈；二是骨节疼痛明显；三是舌苔黄腻或黄滑，以及面色淡黄等一派湿热郁滞的症状表现，严重的甚至有肢体关节、肌肉红肿热痛。西医所讲的痛风性关节炎大多属于湿热痹。

宣痹汤亦出自《温病条辨》，由杏仁、滑石、薏苡仁、汉防己、片姜黄、连翘、栀子、法半夏、蚕沙、赤小豆和海桐皮组成。吴鞠通的原方没有把片姜黄、海桐皮列入方内，而是附在后面，表示痛甚可以加片姜黄、海桐皮，其实加了这两味药之后才是全方。本方具有清利湿热，宣通经络作用，为治疗湿热痹病之主方。必须注意《温病条辨》上焦篇另有一个宣痹汤，"太阴湿温，气分痹郁而哕者，宣痹汤主之"，此宣痹汤由枇杷叶、郁金、射干、白通草、香豆豉组成。中焦篇所述宣痹汤是治疗湿热痹，而上焦篇所述宣痹汤是治疗喉中梗塞及呃逆症。方名虽同，而其组成、功效、主治迥别，注意不可混淆。

33. 低热恶寒 3 个月不愈案

【诊疗经过】

周某，女，57 岁，湖南省益阳市人。

初诊：2006 年 7 月 2 日

病人诉从 2006 年 4 月下旬开始发病，身发低热，体温一般在 38 ℃以下，最高达 38 ℃，同时伴恶寒、自汗 3 月余，诸治不愈。曾 3 次住院，诊断不明，医院给出最终结论是：不明原因低热。询问病人病情，除发低热以外，有明显的畏冷、自汗、口苦，甚至后枕部头痛以及两侧头痛，头痛严重时伴有呕逆等症。舌苔薄白，脉弦。

西医诊断：不明确。

中医诊断：太少并病。

拟方：柴胡桂枝汤。

处方：柴胡 15 g，桂枝 10 g，黄芩 10 g，党参 10 g，法半夏 10 g，白芍 10 g，大枣 6 g，生姜 3 片，甘草 6 g。10 剂，水煎服。

二诊：2006 年 7 月 16 日

病人服药后低热已退，恶寒已止，头痛、呕逆等症状均有不同程度减轻。舌脉如前，原方再进 10 剂。病人痊愈。

【简要阐析】

（1）何谓太少并病

"太少并病"此病名出自《伤寒论》。所谓太少并病就是指既有太阳表证，即发热恶寒，头项疼痛症状；又有少阳经证，往来寒热，胸胁苦满，默默不欲饮食，心烦喜呕，口苦咽干，目眩。小柴胡汤是治疗少阳经证的主方；桂枝汤是治疗太阳经中风证的主方。本案病人既有太阳经的表证，发热恶寒、头项疼痛，又有少阳经证的往来寒热、口苦、呕逆，脉弦。此二经并病也，故用柴胡桂枝汤。方证合拍，所以取效明显。

（2）关于柴胡桂枝汤

柴胡桂枝汤出自《伤寒论》，原文讲："伤寒六七日，发热微恶寒，支节烦痛，微呕，心下支结，外证未去者，柴胡桂枝汤主之。"众所周知，桂枝汤是治疗太阳中风病的主方，"太阳中风，阳浮而阴弱，阳浮者，热自发；阴弱者，汗自出。啬啬恶寒，淅淅恶风，翕翕发热，鼻鸣干呕者，桂枝汤主之。"小柴胡汤是治疗少阳经证的主方，"伤寒五六日，中风，往来寒热，胸胁苦满，嘿嘿不欲饮食，心烦喜呕，或胸中烦而不呕，或渴，或腹中痛，或胁下痞硬，或心下悸，小便不利，或不渴，身有微热，或咳者，小柴胡汤主之。"二方合二为一称为柴胡桂枝汤，取小柴胡汤、桂枝汤各半量，合剂而成。桂枝汤调和营卫，解肌辛散，以治太阳之表；小柴胡汤和解少阳，宣通枢机，以治半表半里。合方具有和解少阳，调和营卫之功效，为少阳、太阳表里双解之轻剂。对既有太阳经证的中风病表现，又有少阳经证的症状表现者，用之奇效。

关于读书我有两点体会：第一是读书需要牢记，不能只为了应付考试，一个月两个月之后就忘记了，那是没有用的。读书要反复背诵，牢记于心。第二点要学会运用，而熟练运用的前提就是要牢记于心，不能只有一点点印象。例如小柴胡汤，不能只知道有个小柴胡汤，如果连组成功效都不记得，如何运用？徐大椿讲"用药如用兵"，我给和了一句"用方如用人"。我们临床运用方剂，必须对方剂十分熟悉，就像了解人一样，知道某人长处，知人善用，才能用得精准恰当。

中医临床奇迹——国医大师熊继柏诊治疑难危急病症经验续集

34. 恶热自汗、冬季亦身着单衣而摇扇案

【诊疗经过】

刘某，女，56岁，湖南省长沙市人。

初诊：2018年11月29日

病人自诉一阵阵发潮热，自汗，发病10年来，几乎天天如此。在天气寒冷的冬天也只能穿单衣，恶热，并且还需拿扇子扇风。一阵阵潮热自汗，头部汗出，10年来逐年加重。冬天亦如此，夏天则需要用冷水浴身以求缓解。虽一直自觉恶热，但测体温均正常。并逐渐开始出现心慌、心烦、手足心热、大便干燥，虽口干而不甚渴，不欲冷饮。就诊时已开始进入冬季，我已经身穿棉衣，随诊的学生都穿羊毛衣或者薄羽绒衣。外面待诊的病人们都很奇怪，觉得来了一个怪人，大家愕然！其舌红苔少，脉细而数。

西医诊断：不明确，考虑为内分泌失调所致。

中医诊断：真阴亏损，虚阳外越。

拟方：三甲复脉汤加煅龙骨。

处方：生地黄20 g，生白芍10 g，麦冬20 g，阿胶10 g，火麻仁15 g，煅牡蛎20 g，炒鳖甲30 g，炒龟板30 g，炙甘草10 g，煅龙骨20 g。20剂，水煎服。

二诊：2018年12月20日

病人诉从服用第17剂药开始，诸症明显减轻。其潮热、自汗减少，手中折扇已不需要，并已经感觉天气冷了，身上开

始穿羊毛衣,外穿一外套。但近日自觉口鼻干燥,而且时有鼻衄,舌上已有薄黄苔,脉细。再拟三甲复脉汤加牡丹皮、栀子、白茅根。

处方:生地黄20g,生白芍10g,麦冬20g,阿胶10g,火麻仁15g,煅牡蛎20g,炒鳖甲30g,炒龟板30g,炙甘草10g,牡丹皮10g,栀子炭10g,白茅根10g。20剂,水煎服。

三诊: 2019年1月24日

病人诉诸症已愈,并已身着棉衣,要求再进一步巩固治疗。其舌苔薄黄,脉细。原方再进15剂。

【简要阐析】

(1)如何判断真阴亏损的虚阳外越

真阴亏损又称真阴衰耗,病人必然有阴虚的表现,如手足心热甚于手足背,心中烦,阵发潮热,舌绛或舌红苔少、舌红无苔,脉细数等,有的病人还有大便秘结,这都属于阴虚的表现。当然要综合地看,不能只看一点。本案病人貌似大热大汗,但是口不甚渴,不欲饮冷,这是特点。脉不数不大,舌苔不黄不厚,不燥,而且舌红少苔,病已10年,逐年加重,因此这并非实热,而是阴虚,虚阳外越之证,这些就是诊断的关键。中医诊病需要心明眼亮,善于洞察病人的症状特点,善于从表面症状测知内在的疾病本质,也就是所谓"司外揣内"。《素问·至真要大论篇》云"必伏其所主,而先其所因",任何疾病的产生,必有其根本的原因及其病机变化,需要紧紧抓住致病根本,遵循"谨守病机,各司其属"的原则。这就要求我们善于抓住病人的症候特点，善于分析辨证，迅速找出疾病的本质，治病求本。因此中医辨证需要严谨的逻辑思维。

（2）关于三甲复脉汤

三甲复脉汤出自吴鞠通《温病条辨》，书云："下焦温病，热深厥甚，脉细促，心中憺憺大动，甚则心中痛者，三甲复脉汤主之。"吴鞠通指出"热邪深入，或在少阴，或在厥阴，皆宜复脉"。温邪久治不愈深入下焦，不断伤津耗液，导致肝肾之精血亏虚，须用加减复脉汤滋养少阴与厥阴，实则滋养肝肾之阴血。由加减复脉汤再加三甲，即龟板、鳖甲、牡蛎，组成三甲复脉汤，功在滋阴潜阳。此即《素问·至真要大论篇》所云"诸寒之而热者取之阴"，即唐代王冰所释："壮水之主，以制阳光"之谓也。

35. 咳嗽并发昏厥案

【诊疗经过】

郭某，男，40岁，广东省惠州市人。

初诊：2019年4月21日

病人诉有反复咳嗽3年的病史，经常咳痰，偶尔痰中带血。而近一年来，咳嗽明显加重，阵发咳嗽伴气促，常呛咳，甚则痰多涌喉，胸中闷胀，呼吸急促，进而出现头晕，然后昏倒在地。病人昏倒前症状非常明显，第一是剧烈咳嗽；第二是痰多；第三是胸中胀闷；第四是呼吸急促，然后昏倒。每次昏倒1~2分钟后苏醒，半年内已昏倒接近30余次。病人同时还伴有口苦、鼻衄、咽中痛。病人家属代诉病人在咳嗽气急时就发作昏倒，而昏倒后口中吐出白色涎沫，喉中痰鸣，面部发红，头部出汗，四肢厥冷。询问病人昏倒时，四肢并无明显的抽搐、僵硬。该病人曾经在医院住院 3 次，检查头部 CT 和磁共振、脑血流图、脑电图等均未见明显异常。其舌苔黄腻，脉滑数。

西医诊断：癫痫可能性大；支气管哮喘和支气管扩张。

中医诊断：痰热咳嗽兼痰厥证。

拟方：桑贝小陷胸汤合黛蛤散加石菖蒲、天麻。

处方：桑白皮 15 g，浙贝母 30 g，黄连 5 g，法半夏 10 g，炒瓜蒌皮 6 g，青黛 8 g，海蛤粉 15 g，石菖蒲 20 g，天麻 15 g。20 剂，水煎服。

二诊：2019 年 5 月 12 日

病人自诉服药后咳嗽、胸闷显减，喉中痰涎减少，近段时间未见气促症状。服药至第 15 剂之后，昏厥未再发。舌脉如前，以原方再进 20 剂。

三诊：2019 年 6 月 2 日

病人自诉咳嗽胸闷大减，喉中痰涎进一步减少，昏厥未发。舌苔转薄黄，脉滑。改方为涤痰汤合桑贝小陷胸汤加减。

处方：桑白皮 15 g，浙贝母 30 g，黄连 5 g，法半夏 10 g，炒瓜蒌皮 6 g，茯苓 15 g，党参 10 g，陈皮 10 g，胆南星 5 g，竹茹 10 g，枳实 10 g，石菖蒲 20 g，甘草 6 g。20 剂，水煎服。

四诊：2019 年 6 月 23 日

病人诉诸证悉平，昏厥完全控制。舌苔薄黄，脉滑，原方再进 20 剂以善后。

【简要阐析】

（1）咳嗽引发昏厥，先必治其咳嗽

本案病人每次昏厥都由剧烈咳嗽引发，不咳嗽时则不发昏厥，咳嗽在前，昏厥在后，昏厥是由咳嗽引发的。因为病人昏倒时无抽搐、无肢体强直，醒后四肢活动、语言均未见明显异常，所以中医诊断考虑为厥证，而不是癫痫及中风病。

《素问·标本病传论篇》云："病发而有余，本而标之，先治其本，后治其标。病发而不足，标而本之，先治其标，后治其本。谨察间甚，以意调之；间者并行，甚者独行，先小大不利而后生病者，治其本。"后世总结为"急则治其标，缓则治其本"。本案病人由咳嗽而引发昏厥，只有先治其咳，方能治其厥。由于病人咳嗽而气呛，痰多而胸闷，痰中带血，舌苔黄腻，脉象滑数，显然是痰火阻于胸肺所致。其火出自哪个脏腑呢？第一是心火刑金，《素问·咳论篇》讲："心咳之状，咳则心痛，喉中介介如梗状，甚则咽肿喉痹。"第二是肝火犯肺，肝反侮肺，咳逆上气，呛咳面赤，口苦，头汗出者，此其证也。治以小陷胸汤清心火、化痰热；黛蛤散清肝泻火，以宁肺经。二方相辅相成，重点清化痰热。

（2）关于小陷胸汤

小陷胸汤出自《伤寒论》，由黄连、半夏、瓜蒌实组成。《伤寒论》讲："小结胸病，正在心下，按之则痛，脉浮滑者，小陷胸汤主之。"痰热互结于心下，气郁不通，升降失司，故胸脘痞闷、按之则痛；痰热互结，肺失宣降，则咳吐黄痰、质

黏而稠；舌苔黄腻，脉滑数，无不为痰热之象。治当以清热化痰、宽胸散结为法。

张仲景用小陷胸汤本是治疗小结胸病，小结胸病是痰热阻塞胸膈，引起的胸中痛。那么痰热阻塞胸膈不是胸中痛而是胸中闷，或者说是喘咳，能不能用小陷胸汤呢？当然能。中医治病的法则，不是着眼于疾病的症状，而是着眼于疾病的病机。异病可以同治，关键在于辨识不同的病证是否是相同的病机。病机相同，就可以采用相同的治法和相同的主方。用小陷胸汤就是针对痰热阻塞在胸膈这个病机，只要是痰热阻塞在胸膈出现的任何症状都是可以用此方治疗的。本案用小陷胸汤正是针对病机使用的，所以取效明显。

36. 遇冷浴则突发昏厥案

【诊疗经过】

彭某，男，43 岁，湖南省长沙市人。

初诊：1991 年 5 月 24 日

病人职业是货车司机，常年夜行昼息，开长途车，非常辛苦。今年 2 月在开车的途中，于一家酒店休息洗澡，恰巧酒店没有热水，只有冷水，天气较冷，又因劳累，冷浴后便觉头晕、胸闷。同行的伙计出主意去买藿香正气水，可是话没有说完他就昏倒在地。其随来的同行描述病人倒地后口中吐涎沫，手足厥冷，几个人慌忙之际掐其人中穴，都掐出了血印，3 分钟左右病人苏醒。苏醒后病人自觉胸闷不舒，遂去当地医院检查，并没有发现任何异常情况。第二天照样开车，状如常人。因为病人既往有冷浴习惯，在当年3月份再次冷浴两次，却又两次昏倒。4月份又冷浴两次，昏倒两次。每次发病情况和之前类似，此后则不敢冷浴，害怕昏倒，也不敢开车。但到5月份天气开始变暖，病人又再次尝试冷浴，结果再次昏倒。一次次证明其昏倒跟冷浴直接相关，遂再次去医院检查，无果。自诉每次昏倒后都有胸闷、疲乏，余无他症，平时生活起居亦如常人。察看病人舌苔白厚腻，脉细而滑。

西医诊断：癫痫？

中医诊断：痰厥证。

拟方：涤痰汤加桂枝。

处方：茯苓30 g，党参10 g，法半夏10 g，陈皮10 g，胆南星5 g，竹茹10 g，枳实10 g，桂枝10 g，石菖蒲20 g，甘草6 g，生姜3片。15剂，水煎服。

二诊：1991年6月12日

病人诉胸闷明显减少，服药之后未再发昏倒，但仍不敢冷浴，并且有畏冷感。舌苔白厚腻，脉细而滑。再用涤痰汤合枳实薤白桂枝汤治疗。

处方：茯苓30 g，党参10 g，法半夏10 g，陈皮10 g，胆南星5 g，竹茹10 g，枳实10 g，石菖蒲20 g，薤白10 g，炒瓜蒌皮6 g，桂枝10 g，厚朴10 g，甘草6 g，生姜3片。20剂，水煎服。

三诊：1991年7月3日

病人昏厥未再发作，胸闷已除，自觉好转，便再次冷浴，冷浴 3 次，未再发作昏厥。要求再服中药巩固，之前因为病情发作不敢开夜车，现在准备继续开长途汽车。舌苔转为薄白腻，脉细滑。原方再进 30 剂，病愈。

【简要阐析】

（1）痰厥证的特点

什么是厥证？厥证是以突然昏倒，不省人事，或伴有四肢厥冷为主要临床表现的一种急性病症。病情轻者，一般在短时内苏醒，醒后无偏瘫、失语及口眼㖞斜等后遗症；但病情重者，则昏厥时间较长，甚至一厥不复而导致死亡。《灵枢·五乱》云："清浊相干，乱于胸中，是谓大悗；……乱于臂胫，则为四厥；乱于头，则为厥逆，头重眩仆。"这是最早对于厥证的论述。厥证一般分为 5 种，其中《中医内科学》教材主要论述了气厥、痰厥、血厥、食厥 4 种，《温病条辨》论述了暑厥。其实后世还提过尸厥、酒厥、蛔厥等。

其中痰厥证的主要特点是：突然昏仆，喉中多痰，甚至呕吐涎沫，胸闷泛恶，或出现眩晕。舌苔厚腻，属痰热者为黄腻苔，属于湿痰、寒痰者则多见白腻苔，脉滑。因为痰浊阻滞，气机不畅，如痰浊一时上壅，气机升降失调；或痰随气升，阻碍神明，则可发为昏厥。由痰浊的原因导致的昏厥就是痰厥证。

（2）关于枳实薤白桂枝汤和涤痰汤

枳实薤白桂枝汤出自《金匮要略》，《金匮要略·胸痹心痛短气病脉证治第九》讲："胸痹，心中痞气，气结在胸，胸满胁下逆抢心，枳实薤白桂枝汤主之。"该方由枳实、薤白、桂枝、瓜蒌皮、厚朴组成，治疗气滞痰壅的胸痹病。

胸痹是什么病呢？胸痹之名称，首见于《黄帝内经》。《灵枢·本藏》云："肺大则多饮，善病胸痹、喉痹、逆气。"将饮邪痹阻胸中作为胸痹的主要病机。以胸部憋闷、疼痛，甚则胸痛彻背，短气，喘息不得卧等为主要临床表现。

张仲景讲胸痹提到四个字"阳微阴弦"，这四个字是讲病机，阳微是指胸中阳气不足，也可以说是胸中阳气衰微。阴者饮邪也，饮为阴邪；弦者，实证也。但后世也有人认为弦、微是两种脉象，也可以从脉象来解释，寸脉微，尺脉弦。但是纵观《金匮要略》前后文论述，这个"阳微阴弦"讲的是病机，不要局限于脉象的解释。张仲景讲："病痰饮者，当以温药和之。"因为饮为阴邪，需要温化。枳实薤白桂枝汤中的薤白辛温，可以温阳散结，化痰散寒；桂枝温通心阳；枳实、厚朴降逆、下气除满；瓜蒌涤痰散结，宽胸降逆。全方共奏温阳宽胸、化饮降逆之功。胸阳不布，痰浊阻塞，气滞不通，这就是枳实薤白桂枝汤所治疗的主证。

本案第一个方为涤痰汤加桂枝，取其温阳化饮之功；第二个方改为枳实薤白桂枝汤，加强了温阳宽胸、化饮降逆之功。

涤痰汤出自《奇效良方》，由温胆汤加人参、石菖蒲、胆南星组成。主要作用是化痰、开窍、醒神。涤痰汤的运用主要抓住化痰、开窍、醒神这几个重点方向。临证时我常用此方来治疗痰浊蒙窍的昏迷病人，都取得了很好的疗效。运用此方必须抓住两点，第一是有痰浊；第二是有心神蒙蔽。《素问·灵兰秘典论篇》云："心者，君主之官，神明出焉"，心主神明，中医所指的"心"与"神"，实际上包括了大脑和大脑功能的一部分，指的是人的精神、思维、意识的发源地。涤痰汤涤痰开窍，开心窍相对现代医学来说就是开脑窍了。我在临床运用时根据病人不同情况加减，如大便不通者加大黄，称为大黄涤痰汤；痰热明显者加黄芩，称为黄芩涤痰汤；有瘀滞表现者，将人参改丹参，注意灵活化裁。临床上只要是痰浊蒙蔽心神造成昏迷的病人就可以用涤痰汤治疗。

37. 躁扰心烦、自扯头发案

【诊疗经过】

何某，女，11岁，湖南省长沙市人。

初诊： 2016年7月28日

其母代诉：患儿于半年前无明显诱因开始出现阵发心烦，躁扰不宁，每次发作时必然自扯头发，由于反复拉扯头发，她的头发已经明显稀疏，有几处头发几乎完全脱落。问患儿扯头发的原因，她说不扯头发则心中非常难受，心烦无处发泄。问她扯头发时不痛吗？患儿说不太痛，比心中难受要舒服得多，而且扯头发后心烦可以得到缓解。询问其头皮不痛不痒，头部没有不舒服的症状。询其兼症：患儿夜寐不安，时有鼻衄，大便正常。其母诉：孩子脾气大，经常无故发怒。望见其面色发青，舌苔薄黄，脉弦略数。

西医诊断：自闭症，癔症。

中医诊断：肝郁化火的郁证。

拟方：丹栀逍遥散加龙胆草、白茅根。

处方：牡丹皮 10 g，栀子 10 g，柴胡 10 g，白芍 10 g，当归 6 g，炒白术 10 g，茯神 15 g，甘草 6 g，龙胆草 5 g，白茅根 15 g。20 剂，水煎服。

二诊：2016 年 8 月 18 日

患儿服药后心烦、躁扰明显减轻，扯头发次数亦明显减少，鼻衄已止，仍夜寐欠安。舌苔薄黄，脉弦。续用原方加减，方用丹栀逍遥散加炒酸枣仁、龙齿。

处方：牡丹皮 10 g，栀子 10 g，柴胡 10 g，白芍 10 g，当归 6 g，炒白术 10 g，茯神 15 g，甘草 6 g，炒酸枣仁 30 g，龙齿 30 g。20 剂，水煎服。

三诊：2016 年 9 月 8 日

患儿服药后诸症平息，不再自扯头发，睡眠明显改善，性情好转。改用丹栀逍遥散加酸枣仁合甘麦大枣汤善后。

处方：丹皮 10 g，栀子 10 g，柴胡 10 g，白芍 10 g，当归 6 g，炒白术 10 g，茯神 15 g，甘草 10 g，炒酸枣仁 30 g，大枣 10 g，炒浮小麦 30 g。20 剂，水煎服。

【简要阐析】

（1）躁扰不宁多属肝热病

《灵枢·热病》云："木者，肝也。热病，面青脑痛，手足躁。"《灵枢·本神》又云："肝气虚则恐，实则怒。"俗话讲"怒发冲冠"，怒气是上逆的，怒气上逆即肝气上逆。《素问·生气通天论篇》云："大怒则形气绝，而血菀于上。"《素问·举痛论篇》云："怒则气逆。"肝气主升，怒则气逆，上冲巅顶，由此可知，躁扰不宁多属肝热病。

（2）关于丹栀逍遥散

逍遥散出自宋代《太平惠民和剂局方》，为疏肝健脾的代表方剂。本方可以疏肝、理气、解郁，再加上牡丹皮、栀子，成为加味逍遥散，或称丹栀逍遥散，兼有清解郁热功效，用于治疗肝郁化火之证。《医宗金鉴》释曰："肝苦急，急食甘以缓之，盖肝性急善怒，其气上行……郁则火动而诸病生矣。"本方对于女子精神抑郁所表现的心烦、易怒、口苦、潮热、自汗及夜寐不宁、月经不调、少腹胀痛、经行乳胀、崩漏等症，以及更年期综合征等疗效显著，临床上可以广泛使用。

38. 癫狂案

【诊疗经过】

张某，女，34岁，辽宁省沈阳市人。

初诊：2018年5月10日

其母陪诊，代诉曰：病人病初因焦虑、恐惧而逐渐起病，时而狂躁不安，时而悲伤哭泣，逐渐进展为时而打人骂人。病已1年，多方求治，曾在多地精神科医院就诊，并一直服用"奥氮平"等镇静药物，疗效不显，且诸症越来越严重。兼有喉中多痰，大便较秘，夜不入卧。舌红，苔薄黄腻，脉滑而数。

西医诊断：躁狂症。

中医诊断：痰火扰神之狂证。

拟方：大黄黄芩涤痰汤。

处方：石菖蒲 30 g，炙远志 10 g，陈皮 10 g，法半夏 10 g，茯神 15 g，枳实 10 g，竹茹 10 g，胆南星 5 g，甘草 6 g，大黄 3 g，黄芩 10 g。30 剂，水煎服。

二诊：2018 年 7 月 11 日

病人服药后诸症减轻，情绪转佳，仅偶有烦躁不安，偶有哭泣。由于症状明显减轻，病人家人皆喜出望外，再次来复诊。舌红，苔薄黄，脉滑。拟方黄芩涤痰汤合甘麦大枣汤。

处方：石菖蒲 30 g，炙远志 10 g，陈皮 10 g，法半夏 10 g，茯神 15 g，枳实 10 g，竹茹 10 g，胆南星 5 g，黄芩 10 g，甘草 10 g，大枣 10 g，炒浮小麦 30 g。30 剂，水煎服。

三诊：2018 年 9 月 6 日

病人服药 2 月后，精神基本正常，情绪稳定，再无烦躁不安、打人骂人状况。但病人自诉仍然偶有心慌，喉中有痰，口苦。舌红，苔薄黄，脉细滑。再以黄芩涤痰汤合甘麦大枣汤 30 剂善后。

【简要阐析】

（1）癫病与狂病，阴阳有别

《难经》云："重阳者狂，重阴者癫。"癫病表现沉默、痴呆、语无伦次，静而多悲；狂病表现为躁扰不宁、叫呼打骂、动而多怒。临床上所见病人无论癫病、狂病，皆多痰浊。癫病多属于痰气郁结，蒙扰心神，属阴病；狂病多属痰火妄动，躁扰神明，属阳病。《医学三字经》曰："重阳狂，重阴癫，静阴象，动阳宣，狂多实，痰宜蠲，癫虚发，石补天。"临证时应注意对阴阳两证的鉴别。

（2）治疗躁狂症，重在涤痰泻火

元代医家王隐君所创礞石滚痰丸，清代名医程钟龄所创生铁落饮，此二方的功用皆是涤痰泻火，为治疗躁狂症的名方。礞石滚痰丸为泻火逐痰的峻剂，生铁落饮为涤痰清火、镇心安神之剂。而涤痰汤出自《奇效良方》，功能豁痰开窍，亦是涤痰安神之剂。本案病人因痰热躁扰心神所致狂病，故用此方豁痰开窍，再加大黄、黄芩泻其实火也。方证合拍，故取效明显。

39. 夜卧时腿胀脚挛急而失眠10年不愈案

【诊疗经过】

向某，男，54岁，湖南省怀化市人。

初诊： 2019年9月19日

病人起病初期表现为夜卧时双腿酸胀，导致夜寐不安，逐渐发展为夜不能眠，进而发展为入夜不仅双腿酸胀，而且双小腿痉挛，进而要不断敲打下肢以减轻痛苦。并且心中烦，彻夜不得眠。病已10年，多方求治，曾多次住院治疗，长期服用大量安眠药，终无效果。望其面色淡黄，舌淡红，苔薄白，脉细。

西院诊断：神经症；不宁腿综合征。

中医诊断：心肝血虚之脚挛急并失眠证。

拟方：补肝汤加龙齿、牛膝、伸筋草。

处方：熟地黄10 g，当归10 g，白芍15 g，川芎6 g，炒酸枣仁 30 g，木瓜 30 g，甘草 6 g，龙齿 30 g，川牛膝 20 g，伸筋草 15 g。30 剂，水煎服。

二诊： 2019 年 10 月 24 日

1 个月后复诊，病人自诉服药后竟然奇迹般取效，双腿酸胀明显减轻，双腿痉挛已经控制，每晚已能入睡 4～5 小时。舌淡红，苔薄白，脉细。原方加减再进。

处方： 炒酸枣仁 30 g，当归 5 g，白芍 10 g，川芎 6 g，熟地黄 10 g，麦冬 10 g，木瓜 20 g，龙齿 15 g，珍珠母 30 g，甘草 6 g。30 剂，水煎服。

三诊： 2019 年 11 月 28 日

病人自诉失眠完全解除，入睡后双腿不再酸胀、痉挛，因此夜寐正常，精神转佳，心情愉悦，10 年痼疾得以治愈。为巩固疗效，再进原方 20 剂善后。

【简要阐析】

(1) 辨治失眠与夜卧时腿脚酸胀的病症，当分虚实

失眠是临床常见病症，但也是病机颇为复杂的病症，临床辨证必分虚实施治。虚者，主要有心脾血虚证、阴虚火旺证和心胆虚怯证；实者，主要有胃中不和证，痰热内扰证；虚实相杂者，有心肾不交证；此外，尚有极少数的阳虚失眠证。

本案病人的特点是在夜卧时双腿酸胀并足挛急，此症西医称为"不宁腿综合征"，辨治此病，亦当分清虚实。实者有因湿热阻滞者，有因寒湿痹阻者，两者均可导致下肢经络不通，发生酸胀。虚者，则是由于肝血不足，不能养筋、柔筋所致。今观此病人，面色淡黄，舌淡，苔薄白，脉细，因此辨证为心肝血虚证。

《素问·六节脏象论篇》云："肝者……其充在筋。"《素问·上古天真论篇》云："七八，肝气衰，筋不能动。"肝主全身筋膜，与肢体运动有关。肝之气血充盛，筋膜得其所养，则筋力强健，运动灵活。肝之气血亏虚，筋膜失养，则筋力不健，运动不利。若肝之阴血不足，则筋膜拘挛抽搐。心血虚，则神不藏；肝血虚，则筋失养。《素问·五脏生成篇》讲"人卧，血归于肝"，肝血不足，睡卧之时，必然不能养筋，于是筋膜拘挛，不能柔和。《灵枢·本神》讲"心藏脉，脉舍神"，"肝藏血，血舍魂"，心肝血虚则神魂失守，故而夜不能眠。本案病人即是实例。

（2）关于补肝汤

古代医书中记载补肝汤颇多，此补肝汤出于《医学六要》，方由四物汤加酸枣仁、木瓜、甘草所组成。方中四物汤滋养阴血；酸枣仁、木瓜、甘草酸甘化阴，柔肝舒筋；共奏养血滋阴，柔肝舒筋之功。临床可用治因肝血不足所致的心悸、夜寐不安、眼干畏光、视物昏花以及因筋失濡养所致的手足挛急、抽搐、活动不利等病症。

40.3 年失眠并舌上灼痛案

【诊疗经过】

邹某，女，52岁，湖南省湘乡市人。

初诊：2019 年 4 月 18 日

病人患失眠病已 3 年，长期服用安眠药，每晚仍然只能睡 2 小时左右，停用安眠药则彻夜不能眠。病人曾在医院住院治疗，疗效不显。并诉其舌上烧灼样疼痛，昼夜需时时用冰冷的水在口中含漱，以求缓解。伴有心烦、时多悲哭等症。舌红，苔薄黄，脉细数。

西医诊断：神经症。

中医诊断：阴虚火旺之失眠。

拟方：黄连阿胶汤合导赤散再合甘麦大枣汤加炒酸枣仁、灯心草。

处方：黄连 5 g，黄芩 10 g，白芍 10 g，阿胶（烊化、冲服）10 g，生地黄 10 g，木通 6 g，淡竹叶 10 g，大枣 10 g，炒浮小麦 30 g，炒酸枣仁 30 g，灯心草 6 g，甘草 10 g。15 剂，水煎服。

二诊：2019 年 5 月 9 日

病人服药后心烦明显减轻，夜寐时仍需服用安眠药，但睡眠时间增加，每晚可睡 4～5 小时。舌上烧灼样疼痛明显减轻，舌脉如前。药已取效，再以原方进 20 剂。

三诊：2019 年 5 月 30 日

病人自诉服药后舌上烧灼样疼痛越来越轻，心中烦也明显减轻，再没有出现悲哭之状，失眠随之好转。自己试着减少安眠药用量，也能入睡，但每晚仍只能睡 4～5 小时，舌脉如前。改用酸枣仁汤合清心导赤散加减。

处方：炒酸枣仁 30 g，知母 10 g，茯神 15 g，生地黄 10 g，木通 6 g，淡竹叶 10 g，甘草 6 g，黄连 3 g，灯心草 6 g。

20 剂，水煎服。

四诊：2019 年 6 月 20 日

治疗 2 个月余，病人舌上烧灼样疼痛已缓解，已经停服安眠药物，且能入睡，舌脉如前，病人诸症悉愈。再进原方 20 剂，善后。

【简要阐析】

（1）论阴虚火旺失眠

失眠中所指的阴虚火旺，是指肾阴不足，心火独亢，阴亏于下，火炎于上，水不制火之证。由于阴虚火旺，其症多表现为心烦、失眠、手足心热、口干口苦等症状，并且可见舌红少苔或舌红苔少而黄，脉细数等特点。

《素问·阴阳应象大论篇》说"心主舌"，《灵枢·脉度》说："心气通于舌，心和则舌能知五味矣。"本案病人失眠、心烦，并且舌上烧灼样疼痛，其心火上炎的特点明显，故先用黄连阿胶汤育阴清火，后用清心导赤散仍然是清心降火，治疗过程始终以此二方为主方，意在育阴清心热。

（2）关于黄连阿胶汤

黄连阿胶汤出自《伤寒论》，方由黄连、黄芩、芍药、阿胶、鸡子黄组成。《伤寒论》云："少阴病，得之二三日以上，心中烦，不得卧者，黄连阿胶汤主之。"《温病条辨》亦云："少阴温病，真阴欲竭，壮火复炽，心中烦，不得卧者，黄连阿胶汤主之。"纵观此两条经文，可见黄连阿胶汤功在育阴清热，安神。临床常用此方治疗阴虚热盛，心火上炎所致的心烦不得卧，身热，口干口苦，舌红苔燥，脉细数等症，已是临床验方。

41. 呼吸衰竭、气喘欲脱案

【诊疗经过】

王某，男，68 岁，湖南省长沙县人。

初诊：2019 年 6 月 6 日

病人被家人从医院用担架抬来就诊，当时病人已在医院住院治疗 1 个月，上无创呼吸机辅助呼吸，医院已发病危通知书，病情危重。诊见病人喘促严重，呼吸十分困难，张口抬肩，且口渴欲饮，自汗不止，语音难出，时而咳嗽有痰，身发低热。舌红，苔薄少，脉细滑而数。

西医诊断：慢性阻塞性肺疾病急性发作，肺源性心脏病，肺炎，呼吸衰竭。

中医诊断：气阴大衰兼痰热阻肺之喘促证。

拟方：生脉散合三石汤加减。

处方：西洋参 10 g，麦冬 30 g，五味子 6 g，生石膏 30 g，寒水石 20 g，滑石 20 g，杏仁 10 g，桑白皮 15 g，浙贝母 20 g，甘草 6 g。7 剂，水煎服。

二诊：2019 年 6 月 13 日

病人服药后，喘促大减，已停用呼吸机，病情好转并能步入诊室就诊。仍然呼吸气短，口干，舌红，苔薄黄，脉细滑。改方生脉散、人参白虎汤合桑贝散加减。

处方：西洋参 10 g，麦冬 30 g，五味子 6 g，桑白皮 15 g，浙贝母 30 g，杏仁 10 g，生石膏 20 g，知母 10 g，甘草 6 g。7
剂，水煎服。

三诊： 2019 年 6 月 27 日

病人喘促已平，呼吸基本平稳，自汗已止，但感精神疲
乏，动则气短。舌红，苔薄黄，脉细滑。取效明显，再以原方
15 剂巩固，病愈。

【简要阐析】

（1）辨治喘促证当以虚实为纲

喘证是一种以呼吸急促、困难，甚至张口抬肩，鼻翼煽
动，不能平卧为主要症状特征的疾患。严重阶段，不但肺肾俱
虚，在孤阳欲脱之时，每多影响到心，使心气、心阳衰惫，出
现面色、唇舌、指甲青紫，甚则出现喘汗致脱，亡阳、亡阴等
危象。《灵枢·五邪》讲："邪在肺……上气喘，汗出。"

辨治喘证当分虚实，《灵枢·本神》讲："肺气虚，则鼻塞
不利，少气；实则喘喝、胸盈仰息。"《景岳全书》说："实喘
者有邪，邪气实也；虚喘者无邪，元气虚也。实喘者气长而有
余，虚喘者气短而不续。实喘者胸胀气粗，声高息涌，膨膨然
若不能容，唯呼出为快也；虚喘者慌张气怯，声低息短，惶惶
然若气欲断，提之若不能升，吞之若不相及，劳动则甚，而惟
气急促似喘，但得引长一息为快也。"此语总结精辟，对于临
床辨治喘证虚实很有指导意义。

本案病人乃虚中夹实之证，既有气短欲脱之危症，又有口
渴、汗出、发热之热象，故一以生脉散以救气阴之脱，一以三
石汤以清肺气之热，虚实两顾，标本同治，此即《素问·标本

病传论篇》所谓"间者并行"是也。

（2）关于三石汤

三石汤出自清代吴鞠通《温病条辨》，书云："暑温蔓延三焦，舌滑微黄，邪在气分者，三石汤主之。"方由滑石、生石膏、寒水石、杏仁、竹茹、通草、金银花所组成。方中三石可清肺胃之热，并能清解暑湿，故三石为方中之君药。主要功效是清热、解暑、利湿、宣通三焦气机。临床用治肺热壅盛之肺炎喘促，发热，自汗，口渴之症，每取捷效。

42. 铅中毒之后呼吸衰微、全身软弱案

【诊疗经过】

余某，男，28岁，湖南省宁乡市人。

初诊： 2015年5月10日

病人从某医院用救护车送来就诊，医院已发病危通知书。其家人代诉：病人因为患精神疾病，服用一个自称民间医生的秘方，方药不详。病人服药后不久，出现神志昏迷不醒，遂急送省级医院抢救，医院检验结果为"铅中毒"。在医院抢救治疗月余后，病人神志转清，人已苏醒，但感全身软弱无力，不能活动，呼吸衰微，医院给予呼吸机辅助通气治疗。诊见：病人卧于担架之上，一身发热，近日测体温在38℃左右，自汗不止，气不接续，身体不能动弹，时而恶心欲呕，大便较干，舌红，苔薄少，脉虚细数。

西医诊断：铅中毒后呼吸衰竭并全身衰竭。

中医诊断：病后余热虚羸少气证。

拟方：竹叶石膏汤合麦门冬汤。

处方：西洋参 10 g，竹叶 10 g，生石膏 20 g，麦冬 30 g，法半夏 10 g，炙甘草 10 g，大枣 10 g，粳米（自备）20 g。15 剂，水煎服。

二诊：2015 年 5 月 24 日

病人服药后发热渐退，自汗显减，精神转佳，舌脉如前。原方再进 15 剂。

三诊：2015 年 6 月 10 日

服药月余，病人已弃去担架，信步走进诊室就诊，并已撤掉呼吸机。现仍觉精神疲乏，口干，时而心烦少寐，舌红少苔，脉细。改用麦门冬汤合百合知母汤再合酸枣仁汤。

处方：西洋参 10 g，麦冬 30 g，法半夏 10 g，大枣 10 g，百合 20 g，知母 10 g，炒酸枣仁 30 g，茯神 15 g，甘草 6 g，粳米（自备）20 g。20 剂，水煎服。

四诊：2015 年 7 月 3 日

病人诸症悉减，精神转佳，但活动后容易疲乏，再以麦门冬汤合酸枣仁汤善后。

处方：西洋参 10 g，麦冬 30 g，法半夏 10 g，炒酸枣仁 30 g，知母 10 g，茯神 15 g，大枣 10 g，甘草 6 g，粳米（自备）20 g。20 剂，水煎服。

【简要阐析】

（1）辨证选方是诊治疾病的关键

本案病人呼吸衰竭并全身衰弱，病情危重。症见自汗，呼吸衰微，气短，全身疲乏，大便较干，舌苔薄少，脉细数，实属气阴两衰之证。《伤寒论》云："伤寒解后，虚羸少气，气逆欲吐者，竹叶石膏汤主之。"《温病条辨》又云："汗多，脉散大，喘喝欲脱者，生脉散主之。"此二方，既益肺气，养肺阴；又清虚热，治喘汗。本案用之，方证完全相符，故而取效甚捷。

（2）关于竹叶石膏汤

竹叶石膏汤出自《伤寒论》，方由竹叶、石膏、人参、麦冬、甘草、粳米所组成。具有清热生津、益气和胃之功效。主治伤寒、温病及暑病后余热未清，气津两亏之证，是治疗一切热病后期，余热未清，气津两耗证的常用方。汪昂《医方集解》注："此手太阴、足阳明药也。竹叶石膏辛寒以散余热；人参、甘草、麦冬、粳米之甘平以益肺安胃，补虚生津；半夏之降逆以豁痰止呕；故去热而不损其真，降逆而能益其气也。"汪氏所解可参。临床常用于治疗夏季热、中暑等余热未清、气津两伤者。

43. 中风昏迷不语、半身不遂案

【诊疗经过】

王某，女，67 岁，湖南省常德市人。

初诊： 2018 年 10 月 24 日

病人 2 天前突发右侧半身不遂、失语，5 小时之后急送医院，医院遂行头部 CT、磁共振、全脑血管造影术检查。CT 检查发现左侧颞叶可见斑片状低密度影，双肺少许炎症，颅脑磁共振发现左侧放射冠－基底节区急性脑梗死。西医诊断：①急性脑梗死；②心房颤动；③2 型糖尿病。医院予以双重抗血小板聚集、护脑、降颅压、降压、降糖、抗感染及对症支持治疗。2 天以后症状未见改善，遂请会诊。症见：病人神昏嗜睡，口角流涎，右半身不遂，舌謇不语，但若呼之，病人的面部、眼部略有欲动的反应，浅昏迷状态。询其陪护，谓病人病后 2 日尚未解出大便，大便秘结，小便保留导尿。查舌红，舌苔黄腻，脉细滑。

西医诊断：急性脑梗死。

中医诊断：中风病中脏腑之风痰内闭兼腑实证。

拟方：大黄涤痰汤合天麻止痉散。

处方：石菖蒲 30 g，蜜远志 10 g，丹参 15 g，陈皮 10 g，法半夏 10 g，茯苓 30 g，炒枳实 10 g，竹茹 10 g，胆南星 5 g，大黄 6 g，天麻 20 g，僵蚕 30 g，全蝎 3 g，甘草 6 g。5 剂，水煎鼻饲。

10 月 26 日，医院 ICU 告知：病人鼻饲服药 2 剂之后症状有所改善，其眼球活动自如，对光反射灵敏，并且 2 剂药后，解大便一次。于是将病人由 ICU 转出至普通病房。5 剂药吃完后，病人口中能发出声音，呼之已能做出反应，因其服药明显取效，又将原方再进 10 剂。

二诊：2018 年 11 月 15 日

病人家属代诉：病人于昨日下午突然症状有所反复，又复嗜睡不语，复查 CT：提示新发脑出血，左侧额颞叶脑出血，较前新发，周围大片状低密度灶，水肿？为此医院再一次请会诊。症见：病人神昏嗜睡，大便又复不解，其右侧肢体半身不遂，舌质紫，苔薄白，脉细而结。此乃风痰夹瘀阻络之证。选方：黄芪虫藤饮合大黄解语丹去白附子，加丹参、红花、三七。

处方：黄芪 30 g，鸡血藤 10 g，海风藤 10 g，钩藤 30 g，地龙 10 g，僵蚕 30 g，全蝎 5 g，蜈蚣 1 条，石菖蒲 30 g，蜜远志 10 g，天麻 20 g，法半夏 10 g，胆南星 5 g，羌活 10 g，广木香 5 g，大黄 5 g，丹参 20 g，红花 5 g，三七 10 g，甘草 6 g。5 剂，水煎鼻饲。

三诊：2018 年 11 月 29 日

主治医生介绍，病人服用上方之后，诸症又明显改善，神志已然苏醒，口中也能发出声音，大便已行，又以原方再进 10 剂。服药后病人神志转清，呼之能语，但舌謇语涩，语音不清，口中流涎已止，右侧肢体尚不能动。舌质紫，苔薄白，脉仍细而结。原方：黄芪虫藤饮合解语丹，去大黄加丹参、红花、三七。

处方：黄芪 40 g，海风藤 10 g，鸡血藤 10 g，钩藤 30 g，地龙 10 g，僵蚕 30 g，全蝎 5 g，蜈蚣 1 条，天麻 20 g，石菖蒲 30 g，蜜远志 10 g，法半夏 10 g，胆南星 5 g，羌活 10 g，三七 10 g，丹参 20 g，红花 6 g，甘草 6 g。7 剂，水煎鼻饲。

四诊：2018 年 12 月 19 日

病人神志已然清醒，精神已趋正常，可以说话，但言语很不流利。其右侧肢体已能活动，并且能下床。诉大便一日一行，但夜尿频多。询其头晕否，肢麻否？病人答曰：前几日尚有头晕及右肢麻木，现均已明显减轻。

医院的医生们都感到惊奇，根本没有想到这么一个脑梗死的危重病人，服中药之后竟然取得如此显著的速效。12月24号复查CT发现左侧放射冠—基底节区及颞叶出血性脑梗死范围较前缩小，脑内血肿较前吸收减少，占位效应减低。病人头晕肢麻显减，口涎已止，但小便频数，心悸，少寐。视病人舌边仍紫，舌苔薄白，脉细。再以解语丹加菟丝子、覆盆子、炒酸枣仁、柏子仁。

处方：天麻20 g，石菖蒲30 g，制远志10 g，法半夏10 g，胆南星5 g，羌活10 g，僵蚕30 g，全蝎5 g，丹参20 g，菟丝子20 g，覆盆子20 g，炒酸枣仁30 g，柏子仁10 g，炙甘草10 g。15剂，水煎服。

五诊： 2019年1月6日

病人神志清醒，已能正常与人对话，但语言稍感不利，其右半身已可活动，右手可拿筷吃饭，但右腿行动不利，大小便已正常，饮食亦已正常。再以上方进20剂以善后。五诊以后，病人又多次就诊，连续服药3个月，痊愈。

【简要阐析】

(1) 中风首辨中经络与中脏腑

中风有中经络与中脏腑之别。中经络者，表现为手足麻木或不仁，突然口眼㖞斜，舌謇语涩，半身不遂，甚至肢体拘急、疼痛等症。中脏腑者又有闭证和脱证之别，属闭证者，乃邪气闭阻，病人突然昏仆，不省人事，两手握固，牙关紧闭，痰涎上涌，舌苔腻，脉弦滑；属脱证者，为元气衰脱，病人突然昏仆，不省人事，口开目合，撒手遗尿，身如醉睡，汗出如珠，舌体萎缩，脉象细弱。治疗闭证，必须祛邪开闭，往往以祛风化痰为主；治疗脱证必须固气救脱。

（2）中风之因，不外风、痰、瘀

中风，顾名思义，指风邪所中。《灵枢·九宫八风》篇讲："其有三虚而偏中于邪风，则为击仆偏枯矣。"《素问·风论篇》又讲："风中五脏六腑之俞，亦为脏腑之风，各入其门户所中，则为偏风。"《金匮要略》曾云："夫风之为病，当半身不遂。"综上可见，《内经》所论的中风多主外风所中而论。故清代医家陈修园《时方妙用》说："中者，如矢石之中于人也；风者，指外来之邪风而言也。"但自唐宋以后，医家们认为中风多由内风所致，如李东垣说："中风者，非外来风邪，乃本气自病也。"叶天士谓"肝阳化风"，谓："风阳上僭，痰火阻窍，神识不清。"其实据临床所见中风多为外风引发内风所致，此病口眼㖞斜，肢体麻木拘急等症皆为风证的特点。又中风属痰，属痰的临床特点为病人喉中痰鸣，口中流涎，舌謇语涩，舌苔滑腻，脉滑。而据临床所见，中风属痰者甚多，朱丹溪《丹溪心法》认为中风"治痰为先"，又讲"半身不遂，大率多痰"。又中风属瘀，《素问·生气通天论篇》讲："阳气者，大怒则形气绝，而血菀于上，使人薄厥。"张锡纯《医学衷中参西录》讲中风："因怒生热，煎耗肝血，遂致肝中所寄之相火，掀然暴发，挟气血而上冲脑部，以致昏厥。"此说与《内经》所谓的"薄厥"相符，也与西医所谓脑出血亦极其相符。因此治疗中风不仅要分清风中经络与风中脏腑的区别，更要辨清属风、属痰、属瘀这三者的孰轻孰重，方可准确施治。

44. 脑肿瘤术后舌謇不语并四肢不能活动案

【诊疗经过】

宋某，男，13 岁，湖南省长沙市人。

初诊： 2005 年 12 月 11 日

患儿家长诉：患儿于 2005 年 5 月在某医院行脑肿瘤切除术，术后出现舌謇不语，四肢痿弱不能活动，肢体阵发性颤抖。术后半年以来诸症未能缓解。视患儿其舌能伸出口外，但舌体不能转动，伸缩并不灵活。其大便秘结，三日一行，口中有痰涎。舌边紫，苔薄黄，脉细而滑。

西医诊断：脑肿瘤术后。

中医诊断：痰瘀阻络证。

拟方：补阳还五汤合解语丹加大黄、竹沥。

处方：黄芪 20 g，当归尾 5 g，赤芍 10 g，川芎 5 g，桃仁 6 g，红花 3 g，地龙 6 g，天麻 15 g，石菖蒲 20 g，蜜炙远志 10 g，法半夏 8 g，胆南星 3 g，木香 3 g，白附子 3 g，全蝎 3 g，蜈蚣半条，僵蚕 15 g，羌活 6 g，大黄 3 g，竹沥（兑服）10 g，甘草 6 g。15 剂，水煎服。

二诊： 2005 年 12 月 28 日

患儿服药之后，口中已能发出声音，但语音不清，仅仅能够叫出"爸""妈"，尚不能正常说话。双腿已能站立，但行走

中医临床奇迹——国医大师熊继柏诊治疑难危急病症经验续集

不便，双手已能拿碗筷，但仍感无力，其大便已解。舌脉如前，继以原方去大黄，再进 20 剂。

三诊：2006 年 1 月 22 日

患儿口中发音已明显改善，已经能说简单的词语，比如爸爸、妈妈、爷爷、奶奶、姐姐、姑姑等。其四肢活动亦明显改善，能自己用碗筷吃饭，但行动尚不稳，动作迟缓，其口中痰涎大减。舌边仍紫，舌苔薄白，脉细滑。药已显效，原方再进 30 剂。

四诊：2006 年 2 月 26 日

患儿语音已趋正常，四肢活动亦已正常，诸症明显改善。舌苔薄白，脉细。继以原方再进 20 剂。

五诊：2006 年 3 月 26 日

患儿语音已正常，四肢活动亦已正常，身体基本恢复常态。询其并无头晕头痛等症，仅食纳较差。舌苔薄白，脉细。改拟六君子汤加天麻善后收功。

处方：党参 10 g，茯苓 15 g，白术 10 g，法半夏 10 g，陈皮 10，天麻 15 g，甘草 6 g。20 剂，水煎服。

【简要阐析】

（1）凡手术之后，多见瘀阻脉络的病症

凡是手术之后，多见瘀阻脉络的病症。据临床所见，凡头颈部手术之后，容易出现上肢麻木、活动不利等症；凡胸部手术之后，容易出现上肢一侧或两侧肿胀；腹部手术，尤其是女子子宫、卵巢手术之后，容易出现下肢厥冷，下肢一侧或两侧的腿足肿胀，西医称之为"淋巴回流不畅"。凡此病症，皆属瘀阻脉络之证。如此类病人，口中有痰涎兼见舌謇语涩者，更是痰瘀互阻，必须祛瘀化痰通络。

(2) 关于解语丹

解语丹出自程钟龄《医学心悟》，全名神仙解语丹，或谓出自《永类钤方》。此方由白附子、石菖蒲、炙远志、天麻、全蝎、僵蚕、羌活、木香、胆南星所组成。功能熄风、化痰、开窍，主治中风之风痰阻络、舌謇语涩；临床上用治因风痰所致的舌謇不语，屡获显效。

45. 嘴唇抽搐并发口疮案

【诊疗经过】

熊某，女，64岁，湖南省长沙市人。

初诊：2005年5月1日

病人家人代诉：病人半年前发生口舌生疮、溃烂，口疮发作半个月之后出现下嘴唇麻木，继而嘴唇抽搐，一日频发数十次，发作时上下嘴唇频频碰撞，发出"吧""吧"声响。病人现口疮仍作，口中流涎，病已半年，诸治无效。近3个月来，其口唇抽搐明显加重，并且出现双手颤抖，大便秘结。舌苔黄滑而腻，脉弦滑。

西医诊断：腔隙性脑梗死；口腔溃疡。

中医诊断：痰火夹风上亢之嘴唇抽搐并口疮证。

拟方：泻心汤合导痰汤再合天麻止痉散。

处方：黄芩10 g，黄连6 g，大黄5 g，法半夏10 g，陈皮

中医临床奇迹——国医大师熊继柏诊治疑难危急病症经验续集

10 g，茯苓 20 g，枳实 10 g，胆南星 5 g，天麻 20 g，全蝎 3 g，蜈蚣 1 条，僵蚕 20 g，甘草 6 g。15 剂，水煎服。

二诊：2005 年 5 月 15 日

病人服药后大便已通，其口中痰涎减少，口疮已控制，嘴唇抽搐减半，但嘴唇仍然抽搐麻木。舌苔转为薄黄腻，脉象仍然弦滑。原方泻心汤去大黄，再合导痰汤、天麻止痉散。再进 15 剂。

三诊：2005 年 6 月 1 日

病人嘴唇抽搐已止，近 1 个月以来亦未发口疮，诸症悉除。原方再进 15 剂善后，其病痊愈。

【简要阐析】

（1）嘴唇抽搐，病在肝与脾胃

《素问·六节藏象论篇》讲："脾胃者，仓廪之本……其华在唇四白。"嘴唇属脾胃，故患嘴唇病变，首当责之于脾胃。今病人嘴唇抽搐而脉弦，必是肝风乘脾，而其口疮不止，且大便秘结，舌苔又黄，乃胃火之征也。更兼其口涎不止，舌苔黄滑腻，此乃痰浊之象。故以熄风、化痰、泻胃火三法而并治之，竟获捷效。

（2）关于泻心汤

泻心汤出自《金匮要略》，经云："心气不足，吐血、衄血，泻心汤主之。"其"心气不足"四字，后世诸家已作解释。《备急千金要方》认为心气不足乃心气不定，即心烦不安之意。《医宗金鉴》认为"心气有余，热盛也。"《金匮要略》用泻心汤，实为泻心胃之火以治吐血衄血。而本案的病人并无吐衄之症，只是口舌生疮，以其病为心胃之火盛，故选用泻心汤泻其实火。

46. 甲状腺瘤两次手术后复发肿瘤案

【诊疗经过】

岳某，男，54岁，湖南省益阳市人。

初诊： 2018年12月7日

病人诉患甲状腺肿乳头状瘤，一年的时间内，已先后做了两次切除手术。但两次手术之后仅仅半年，肿瘤即复发，在肿瘤医院拟做第三次手术，其检查结果表明肿瘤已转移到喉中。医生告诉病人，如不立即手术，将会导致不能吞咽饮食，而且会失音，无法言语，但手术可能需在喉头开一永久性切口。病人畏惧，始终拒绝做手术，于是改请中医治疗。诊见：病人从喉结至双耳下的颈部有五六个肿块，大的2个有乒乓球大小，小的三四个，有指头大小，触之压痛明显，质地较硬，表面比较光滑，但不可移动。自觉喉中梗塞多痰，吞咽不利。舌苔薄黄，脉滑而数。

西医诊断： 甲状腺乳头状瘤复发转移。

中医诊断： 瘿瘤。

拟方： 海藻玉壶汤加味。

处方： 海藻20g，三棱10g，莪术10g，夏枯草10g，白花蛇舌草15g，当归6g，川芎6g，昆布10g，独活10g，连翘15g，黄芩10g，浙贝母40g，法半夏10g，青皮10g，陈皮10g。30剂，水煎服。

二诊： 2019年1月9日

中医临床奇迹——国医大师熊继柏诊治疑难危急病症经验续集

病人服药后，颈部肿块有消减趋向，质地变软，其中两个大肿块仍有乒乓球大小，而几个小肿块已略见消减。其舌苔黄，脉象仍然滑数，再以原方进30剂。

三诊： 2019年2月17日

病人颈部肿块进一步缩小，原来两个乒乓球大小的肿块明显趋软并且缩小。但病人口苦尿黄，其火热之象明显。舌苔仍黄，脉仍滑数，于是改拟李东垣普济消毒饮去升麻、柴胡加夏枯草、白花蛇舌草、三棱、莪术。

处方：黄芩10 g，黄连5 g，玄参15 g，浙贝母30 g，陈皮10 g，桔梗10 g，板蓝根10 g，连翘10 g，牛蒡子10 g，僵蚕10 g，马勃6 g，三棱10 g，莪术10 g，夏枯草10 g，白花蛇舌草15 g，射干10 g，甘草6 g。30剂，水煎服。

此后病人于2019年3月31日四诊，2019年5月3日五诊，2019年6月14日六诊，2019年11月7日七诊；一、二诊均以海藻玉壶汤为主方；三、四、五、六诊均以普济消毒饮为主方。六诊之后，其颈部肿块基本消退，病人要求继续服药，以期根治，尤其担心复发。第七诊改用香贝养荣汤。

处方：党参15 g，白术10 g，茯苓15 g，陈皮10 g，桔梗10 g，当归6 g，酒炒白芍10 g，川芎6 g，生地黄10 g，炒香附15 g，浙贝母30 g，甘草6 g。此方服用2个月，病人病情稳定，至今尚未复发。

【简要阐析】

(1) 关于瘿瘤证治

瘿是指发生在颈部的肿胀病，颈部呈弥漫性肿大，其肿势逐渐增加，但并不疼痛。一般有气瘿、肉瘿，此外尚有血瘿、筋瘿、石瘿等。一开始治疗应当理气化痰、软坚消肿。瘤，随处可生，或发于皮肉之间，或发于筋骨之处，有气瘤、肉瘤、筋瘤、血瘤、骨瘤，这是按五脏五体来分的，此外还有脂瘤，也就是脂肪瘤。属于恶性者，《医宗金鉴》谓其"坚硬推之不移者，名石瘿"。又谓"坚硬紫色，累累青筋，盘曲若蚯蚓状者……又名石瘤"。《医宗金鉴》又谓"石疽生于颈项旁，坚硬如石色照常"。《医宗金鉴》所载石瘿、石瘤、石疽均生于颈部，均有坚硬如石、推之不移的特点，与现代医学所称颈部的癌症极其相似。无论石瘿、石瘤，均可用海藻玉壶汤治疗。

（2）关于海藻玉壶汤和普济消毒饮

海藻玉壶汤出自《医宗金鉴》，方由海藻、昆布、陈皮、青皮、贝母、法半夏、当归、川芎、独活、连翘、海带和甘草所组成，功用化痰行气，散结消肿。临床常用于治疗颈部坚硬肿块、甲状腺瘤等症。需注意海藻与甘草属于药性十八反禁忌，因此临床使用时应当去甘草，不要违反禁忌。

普济消毒饮出自《东垣试效方》，方由黄芩、黄连、橘红、玄参、连翘、牛蒡子、板蓝根、升麻、柴胡、僵蚕、马勃、桔梗、甘草所组成。功用清热解毒，搜风消肿。用治头面红肿热痛，比如大头瘟与急性腮腺炎等症。清代温病学家吴鞠通又将普济消毒饮去升麻、柴胡，并去黄芩、黄连，用于治疗"温毒咽痛喉肿，耳前耳后肿，颊肿，面正赤，或喉不痛，但外肿，甚则耳聋，俗名大头温、虾蟆温者"，并叮嘱初起一、二日去芩连，三、四日加之佳，就是开始去黄芩、黄连，说明有火热者，还是要用黄芩与黄连。

47. 食管占位噎膈案

【诊疗经过】

伍某，女，56岁，湖南省石门县人。

初诊：2018年1月28日

病人吞咽梗塞，饮食难于下咽，病约5个月。进而声音嘶哑，呼吸迫促，胸脘部胀满不舒，时而恶心呕逆。在医院检查，提示：食管黏膜隆起，平滑肌瘤可能性大。因黏膜隆起局部与周围大血管粘连无法手术，转请中医治疗。其舌苔黄滑，脉滑。

西医诊断：食管平滑肌瘤？

中医诊断：噎膈，痰热阻滞证。

拟方：黄芩温胆汤合启膈散。

处方：黄芩10 g，陈皮10 g，法半夏10 g，茯苓15 g，枳实10 g，竹茹10 g，沙参10 g，丹参10 g，浙贝母40 g，郁金15 g，砂仁10 g，荷叶蒂10 g，甘草6 g。20剂，水煎服。

二诊：2018年3月16日

病人服药后恶心呕逆已止，声音嘶哑略有好转，但吞咽仍困难，自觉服中药以后有明显效果，已自行将原方再进15剂。现症见：吞咽困难，胸闷，呼吸迫促，舌苔黄滑，脉滑。

拟方：小陷胸汤合启膈散。

处方：黄连5 g，炒瓜蒌皮6 g，法半夏10 g，沙参15 g，丹参 10 g，茯苓 15 g，浙贝母 40 g，郁金 15 g，砂仁 10 g，荷叶蒂 10 g，甘草 6 g。30 剂，水煎服。

三诊：2018 年 4 月 18 日

病人诉呼吸喘促明显减轻，吞咽梗塞亦减轻，声音嘶哑明显好转，药已大效，其舌脉如前。

拟方：小陷胸汤合启膈散加三棱、莪术。

处方：黄连 5 g，炒瓜蒌皮 6 g，法半夏 10 g，沙参 15 g，丹参 10 g，茯苓 15 g，浙贝母 40 g，郁金 15 g，砂仁 10 g，荷叶蒂 10 g，甘草 6 g，三棱 10 g，莪术 10 g。30 剂，水煎服。

四诊：2018 年 5 月 30 日

病人诸症明显好转，其本人及全家均喜出望外，舌脉如前。原方再进 30 剂。

五诊：2018 年 8 月 8 日

病人诉诸症基本消除，舌苔转薄白，脉滑。原方再进 30 剂。

六诊：2018 年 9 月 26 日

病人诸症均已消失，近 1 个月在医院先后进行两次食管镜检查，结果提示原食管黏膜隆起已消失，食管无异常改变。

【简要阐析】

（1）关于噎膈病

噎膈病是以吞咽梗阻，饮食难下，或纳而即出为特点的病症。关于此病的病机，《素问·阴阳别论篇》提到："三阳结，谓之膈。"所谓三阳者，太阳也。足太阳为膀胱经，手太阳为小肠经。所谓结者，邪气闭结。《灵枢·四时气》有云："饮食不下，膈塞不通，邪在胃脘。"经文所谓"三阳结"是指膀胱与小肠传导失职，水气不化，以致邪气闭结。经文所谓"邪在胃脘"，是指其所病的具体部位。本案所见，便是以痰气与邪热阻滞胃脘上部及食管，形成局部肿块占位。痰与气阻滞食管，压迫胸肺，于是出现以噎膈为主的诸症。因此治疗此病必须化痰理气，消肿块。

（2）关于启膈散

启膈散出自《医学心悟》，方由丹参、沙参、茯苓、贝母、郁金、砂仁、荷叶蒂和杵头糠所组成。功用为润燥解郁、化痰降逆。程钟龄云："凡噎膈症，不出胃脘干槁四字。槁在上脘者，水饮可行，食物难入。槁在下脘者，食虽可入，久而复出。……然其间有挟虫、挟血、挟痰与食而为病者，皆当按法兼治，不可忽也。"启膈散为通噎膈开关之剂，本案用启膈散便是通其噎膈。先以黄芩温胆汤，后以小陷胸汤，去胃脘胸膈之痰也；后加三棱、莪术去瘀积，消肿块也。

48. 急性白血病化疗之后全身多发肿块案

【诊疗经过】

杨某，女，61岁，湖南省沅江市人。

初诊：2018年5月30日

病人于2017年秋患急性白血病，于省级某大医院确诊后住院治疗，在医院连续做了几个月的化疗。出院不久，其颈部、腋下及胸锁骨的上方多处出现淋巴结肿块，再次住院进行化疗。但此次化疗之后，病人极其难受，身体严重乏力，心慌，气短，不能饮食，恶心欲呕，行走困难，遂停止化疗，改用靶向药物治疗。数月后，其淋巴结肿块却越来越多，全身症状也明显增加，故自行停用西药，改请中医治疗。诊见病人双耳下数个肿块如乒乓球大小，腋下及胸锁骨上方有多个肿块如指头大小，质地较硬，有明显压痛，皮色不变，胸腹部皮下、腹股沟也有多个小结节。病人全身虚弱之象十分明显，且形体消瘦，行走艰难，只能坐轮椅。声低气短，纳差，心悸，头晕，面色暗淡，舌淡略紫，舌苔薄白，脉虚细。

西医诊断：急性白血病继发全身淋巴结肿大。

中医诊断：气血虚衰兼痰瘀凝滞肿瘤证。

拟方：香贝养荣汤加天葵子、夏枯草。

处方：西洋参 10 g，香附 15 g，浙贝母 30 g，当归 6 g，川芎 6 g，熟地黄 10 g，炒白芍 10 g，炒白术 10 g，茯苓 15 g，陈皮 10 g，桔梗 10 g，夏枯草 10 g，天葵子 10 g，炙甘草 6 g。20 剂，水煎服。

二诊：2018 年 6 月 17 日

病人服药后，精神明显好转，食纳已增，全身淋巴结肿块未见增长，其双耳下几个大肿块已经变软，舌脉如前，仍用攻补兼施法。

拟方：香贝养荣汤加天葵子、夏枯草、三棱、莪术。

处方：西洋参 10 g，香附 15 g，浙贝母 40 g，当归 6 g，川芎 6 g，熟地黄 10 g，炒白芍 10 g，炒白术 10 g，茯苓 15 g，陈皮 10 g，桔梗 10 g，夏枯草 10 g，天葵子 10 g，炙甘草 6 g，

三棱 10 g，莪术 10 g。30 剂，水煎服。

三诊： 2018 年 7 月 20 日

病人服药后原有诸症如食少疲乏、气短、心悸均明显好转，已经丢开轮椅步入诊室。查其颈部、腋下、腹股沟部等处肿块明显缩小，舌脉如前。原方再进 30 剂。

四诊： 2018 年 8 月 24 日

病人全身多处肿块大部分消退，精神已转正常，再予前方善后。

【简要阐析】

（1）肿瘤病人放、化疗之后，多见虚衰之症，必先补其虚

现代医学用化疗、放疗治疗肿瘤病、白血病取效明显。但是对于老人、体质虚弱者，或迁延已久的病人易出现全身虚衰的情况，并由于虚衰而变生诸症。《素问·评热病论篇》云"邪之所凑，其气必虚"；《灵枢·口问》曰"邪之所在，皆为不足"。不论是外感还是内伤，必先是人体正气不足，方可生病。《灵枢·百病始生》曰"两虚相得，乃客其形"。两虚，一指人体之虚，二指外来的虚风邪气。经过放、化疗或手术之后的病人，正气已虚，必须尽快恢复正气，以防复发，变生他病。本案的急性白血病病人在放化疗之后，其白血病诸症已除，但由于病人正气虚衰过度，反而在全身多处发生肿块。此正所谓"邪之所在，皆为不足"，显然是正虚邪实的虚实夹杂证，因此必先理其虚，而后在补虚中祛邪，方可取效。

（2）关于香贝养荣汤

香贝养荣汤出自《医宗金鉴》，方由八珍汤加香附、贝母、陈皮、桔梗所组成，可益气养血，化痰散结。《医宗金鉴·外科心法要诀》中原本用此方治疗石疽病，歌云："香贝养荣用四君，四物贝桔香附陈，气血两虚宜多服，筋瘰石疽效如神。"此方于临床用于治疗一切肿瘤病而见气血虚弱者，可以益气血，消肿块；用于肿瘤全身虚弱而正气未复者，可以复元气，防复发。

49. 肺癌咳血胸痛并脑转移头痛案

【诊疗经过】

陈某，男，54岁，湖南省长沙市人。

初诊：2016年12月1日

病人因咳嗽，咳血，于2016年11月在湖南省某医院进行胸部CT和肺部穿刺检查，诊断为左下肺小细胞肺癌晚期，在医院进行化疗。在化疗过程中发现肿瘤细胞向脑组织转移，遂转而就诊于中医。现病人咳嗽阵作，痰中带血，胸胁疼痛，兼左侧头痛，目中赤缕，舌苔黄腻，脉滑数。

西医诊断：肺癌并脑转移。

中医诊断：痰热夹瘀，阻塞胸肺之证。

拟方：桑贝散合小陷胸汤、木金颠倒散、犀黄丸加白芷、川芎、夏枯草、白花蛇舌草。

处方：桑白皮15 g，浙贝母30 g，黄连5 g，炒瓜蒌皮

6 g，法半夏 10 g，郁金 15 g，广木香 6 g，白芷 30 g，川芎 10 g，夏枯草 10 g，白花蛇舌草 15 g，煅乳香 6 g，煅没药 6 g，甘草 6 g。20 剂，水煎服。

另：犀牛黄 3 g，麝香 3 g，分 20 天冲服。

二诊： 2016 年 12 月 22 日

病人咳嗽、咳血、胸痛、头痛较前均有好转。舌苔薄黄腻，脉滑数。原方再进 20 剂，并叮嘱其继续进行化疗。

三诊： 2017 年 2 月 9 日

病人咳嗽好转，咳血已止，胸痛、头痛亦明显减轻。舌苔黄腻，脉滑。原方再进 30 剂。

四诊： 2017 年 3 月 30 日

五诊： 2017 年 6 月 15 日

病人诸症显减，均以原方不变，每次再予 20 剂，两次共给予 40 剂。

六诊： 2017 年 8 月 3 日

病人前几日因吹空调受寒后，突觉喉痒不适，咽喉多痰，咳嗽，呼吸不利。舌苔薄黄，脉滑。

拟方：桑贝止嗽散加味。

处方：桑白皮 15 g，浙贝母 30 g，杏仁 10 g，桔梗 10 g，炙紫菀 10 g，百部 10 g，白前 10 g，陈皮 10 g，荆芥 10 g，薄荷 10 g，矮地茶 10 g，甘草 6 g。20 剂，水煎服。

七诊： 2017 年 9 月 15 日

病人服药后咳嗽已止，时而胸痛。舌苔薄黄，脉细滑。

拟方：桑贝散合小陷胸汤再合犀黄丸。

处方：桑白皮 15 g，浙贝母 30 g，黄连 5 g，炒瓜蒌皮 6 g，法半夏 10 g，煅乳香 6 g，煅没药 6 g，白花蛇舌草 15 g，甘草 6 g。20 剂，水煎服。

另：犀牛黄 3 g，麝香 3 g，分 20 天冲服。

八诊： 2017 年 12 月 17 日

病人诸症好转，胸痛、头痛已止，咳嗽、气短已止。但精神疲乏，舌苔薄黄，脉滑。

拟方：小陷胸汤加西洋参、贝母。

处方：西洋参 10 g，黄连 5 g，炒瓜蒌皮 6 g，法半夏 10 g，浙贝母 40 g。20 剂，水煎服。

九诊： 2018 年 2 月 4 日

病人诸症已除，但精神欠佳，食纳较差，喉中有痰。舌苔薄黄，脉滑。

拟方：六君子汤加三仙、浙贝母。

处方：西洋参 10 g，炒白术 10 g，茯苓 15 g，陈皮 10 g，法半夏 10 g，焦山楂 10 g，焦神曲 10 g，炒麦芽 15 g，浙贝母 40 g，炙甘草 6 g。15 剂，水煎服。

此后病人分别于 2018 年 4 月 18 日，2018 年 7 月 6 日，2018 年 9 月 30 日，2019 年 4 月 24 日，2019 年 8 月 14 日，先后 5 次就诊，诸症逐渐好转。选方基本为六君子汤加贝母、白花蛇舌草。此病人就诊十余次，其肺癌未做手术，在西医院共做化疗 19 次，放疗 40 次，服中药 200 余剂，诸症平息。2020 年 8 月底，病人在医院做头部磁共振和胸部 CT 检查，其肺部、脑部的肿块均已消除，其病痊愈。

【简要阐析】

（1）谈谈中西医结合治疗肺癌的体会

临床所见，肺癌的症状特点是咳嗽、气喘、胸痛或胸背痛，咳痰色白或黄稠，或痰中带血，其舌苔或为薄白腻，或为黄厚腻，其脉或滑或细滑或滑数。临床多见舌苔黄腻，脉象滑数。肺癌的病机显然为痰热结聚在胸肺，其中从寒化者较少，从热化者偏多。肺癌的治疗不外化痰、祛瘀、清肺、止咳。从热化者，必须化痰热、清肺治喘咳。临床实践证明，中医药治肺癌确实有一定效果，但是消除实质性肿块进度较慢。而西医的放疗、化疗起效较快，因此临床上治疗肺癌，如果进行放疗和化疗，又服用中药，两者结合，取效倍增。本案即是中西医结合治愈肺癌的典型病例。如果病人体质太弱，或在放化疗之时反应过大者，可适当停止。做化疗后病人虚弱之象明显者，可视其具体症状，或补脾肺之气，或益肺胃之阴。"观其脉证，知犯何逆，随证治之。"

（2）关于犀黄丸

犀黄丸出自《外科全生集》，现在又称西黄丸，方由犀牛黄、乳香、没药、麝香所组成，以黄米饭捣烂为丸做成成药。功用为清热解毒、消瘀肿、止疼痛。此方为临床常用的名方。凡属痰瘀、热毒壅滞而成的肿瘤，如肺癌、肝癌、乳腺癌或头部肿瘤皆可配合使用。但麝香已经禁用，犀牛黄价格昂贵，所以此方已不再是常用方药。

50. 肝癌案

【诊疗经过】

刘某，女，49岁，湖南省汉寿县人。

初诊：2014年6月29日

病人于2014年6月25日因脘腹胀痛，大便秘结，在省内某大医院住院。经CT等检查诊断：①肝脏占位病变，肝癌。②胆囊多发结石。③高血压病3级、极高危。医院建议化疗或者手术治疗。但是病人及家属均惧怕手术，认为肝癌是绝症，考虑家庭经济较拮据，害怕人财两空，不愿在医院化疗，更不愿意做手术，遂于6月27日出院。出院时医院医嘱：①转院及时治疗。②定期复查CT。出院后的第三天，经人介绍，前来就诊。诊察发现病人脘腹胀大，右胁脘胀痛明显，目睛发黄，面色发黄，大便秘结，3～5日一行，口苦，尿黄。面色及嘴唇发暗，舌边紫，苔黄腻，脉弦数。

西医诊断：肝癌并胆结石。

中医诊断：肝胆湿热之臌胀、胁痛。

拟方：茵陈二金汤合厚朴三物汤、三甲散。

处方：茵陈30 g，鸡内金15 g，海金沙15 g，厚朴20 g，大腹皮10 g，猪苓10 g，茯苓30 g，通草6 g，枳实10 g，大黄5 g，生牡蛎20 g，炒鳖甲30 g，炮穿山甲5 g。20剂，水煎服。

二诊：2014年7月25日

病人服药后大便已通，日行 2 次。腹胀、腹痛已见减轻，目黄、面黄亦减。舌脉如前。

拟方：茵陈二金汤合三甲散。

处方：茵陈 30 g，鸡内金 15 g，海金沙 15 g，厚朴 20 g，大腹皮 10 g，猪苓 10 g，茯苓 30 g，通草 6 g，生牡蛎 20 g，炒鳖甲 30 g，炮穿山甲 5 g。20 剂，水煎服。

三诊：2014 年 8 月 17 日

病人腹部胀痛已经缓解，但大便又秘结，3 天 1 次。舌苔黄，脉弦数。

拟方：茵陈二金汤合厚朴三物汤加熊胆粉。

处方：茵陈 15 g，鸡内金 15 g，海金沙 15 g，厚朴 20 g，大腹皮 10 g，猪苓 10 g，茯苓 30 g，通草 6 g，枳实 10 g，大黄 3 g。30 剂，水煎服。

熊胆粉 30 g，装胶囊，分 30 日吞服。

四诊：2014 年 9 月 21 日

病人腹部胀痛明显减轻，大便已行，一日 1～2 次。舌苔转为薄黄，脉弦而略数。

拟方：茵陈二金汤合三甲散。

处方：茵陈 15 g，鸡内金 15 g，海金沙 15 g，厚朴 20 g，大腹皮 10 g，猪苓 10 g，茯苓 30 g，通草 6 g，生牡蛎 20 g，炒鳖甲 30 g，炮穿山甲 5 g。30 剂，水煎服。

五诊：2014 年 11 月 26 日

病人腹胀腹痛明显减轻，舌苔薄黄，脉弦数。上方再进 30 剂。

六诊：2014 年 12 月 3 日

病人腹胀腹痛已不明显，但近日右乳上方及胸部疼痛，口苦，舌苔薄黄，脉弦细数。

拟方：茵陈二金汤合三甲散、木金颠倒散加黄芩、栀子。

处方：茵陈 15 g，鸡内金 15 g，海金沙 15 g，厚朴 20 g，大腹皮 10 g，猪苓 10 g，通草 6 g，生牡蛎 20 g，炒鳖甲 30 g，炮穿山甲 5 g，郁金 15 g，广木香 6 g，黄芩 10 g，栀子 6 g。30 剂，水煎服。

七诊：2015 年 1 月 26 日

病人服药后胸痛已止，但近日小腹微胀，大便由秘转溏，舌苔薄黄，脉弦细数。

拟方：茵陈二金汤合三甲散加广木香。

处方：茵陈 15 g，鸡内金 15 g，海金沙 15 g，厚朴 20 g，大腹皮 10 g，猪苓 10 g，通草 6 g，生牡蛎 20 g，炒鳖甲 30 g，炮穿山甲 5 g，广木香 6 g。30 剂，水煎服。

八诊：2015 年 4 月 1 日

病人诸症明显减轻，自行将上方加服 30 剂，现在并无突出症状。其面色仍发黄，舌苔薄黄，脉弦细数。

拟方：茵陈二金汤合三甲散。

处方：茵陈 15 g，鸡内金 15 g，海金沙 15 g，厚朴 20 g，大腹皮 10 g，猪苓 10 g，通草 6 g，生牡蛎 20 g，炒鳖甲 30 g，炮穿山甲 5 g。30 剂，水煎服。

九诊：2015 年 5 月 22 日

病人腹胀基本解除，黄疸已退，但面色发暗，出现黑疸，大便正常。舌边紫，苔薄黄，脉弦细数。用茵陈二金汤合三甲散加桃仁、赤芍、牡丹皮、栀子。

处方：茵陈 15 g，鸡内金 15 g，海金沙 15 g，厚朴 20 g，大腹皮 10 g，猪苓 10 g，通草 6 g，生牡蛎 20 g，炒鳖甲 30 g，炮穿山甲 5 g，桃仁 10 g，赤芍 10 g，牡丹皮 10 g，栀子 10 g。30 剂，水煎服。

此后病人分别于 2015 年 10 月 18 日，2015 年 12 月 9 日，2016 年 3 月 4 日，2016 年 4 月 29 日，2016 年 6 月 29 日，2016 年 8 月 24 日，2016 年 11 月 27 日，2017 年 1 月 20 日，2017 年 3 月 24 日，多次复诊，均以茵陈二金汤合三甲散加桃仁、赤芍、牡丹皮、栀子治之。

十九诊：2017 年 5 月 21 日

病人诉近日咽部梗塞不舒，时而咳嗽，咽痒，病人担心咽部不适会发生肿块。查其咽中略红，并无肿块。舌苔薄白，脉滑。断其为感受风邪所致，改用玄贝桔甘汤合半夏厚朴汤、翘荷汤治疗。

处方：玄参 10 g，浙贝母 30 g，桔梗 10 g，法半夏 10 g，厚朴 15 g，茯苓 15 g，紫苏叶 10 g，连翘 10 g，薄荷 10 g，山栀子 6 g，甘草 6 g。10 剂，水煎服。

二十诊：2017 年 6 月 18 日

服药后咽喉不利及咳嗽诸症已愈，其黑疸已消退，舌苔薄黄，脉弦。

拟方：茵陈二金汤合三甲散。

处方：茵陈 15 g，鸡内金 15 g，海金沙 15 g，厚朴 20 g，

大腹皮 10 g，猪苓 10 g，通草 6 g，生牡蛎 20 g，炒鳖甲 30 g，炮穿山甲 5 g。30 剂，水煎服。

二十一诊：2017 年 9 月 21 日

病人近日口苦，食后胃脘有胀感。舌脉如前。

拟方：二金汤合三甲散加砂仁、神曲、炒山楂。

处方：鸡内金 15 g，海金沙 15 g，厚朴 20 g，大腹皮 10 g，猪苓 10 g，通草 6 g，生牡蛎 20 g，炒鳖甲 30 g，炮穿山甲 5 g，砂仁 10 g，神曲 10 g，炒山楂 10 g。20 剂，水煎服。

二十二诊：2017 年 11 月 22 日

病人近日舌上长出一个黑斑点，不疼痛，但病人紧张，害怕舌上生肿块。其舌苔薄黄，脉弦。

拟方：二金汤合三甲散加栀子、牡丹皮、连翘、金银花。

处方：鸡内金 15 g，海金沙 15 g，厚朴 20 g，大腹皮 10 g，猪苓 10 g，通草 6 g，生牡蛎 20 g，炒鳖甲 30 g，炮穿山甲 5 g，栀子 10 g，牡丹皮 10 g，连翘 10 g，金银花 10 g，甘草 6 g。30 剂，水煎服。

二十三诊：2018 年 1 月 31 日

病人舌上黑色斑点已成小肿块，如蚕豆大小，时而疼痛，且舌上有烧灼感。并说近两个月以来吃鸡肉、牛肉较多。舌苔转薄黄腻，脉细数。此乃"肥甘生内热"也。

拟方：清心导赤散合三甲散、活络效灵丹加连翘、金银花、白花蛇舌草。

处方：生地黄 10 g，木通 6 g，灯心草 6 g，黄连 5 g，丹参 10 g，当归 10 g，煅乳香 6 g，煅没药 6 g，连翘 10 g，金银花 10 g，白花蛇舌草 15 g，生牡蛎 20 g，炒鳖甲 30 g，炮穿山甲 6 g，甘草 6 g。30 剂，水煎服。

二十四诊： 2018 年 3 月 30 日

病人舌上黑色小肿块已经消减，舌上疼痛烧灼感明显减轻。舌边紫，舌苔薄黄，脉细数。此时病人拿出 2018 年 3 月 27 日在某三甲医院的 CT 扫描的诊断书，诊断结果为：①肝门左侧旁占位，与前 CT 片对照，范围缩小。肝左叶局部胆管扩张。②肝多发小血管瘤。③肝胆管小结石。以上方再进 30 剂。

二十五诊： 2018 年 7 月 15 日

病人舌上的黑色肿块已消退至绿豆大小，舌上偶有烧灼感，舌脉如前。用上方再进 30 剂。

二十六诊： 2018 年 10 月 28 日

病人舌上肿块已消，舌脉如前，其咽部复有痛感，查见咽部发红。舌苔薄黄，脉细数。改用玄贝桔甘汤合银翘马勃散。

处方：玄参 10 g，浙贝母 30 g，桔梗 10 g，金银花 10 g，连翘 10 g，马勃 6 g，射干 10 g，牛蒡子 10 g，甘草 6 g。30 剂，水煎服。

二十七诊： 2019 年 1 月 16 日

病人舌上灼痛、咽痛等诸症悉减，原舌上肿块已消。舌红苔黄，脉细略数。上方再进 15 剂。

三十诊： 2019 年 5 月 15 日

病人诸症均已消退，要求再服药巩固。舌苔薄黄，脉细略数。改用银翘马勃饮合三甲散治疗。

处方：金银花 15 g，连翘 15 g，牛蒡子 10 g，马勃 6 g，桔梗 10 g，射干 10 g，生牡蛎 20 g，炒鳖甲 30 g，炮穿山甲 6 g，甘草 6 g。30 剂，水煎服。

2020 年夏天，电话回访，病人诸症悉除，已如常人。因服中药 5 年，几乎没有中断。现已停药年余，一切安然无恙。

【简要阐析】

(1) 关于中医药治疗肝癌

服用中药平息肝癌诸症，本案是一个典型的经验案例。近年来，接诊肝癌病人较多，其中有数例病人救治成功。有的是肝癌手术后服用中药数年而病人无恙，有的是边做介入治疗边服用中药数年后无症状反应。唯有本案肝癌病人，既未做放化疗，又未做介入治疗，更未做手术，经服中药 5 年，使诸症平息，至少是中医药治疗肝癌的一次尝试，并取得了一次成功的经验。通过这个案例，可以看出两个关键点：一是医生与病人之间的密切配合，病人坚信医生，医生密切关注病人的病情。《素问·汤液醪醴论篇》提到："病为本，工为标，标本不得，邪气不服。"《素问·移精变气论篇》云："标本已得，邪气乃服。"经文指出，病人为本，医生为标，标本密切配合，疾病才能被治愈。说明医生和病人的密切配合是治疗取效的关键。对于这种顽疾、重疾的治疗尤其如此。二是贵在坚持，治久病要有守有方，此案正是贵于坚持，医者坚守既定的方略。本案始终以二金汤合三甲散为基本方，随证加减。病人坚持 5 年连续服药，实在很不容易啊！说明坚持乃是胜利的保障。

(2) 关于三甲散

三甲散原方出于《瘟疫论》，由鳖甲、炮穿山甲、牡蛎等

10味药物所组成，用治久疟羸弱而胸胁锥痛之症。本案中所用的三甲散只取其中的三甲：鳖甲、炮山甲、牡蛎。鳖甲入肝，软坚散结，养阴清热，平肝熄风；炮穿山甲入肝胃，消肿散痈，通经活络，破气行血；牡蛎入肝肾，敛阴潜阳，化痰软坚，治瘰消瘤。取此三味，一以集中入肝治肝，二以软坚散结消肿瘤。

（3）简谈诊治肿瘤四辨

中医诊治肿瘤必须四辨：

一辨痰与瘀。肿瘤无论是良性还是恶性，其形成的主要因素一是痰，二是瘀。临证时要根据病人的临床表现，舌象脉象特点，辨证是以痰为主还是以瘀为主。

二辨寒与热。肿瘤病有的是寒证，有的是热证。如肝癌、肺癌、胆囊癌、鼻咽癌、胰腺癌、宫颈癌大多偏于热证；而其他的癌症，往往偏于寒证。这是从临床经验所得出的结论。《灵枢·百病始生》云："积之始生，得寒乃生，厥乃成积也。"又云："肠外有寒，汁沫与血相抟，则并合凝聚不得散，而积成矣。"肿瘤的形成主要因素是寒气、痰饮、瘀血凝结而成。但是积久可以化热，由于人的体质有寒热差异，所以许多的积块病可以从热化。

三辨虚与实。少壮之人、体质素来强盛之人以及早期肿瘤病人，患肿瘤时多为实证。凡是老弱之人、反复发作的肿瘤病人以及晚期肿瘤病人，或者是接受化疗、放疗后的肿瘤病人则偏多虚证。临床上要根据病人的症状表现、舌象、脉象明辨虚实。虚则补之，实则泻之，虚实兼顾，正确施治。

四辨肿瘤部位。近年来肿瘤发病率升高，尤其以恶性肿瘤为多见。恶性肿瘤发生于人身上的部位几乎到处都有，如头、鼻、咽喉、口腔、舌、甲状腺、食管、肺、胃、胆、胰、肝、肾、大肠、小肠、膀胱、前列腺、淋巴、子宫、卵巢、阴道、阴茎等脏腑器官组织均可发生肿瘤癌变。不同的脏腑器官的肿瘤，必然会表现出不同的症状特点和变化特点。比如肺癌的症状特点为咳、喘、咯血、胸痛。肝癌的症状特点为脘腹胀痛、便血、黑疸。胆囊癌的症状特点为黄疸、胁腹胀痛、便秘、呕逆。食管癌、胃癌的症状特点为胃中烧灼、胀闷、疼痛、吞咽困难。胰腺癌的症状特点为腹胀、腹痛、不能进食、大便秘结。肠癌的症状特点为腹部胀痛、下痢或便秘、大便下脓血、肛门部坠痛。膀胱癌的症状特点为血尿、小便热、涩、疼痛，小腹痛。宫颈癌的症状特点为小腹或少腹疼痛、五色带下、接触性出血、甚或崩漏。鼻咽癌的症状特点为鼻塞、鼻衄、声嘶、咽部肿痛等。临证诊疗时，应当分辨部位，根据不同脏腑组织的生理功能或病理变化特点予以施治。总的来说，中医治疗肿瘤，无论是什么样的肿瘤，都必须辨证施治，绝不是用一方或者几味药通治，那是不符合中医治病的基本原则的。

51. 一身散发秽气案

【诊疗经过】

陈某，女，45 岁，湖南省邵阳市人。

初诊：2018 年 6 月 1 日

病人自诉一身散发秽浊之气，一开始被家人发觉时自己尚无明显感觉，2个月后，自己开始有明显感觉。其秽气时弱时强，当秽气较强时，旁人不能靠近，闻到此气后立即欲呕。病已一年，愈来愈重。凡与之近距离接触的人，均远而避之，连家人也与之拉开距离。病人在诉说病情时，边说边哭，痛苦不已。询其气味发出的部位，一非狐臭，二非鼻渊，三非牙疳。但越是汗出之时，秽气越是明显，显然是汗腺散发的秽气。病人诉有妇科炎症，时有黄带，小便黄。舌苔黄白腻，脉细数。

西医诊断：不明确，考虑内分泌功能失调？

中医诊断：湿热郁滞，汗腺散发秽气。

拟方：甘露消毒丹合易黄汤。

处方：土茯苓 30 g，石菖蒲 15 g，滑石 15 g，黄芩 10 g，浙贝母 15 g，通草 6 g，藿香 10 g，连翘 10 g，白蔻仁 6 g，薄荷 10 g，射干 10 g，黄柏 10 g，芡实 15 g，淮山 15 g，白果 10 g，车前子 10 g，甘草 6 g。30 剂，水煎服。

二诊：2018 年 7 月 2 日

病人服药后秽浊之气有所减轻，黄带明显减少。其舌脉如前，原方加佩兰再进 30 剂。

处方：土茯苓 30 g，石菖蒲 15 g，滑石 15 g，黄芩 10 g，浙贝母 15 g，通草 6 g，藿香 10 g，连翘 10 g，白蔻仁 6 g，薄荷 10 g，射干 10 g，黄柏 10 g，芡实 15 g，淮山 15 g，白果 10 g，车前子 10 g，佩兰 10 g，甘草 6 g。30 剂，水煎服。

三诊：2018 年 8 月 5 日

病人一身秽浊之气大减，病人及其家人皆喜出望外，要求服药尽快根治。其舌苔转至薄黄，脉细。原方再进 30 剂后，其病痊愈。

【简要阐析】

（1）身体散发秽浊之气，临证如何辨识

人身冒出臭秽之气，一般常见的有四种情况：①鼻渊，②牙疳，③狐臭，④阴部气味。除此之外，尚有汗腺。此病人的臭秽之气已经明确是由汗腺而来。而病人舌苔黄白厚腻且兼有黄白带下，是湿热之邪郁滞气分。治疗当需清湿热，去秽浊。故予甘露消毒丹加易黄汤，不仅可以治湿热之带下，更可利小便以祛湿热。

（2）关于甘露消毒丹

甘露消毒丹原方出自王孟英《温热经纬》，原名普济解毒丹。被称为甘露消毒丹是出自《医效秘传》。方由滑石、藿香、白蔻仁、石菖蒲、茵陈、黄芩、连翘、木通、射干、薄荷、贝母 11 味药组成。功用：清热利湿，化浊解毒。用于瘟疫，暑温、湿温病的邪在气分之证。临床上治疗慢性乙型肝炎、黄疸型肝炎、疫毒口疮、咽肿喉痹、口腔生白斑、苔癣，均有显效。

二、妇科疾病诊治奇案

1. 闭经并臌胀案

【诊疗经过】

张某，女，18 岁，湖南省浏阳市人。

初诊：2002 年 5 月 12 日

病人闭经 1 年，从闭经 2 个月后开始腹部胀大，进而渐渐腹胀如鼓，两足跗肿。在当地医院检查，发现腹腔有大量积液，但未能明确鼓胀的原因。病至半年，腹胀更甚，遂到某大医院检查，诊断结果：肝血管栓塞、肝纤维化、布-加综合征、腹腔及盆腔大量积液。先后住院两次，时间达两个多月，抽水 7 次，抽水之后经过数日，腹部又胀大如鼓。月经始终未行，遂改请中医治疗。症见病人腹部胀大，硬满，腹壁有少许紫筋暴露，其形体消瘦，两足跗肿，食少，尿少。面色暗黄，嘴唇晦暗，舌淡紫，苔白腻，脉沉细而缓。

西医诊断：肝血管栓塞，布-加综合征。

中医诊断：血分水胀证。

拟方：桂枝茯苓丸合胃苓汤加味。

处方：桂枝 10 g，茯苓 30 g，桃仁 10 g，赤芍 10 g，牡丹

皮 10 g，苍术 10 g，陈皮 10 g，厚朴 30 g，猪苓 10 g，泽泻 10 g，炒白术 10 g，三棱 10 g，莪术 10 g，甘草 6 g。20 剂，水煎服。

二诊： 2002 年 6 月 2 日

病人服药后，月经已行，经色暗黑，其量很少，其腹胀明显减轻。舌脉如前，原方再进 20 剂。

三诊： 2002 年 6 月 23 日

病人诉腹胀大减，足肿已消。但其面色仍暗，舌苔转薄白，脉细，再以上方去三棱、莪术加鳖甲治之。

处方： 桂枝 10 g，茯苓 30 g，桃仁 10 g，赤芍 10 g，牡丹皮 10 g，苍术 10 g，陈皮 10 g，厚朴 30 g，猪苓 10 g，泽泻 10 g，炒白术 10 g，炒鳖甲 30 g，甘草 6 g。20 剂，水煎服。

四诊： 2002 年 7 月 14 日

病人腹胀全消，月经已行，经量已增，血色仍然暗红。但觉精神疲乏，食纳较差，舌苔薄白，脉细。改拟归芍六君子汤合平胃散，善后恢复，其病痊愈。

处方： 当归 10 g，赤芍 10 g，陈皮 10 g，法半夏 10 g，炒白术 10 g，茯苓 30 g，西洋参片 6 g，苍术 10 g，厚朴 30 g，甘草 6 g。15 剂，水煎服。

【简要阐析】

（1）先闭经而后肿胀，病名"血分"

《金匮要略》曰："经水前断，后病水，名曰血分，此病难治；先病水，后经水断，名曰水分，此病易治。"本案病人闭经在先，臌胀水肿在后，显属血分证。即血瘀在先，水停在

中医临床奇迹——国医大师熊继柏诊治疑难危急病症经验续集

后，称为血分肿胀证，治疗必先祛瘀而后除水。《素问·汤液醪醴论篇》谓治疗水肿病，要"开鬼门，洁净府，去菀陈莝"。所谓"去菀陈莝"即逐水去瘀之法。《灵枢·小针解》曰："宛陈则除之者，去血脉也。"《金匮要略》又云："病水腹大，小便不利，其脉沉绝者，有水，可下之。"此皆"去菀陈莝"之法也。

（2）关于桂枝茯苓丸和胃苓汤

桂枝茯苓丸出自《金匮要略》，原本用以治疗妇人癥积。方由桂枝、茯苓、桃仁、赤芍、牡丹皮组成，方中桂枝温阳除寒，茯苓利水化饮，桃仁、赤芍、牡丹皮活血祛瘀，此方为活血化瘀之剂。除治疗癥积之外，临床用治瘀血痛经以及产后恶露不下的腹痛，均有效验。此方的创方是按照内经的理论所制定的，《灵枢·百病始生》云："肠外有寒，汁沫与血相抟，则并合凝聚不得散，而积成矣。"桂枝茯苓丸，正是集中针对3个病因，桂枝温阳散寒，茯苓化饮、除汁沫，桃仁、赤芍、牡丹皮祛瘀血，所以用于治寒气、痰饮和瘀血相凝结的癥积病症。

胃苓汤出自《丹溪心法》，由五苓散合平胃散所组成，功用除湿健脾，化气行水。凡湿滞中焦，水湿停聚之腹胀泄泻者，此方皆宜。

2. 性交出血 10 余年不愈案

【诊疗经过】

古某，女，33 岁，江西省赣州市人。

初诊： 2020 年 6 月 14 日

病人自诉从 2006 年生育第二胎之后，出现交媾时阴部出血，接触时并见小腹部疼痛，多方医治无效。曾多次做过妇检，均未发现病变。两年前在医院做妇科检查时发现宫颈口有一陈旧性的破损瘢痕，妇科医生考虑其与产伤相关，其瘢痕临近小血管容易破损。并给予局部宫颈切除术，术后接触性出血仍未改善，至今病已 14 年。每遇交媾接触时阴部及小腹部疼痛，继而出血。平时黄带较多，外阴部瘙痒，并兼有尿频、尿热、尿黄等症。病人精神疲乏，舌苔薄黄，脉细数。

西医诊断： 宫颈陈旧性破损。

中医诊断： 湿热下注兼气虚血瘀的性交出血证。

拟方： 易黄汤加味合三七白芨散。

处方： 西洋参 6 g，黄柏 10 g，芡实 15 g，车前子 10 g，白果 10 g，山药 15 g，鱼腥草 10 g，三七 10 g，白芨 20 g，蒲公英 15 g，苦参 10 g。30 剂，水煎服。

二诊： 2020 年 7 月 15 日

病人诉服药后交媾出血大为减少，仅偶尔出血，血量明显减少，黄带随之亦减。但每遇交媾时阴部连及小腹部仍然疼痛。舌苔薄黄，脉细数。再以前方合金铃子散。

中医临床奇迹——国医大师熊继柏诊治疑难危急病症经验续集

处方：西洋参 6 g，黄柏 10 g，芡实 15 g，车前子 10 g，白果 10 g，山药 15 g，鱼腥草 10 g，三七 10 g，白及 20 g，蒲公英 15 g，苦参 10 g，延胡索 10 g，川楝子 10 g。30 剂，水煎服。

三诊：2020 年 8 月 16 日

病人诉接触性出血已全止，黄带显减，但交媾时阴部及小腹仍然时而疼痛。舌苔薄黄，脉细数。原方再进 30 剂。病愈。

【简要阐析】

(1) 性交出血当辨虚实施治

性交出血又称交合出血，即阴部接触出血，证分虚实。虚者，有因心脾气虚，虚不摄血者，病人必然表现一派虚候，比如疲乏，气短，自汗，食少，面色淡黄，舌淡，脉细等。往往在久病、大病之后，体质虚弱之人，容易出现此证。又有因冲任损伤者，《傅青主女科》曾载"妇人有一交合则流血不止者，虽不至于血崩之甚，而终年累月不得愈，未免气血两伤，久则恐有血枯经闭之忧，方用引精止血汤"，此亦属虚证。实者，有因肝火妄动，迫血妄行者，病人必伴见一派火热之象，如五心烦热，口苦，尿黄，便秘，心情躁烦，舌苔黄，脉弦数等症状。又有因湿热下注，扰动血脉者，必伴见黄色带下，尿黄，尿中有秽气，阴部瘙痒，舌苔黄腻，脉细数等症状。性交出血，无论虚实，都必须利用现代医学手段，做相应的妇科检查，以排除宫颈、阴道的局部病变以及肿瘤疾患。

(2) 关于易黄汤和三七白及散

易黄汤出自《傅青主女科》，为治疗黄带属于湿热的主方。

方由淮山药、芡实、黄柏、车前子、白果所组成。傅氏谓："盖山药、芡实专补任脉之虚，又能利水；加白果引入任脉之中，更为便捷，所以奏功之速也。至于用黄柏，清肾中之火也……即解任脉之热也。"

三七白及散为经验方，三七入肝、胃经，有止血散瘀消肿定痛之功用；白及，原名白芨，现在的"及"没有草字头，不知从何时起简写为没有草字头的"及"。查《说文解字》："芨，堇草也，从草及声"，我过去在山上采过白芨，这个白芨上面有3～5寸（10～17 cm）长的跟棕树叶子一样细长叶状草，下面一个果，我们用的就是这个果，叫白芨果，它本来就属于草类，不属于树木类，更不属于其他类，所以草字头的"芨"是对的。《中国医籍字典》："芨，即白芨，亦作白及，见《本草汇言》"。现代中药教材及《中药大辞典》均写为白及，于是有人认为写白芨的"芨"为错别字，其实不然。白及入肺肾两经，功用补肺、生肌、止血、消肿、敛疮。《本草纲目》载："白及能入肺，止血，生肌治疮。"三七与白及合用功在散瘀止血，生肌定痛。

3. 漏下腹痛半年不愈案

【诊疗经过】

冯某，女，33 岁，广东省深圳人。

初诊： 2003 年 10 月 26 日

病人诉患崩漏达半年之久，漏下不止，时而阴部大出血，半年之内下血很少停止过。中西药物治疗未间断，并且在医院内行两次清宫术，清宫后下血停止一个星期，一个星期后又出现下血症状，半月后又见大出血。每逢下血时下腹部有胀痛感，血中常夹杂有块状物，血色偏暗。诉口中常有苦味，小便黄。其面色淡黄，舌苔薄黄，脉细数。

西医诊断：功能失调性子宫出血（简称功血）。

中医诊断：瘀热崩漏。

拟方：荆芩四物汤合失笑散加味。

处方：荆芥炭 10 g，黄芩 10 g，熟地黄 10 g，川芎 10 g，酒白芍 15 g，当归 10 g，蒲黄 10 g，五灵脂 10 g，三七 10 g。15 剂，水煎服。

二诊：2003 年 11 月 9 日

病人诉上方服药未尽，崩漏即止，腹痛亦随之停止。舌苔薄黄，脉细数，上方再进 15 剂。

三诊：2003 年 11 月 30 日

病人诉崩漏已止，近因劳后漏下复作，血量较少，但无腹痛。舌苔薄黄，脉细。改拟荆芩四物汤加西洋参、三七。

处方：荆芥炭 10 g，黄芩 10 g，熟地黄 10 g，川芎 10 g，酒白芍 15 g，当归 10 g，西洋参 6 g，三七 10 g。15 剂，水煎服。

【简要阐析】

(1) 关于崩漏的辨治要点

《医宗金鉴》云："淋漓不断名为漏，忽然大下谓之崩。"漏甚则崩，崩后多漏。《严氏济生方》所谓："崩漏之病，本乎一证，轻者谓之漏下，甚者谓之崩中。"无论崩、漏，临床常见多为三证，一者血热，二者气虚，三者血瘀。属血热者，必有热象，如血色深红量多，伴有心烦、口苦或尿黄，舌苔黄，脉数等症；属气虚者，必有虚候，如崩血甚多，或漏下连绵，精神疲乏，少气懒言，自汗食少，面色淡黄，舌淡，脉细等症；属血瘀者，崩漏兼腹部胀痛，下血成块，血色暗红，舌质及嘴唇发暗，脉沉等症。属血热者，治当清热凉血，荆芩四物汤、芩连四物汤为代表方；属气虚者，治当补气摄血，固本止崩汤、归脾汤为代表方；属血瘀者，治当祛瘀止血，生化汤、失笑散为代表方。

（2）关于荆芩四物汤

荆芩四物汤出自《医宗金鉴》，即四物汤加荆芥炭、黄芩所组成，功用为清血热、止崩漏。凡女子因血热崩漏或因血热而月经先期量多者，本方均可使用，其效甚验。

4. 血崩并发斑疹案

【诊疗经过】

董某，女，28 岁，湖南省张家界市人。

初诊： 2015 年 4 月 29 日

病人诉两年前发现下肢遍发斑疹，遂去医院检查，诊断为"血小板减少性紫癜"。经治疗几个月后，下肢紫癜减少，但其月经量逐渐增多，进而出现大崩血，每月崩血两次，形成血脱，医院检查示血红蛋白仅为 4 g/L，遂输血救治。由于每月崩血两次，故每月输血两次，输血后血红蛋白迅速上升，但随其崩血，血红蛋白又随之下降，下降后又输血。如此反复，恶性循环，持续两年之久。现血小板为 27×10^9/L，下肢斑疹亦反复发作，并伴发齿衄。诊见病人精神十分疲乏，面色淡黄无华，舌淡苔薄黄，脉细数而芤。

西医诊断：功能失调性子宫出血（重度）；血小板减少性紫癜。

中医诊断：气虚血热之血崩、斑疹证。

拟方：胶艾汤加味。

处方：阿胶珠（蒲黄炒）15 g，艾叶炭 10 g，熟地黄 10 g，当归 10 g，白芍 10 g，川芎 5 g，炙甘草 6 g，西洋参 6 g，黄芩 10 g，地榆炭 30 g，侧柏炭 10 g，棕榈炭 15 g。30 剂，水煎服。

二诊：2015 年 5 月 31 日

病人诉服药半个月后，崩血停止，但仍时而漏血。医院检查血红蛋白上升至 7 g/L，此期间仅仅输血一次，齿衄已止，下肢斑疹明显减退，舌脉如前。药已取效，遂予原方 30 剂，水煎服。

三诊：2015 年 7 月 5 日

病人服药后，血崩、齿衄已止，下肢斑疹大减。血红蛋白为 8 g/L，本月未去医院输血。舌淡，苔薄黄，脉细数。予原方去三炭。

处方：阿胶珠（蒲黄炒）15 g，艾叶炭 10 g，熟地黄 10 g，当归 10 g，白芍 10 g，川芎 5 g，炙甘草 6 g，西洋参 6 g，黄芩 10 g。30 剂，水煎服。

四诊： 2015 年 8 月 9 日

药后病人诸症皆平，但前几日因劳累，齿衄复作，漏下已7 日，量较少。苔薄黄，脉细数。处方：加参胶艾汤合二至丸。

处方：西洋参 10 g，阿胶珠 10 g，艾叶炭 10 g，当归10 g，熟地黄 10 g，白芍 10 g，川芎 5 g，墨旱莲 15 g，女贞子15 g。30 剂，水煎服。

五诊： 2015 年 9 月 6 日

病人诸症皆平，舌苔转薄白，脉细。再以加参胶艾汤合二至丸 30 剂。

此后病人来门诊就诊达十余次，均以加参胶艾汤主治，于2016 年底查血红蛋白芨血小板指数均已正常，诸症皆平。

【简要阐析】

（1）论止崩三法

女子血崩失血，治疗时须根据急则治标，缓则治本的原则，运用止崩三法：①止血固脱。在大崩血的情况下，若不能急止其血，则致病人虚脱，甚至昏厥而危及生命。《傅青主女科》云："妇人有一时血崩，两目黑暗，昏晕在地，不省人事者……方用固本止崩汤。"《医宗金鉴·妇科心法要诀》亦云："崩血不已防滑脱，地榆苦酒煎止崩。"《十药神书》用"独参汤补气救脱"。此皆为止血固脱，救急抢险之法。②澄本清源。治疗女子血崩，须弄清血崩的病因病机，或为气虚不固，或为血热妄行，或为瘀血致崩，或为他因，须澄其本、清其源。针对病因病机，方可正确施治。③调治善后。女子血崩之后必然

中医临床奇迹——国医大师熊继柏诊治疑难危急病症经验续集

气血虚弱，治当补益气血，调治善后。《灵枢·决气》云："中焦受气，取汁，变化而赤，是谓血。"中焦脾胃为后天之本，生化之源。故调治之法重在调理中焦脾胃，滋其化源。又因女子月经与冲任二脉相关，《素问·上古天真论篇》云："任脉充，太冲脉盛，月事以时下。"又云："任脉虚，太冲脉衰少，地道不通。"而冲任之脉又与肝肾相关联，故滋养肝肾亦为女子崩漏之后的重要调治之法。

（2）关于胶艾汤

胶艾汤出自《金匮要略》，经云："妇人有漏下者，有半产后因续下血都不绝者，有妊娠下血者，假令妊娠腹中痛，为胞阻，胶艾汤主之。"本方由四物汤加阿胶、艾叶、炙甘草所组成。功主滋阴补血，固摄冲任。临床可用治女子崩漏、先兆流产、胎动下血以及妊娠腹痛胞阻之证。

5. 妊娠心烦躁扰不寐案

【诊疗经过】

林某，女，34岁，湖南省常德市人。

初诊：2018年10月25日

病人自诉从妊娠3个月开始，心烦躁扰不得眠，现已妊娠7个月。近4个月来经常彻夜不眠，心烦极其难忍，躁扰不宁，伴口干、口苦、咽干，时而恶心欲呕，手足心热。病人及家属均怀疑她患上了精神病，准备去精神病医院就诊。后经朋友劝阻，前来就诊。其舌红苔薄黄，脉细滑数。

西医诊断：妊娠并发焦虑证。

中医诊断：重度子烦证。

拟方：知母饮合酸枣仁汤加减。

处方：茯神 15 g，黄芪 10 g，知母 15 g，黄芩 10 g，灯心草 6 g，麦冬 15 g，甘草 6 g，炒酸枣仁 30 g，竹茹 10 g。10 剂，水煎服。

二诊：2018 年 11 月 22 日

病人诉服药后心烦失眠显减，躁扰大减，但仍口干、食少，时而恶心欲呕。舌红苔薄黄、脉细滑数。改用益胃汤加炒酸枣仁、竹茹、枇杷叶，再进 10 剂。诸证悉愈，此后生一子，母子正常。

处方：生地黄 10 g，沙参 10 g，麦冬 15 g，玉竹 10 g，炒酸枣仁 30 g，甘草 6 g，竹茹 15 g，枇杷叶 15 g。10 剂，水煎服。

【简要阐析】

（1）何为子烦

孕妇患心烦不安，甚或心悸胆怯，烦热失眠者，病名子烦。《医宗金鉴·妇科心法要诀》谓此病为"胎热乘心"所致，用知母饮治疗。此外，子烦证尚有因痰热内扰，或气郁化火所致者。属于痰热内扰之证，必伴有胸闷、痰多、口苦、呕逆、舌苔黄腻、黄滑等；属于气郁化火所致者，必伴见胸胁满闷、胀痛、嗳气、叹息、心情郁闷、胃中灼热、舌苔黄等症。子烦属于痰热者，一般可用黄连温胆汤；属于气郁者，可用分气饮，出自《校注妇人良方·卷十三》，即二陈汤加紫苏梗、枳壳、桔梗、栀子、大腹皮、白术。

（2）关于知母饮和酸枣仁汤

知母饮出自《医宗金鉴》，由知母、黄芩、麦冬、茯苓、黄芪、甘草所组成。如果病人热甚，可加犀角，气虚明显可加人参，口渴较甚可加生石膏，后世亦有称知母饮为黄芩知母饮者。《医宗金鉴·妇科心法要诀》云："孕妇时烦名子烦，胎热乘心知母痊，子芩知麦苓芪草，犀热参虚膏渴煎。"

酸枣仁汤，出自《金匮要略》，经云："虚劳虚烦不得眠，酸枣仁汤主之。"此方主治肝阴不足，心阴亏虚的心烦失眠。临床可用于治疗一切心肝阴血不足的心烦、心悸、失眠者。

6. 妊娠6个多月大小便不通案

【诊疗经过】

余某，女，40岁，北京人。

初诊： 2018年12月9日

病人从北京某医院住院部打来电话，诉由试管受孕已6个多月，并且是双胎。可是在20日前突然出现大小便不通，急送医院诊治，医院给予导尿。经持续导尿，小便已出，而大便不通。用了几只开塞露，大便稍出，其粪便稀少，此后大便依然不通。由于大便不通，病人腹部胀痛难忍，医院也没有更好的药物给予施治。经几次检查，其结论均诊断为"肠梗阻"及"小便闭塞"，于是医院提出只能行剖腹手术，病人及其家属因其怀孕艰难不愿手术。在惊慌失措之际，单位领导出主意打电话前来求助。询其腹部胀甚而疼痛，导出小便色黄，伴口苦，心烦，并用手机视频拍摄其舌，见其舌红苔黄，于是在电话中当即给予处方治疗。

西医诊断：妊娠肠梗阻伴小便闭塞。

中医诊断：阴血不足，热结腑实。

拟方：玉烛散合滋肾通关丸加减。

处方：当归 10 g，川芎 6 g，酒白芍 15 g，大黄 5 g，滑石 15 g，甘草 6 g，黄柏 15 g，知母 15 g，肉桂 2 g。5 剂，水煎服。

二诊：2018 年 12 月 13 日

病人电话告知，当服药 3 剂之后小便即自解，随之拔出了导尿管，大便随之亦通，腹胀大减。前方 5 剂即将服完，要求再予处方。嘱暂不要再服药，观察一段时间，并嘱勿食辛辣食物。

三诊：2019 年 1 月 13 日

病人从北京又打来电话告知，今大便又复秘结，3 日未行，但小便完全畅通。由于大便干结，用力解便之后，肛门处有轻度出血，血色鲜红，肛门有疼痛感，系为肛裂。询其口干、心慌、疲乏，再用其手机视频拍其舌，见其舌红而苔薄少，诊断为津血亏虚所致。方选增液汤加少许大黄，嘱服 3 剂即可，其病乃愈。

处方：玄参 30 g，生地黄 30 g，麦冬 30 g，大黄 3 g，甘草 6 g。3 剂，水煎服。

2019 年 2 月下旬病人从北京打来电话报喜，已产下 1 男 1

女，母子们皆平安健康。

【简要阐析】

（1）孕妇用药须知

治疗妊娠病，应以治病与安胎并举，二者必须兼顾。孕妇使用药物，凡峻下、滑利、行血、破血、散气、降气以及一切有毒的药品都应该禁用或慎用。《珍珠囊》载有妊娠用药禁忌歌："蚖斑水蛭及虻虫，乌头附子配天雄；野葛水银并巴豆，牛膝薏苡与蜈蚣；三棱莪花代赭麝，大戟蝉蜕黄雌雄；牙硝芒硝牡丹桂，槐花牵牛皂角同；半夏南星与通草，瞿麦干姜桃仁通；硇砂干漆蟹爪甲，地胆茅根与蛰虫。"

（2）"有故无殒，亦无殒也"

《素问·六元正纪大论篇》云："黄帝问曰：妇人重身，毒之何如？岐伯曰：有故无殒，亦无殒也。帝曰：愿闻其故何谓也？岐伯曰：大积大聚，其可犯也，衰其大半而止，过者死。"经文指出，古人怀孕谓之重身，若有病邪积聚病证，需要使用攻伐祛邪的药物之时，只要有应当攻伐的病邪存在，则仍需使用攻伐药物，而母体不会受到伤害，胎儿也不会受到伤害。后世有一句俗话"有病则病受之，无病则人受之"，就是这么一个道理。但必须注意在积聚衰减一半的时候，就要停止攻伐，如果攻伐太过，就会出现危险。这就是《素问·六元正纪大论篇》所讲的"大积大聚，其可犯也，衰其大半而止，过者死"，这是一条重要原则，必须遵守，必须把握。

（3）关于玉烛散与增液汤

玉烛散原出于《儒门事亲》，后载于《医宗金鉴》，由四物汤合调胃承气汤组成。功能养血补血，泻热通便；主治血虚有热之便秘者。

增液汤出自《温病条辨》，由大剂量的玄参、麦冬、生地黄组成（所谓大剂量就是用一两，但原方剂量玄参一两，麦冬、生地黄只用八钱）。功能滋阴，生津液，润肠胃。吴鞠通讲："阴液不足，无水舟停，间服增液。"又谓："若其人素阴虚，不可行承气者，增液汤主之。"用增液汤补津液，而润肠通便，后人称之为"增水行舟法"。此方可用治热病后之津亏便秘，以及杂病中阴亏便秘等证。

7. 产后疲乏无乳并毛发脱落案

【诊疗经过】

曾某，女，33岁，湖南省长沙市人。

初诊： 2006年10月8日

病人5个月前分娩时大出血，经医院抢救母子获安。但产后5个月来全身疲乏无力，无乳汁，皮肤干涩，性欲衰退，月经未行，伴口干、便秘，尤其是一身毛发脱落。5个月来不断服用各种中西药物，并住院治疗1个月，症状未见缓解。诊见病人精神明显疲乏，形体瘦弱，全身毛发大部分脱落，面色淡黄，皮肤干燥。舌淡红，苔薄少，脉细而虚。

西医诊断：席汉综合征。

中医诊断：产后虚损，气虚、血少、津亏。

拟方：圣愈汤合龟鹿二仙膏。

处方：黄芪30 g，西洋参10 g，熟地黄15 g，白芍10 g，川芎10 g，当归10 g，鹿角胶10 g，龟板15 g，枸杞子15 g，甘草5 g。20剂，水煎服。

二诊：2006年10月29日

病人服药后，精神转佳，口干、便秘减轻，自诉服药取效。舌淡红，苔薄少，脉细。效不更方，拟原方再进30剂。

三诊：2006年12月3日

病人诉服药后，精神大为好转，皮肤干燥明显改善，面部略有红润，并诉阴干亦有改善，但一身毛发未见长出。舌脉如前。再拟原方加何首乌、桑椹子。

处方：黄芪30 g，西洋参10 g，熟地黄15 g，川芎10 g，白芍10 g，当归10 g，鹿角胶10 g，龟板15 g，枸杞子20 g，何首乌10 g，桑椹子10 g。30剂，水煎服。

四诊：2007年1月7日

病人诉诸症明显减轻，月经已行，唯毛发生长缓慢，其头部已生出白发。舌脉如前。改方用龟鹿二仙膏合七宝美髯丹。

处方：龟板20 g，鹿角胶10 g，枸杞子20 g，西洋参10 g，何首乌10 g，菟丝子15 g，怀牛膝10 g，茯苓10 g，补骨脂10 g，当归10 g，炙甘草6 g。30剂，水煎服。

五诊：2007年2月11日

病人诉一身毛发均在生长，精神明显好转，但性功能尚未恢复。舌红润，脉细。再拟上方加巴戟天、肉苁蓉。

处方：龟板20 g，鹿角胶10 g，枸杞子20 g，西洋参10 g，何首乌10 g，菟丝子15 g，怀牛膝10 g，茯苓10 g，补骨脂 10 g，当归 10 g，巴戟天 10 g，肉苁蓉 10 g，炙甘草 6 g。30 剂，水煎服。

六诊： 2007 年 3 月 15 日

病人诸症已愈。拟上方做成丸药继服 2 个月，善后收功。

【简要阐析】

（1）产后虚损的辨治要点

凡女子生产时失血过多，必然损伤脏腑气血。若在百日内体质未能恢复，饮食减少，全身乏力，自汗气短，头晕眼花，面色萎黄，日渐疲乏羸瘦者，称为产后虚损，或称产后虚羸。

临床所见，产后虚损有以气虚为主者，其表现为疲乏、食少、自汗、气短、大便溏泄、阴部及下腹部有下坠感、面白无华、舌苔薄白，脉细而虚等症状。有以血虚为主者，其表现为心悸、失眠、头晕、面色淡黄、舌淡、脉细等症状。有以阴虚为主者，其表现为头晕耳鸣、潮热盗汗、手足心热、腰膝酸软，或干咳、口渴、面色潮红、舌红少苔、脉象细数等症状。有以阳虚为主者，其表现为畏寒肢冷、腰膝冷、夜尿频多、面色㿠白、脉沉细等症状。

治疗血虚为主之证，以归脾汤、补肝汤为代表方。治疗气虚为主之证，以补中益气汤或黄芪四君子汤为代表方。治疗阴虚为主之证，以六味地黄汤、百合固金汤为代表方。治疗阳虚为主之证，当以金匮肾气丸或右归丸为代表方。

（2）产后脱发、无乳，当属精血亏损证

《素问·六节藏象论篇》云："肾者，主蛰，封藏之本，精之处也；其华在发，其充在骨。"《傅青主女科》又云："妇人

产后绝无点滴之乳,人以为乳管之闭也,谁知是气与血之两涸乎?夫乳乃气血之所化而成也。"

临床诊治产后无乳,必先察其乳房,并观其乳汁。若乳房松软,不胀不疼,挤压乳汁只能点滴而出,其质稀淡者属虚证。若乳房胀满而痛,乳腺成块,挤压时乳汁疼痛难出,其质浓稠者属实证。

本案之产后脱发、脱毛、无乳、阴干,并伴见一派虚羸之候,显然属于精血亏损之证。

(3) 关于龟鹿二仙膏与圣愈汤

龟鹿二仙膏出自《证治准绳》,方由人参、枸杞子、龟板胶、鹿角胶组成。功用益气血,补精髓。《素问·阴阳应象大论篇》云:"形不足者,温之以气;精不足者,补之以味。"本方中的人参补气,枸杞子滋肝肾,龟鹿二胶则为味厚补精之品。故陈修园在《时方歌括》中云:"人有三奇精气神,求之任督守吾真,二仙胶取龟和鹿,枸杞人参共四珍。"

圣愈汤出自《兰室秘藏》,由四物汤加人参、黄芪组成。此方又称为参芪四物汤,寓补血先补气之意。实乃气血双补之剂,为一切气血两虚证的常用方。

8. 产后震颤案

【诊疗经过】

石某,女,31岁,湖南省怀化市人。

初诊: 1991年6月26日

病人诉产后未满月，出现手足不自主颤抖，医院以"破伤风"治疗，疗效不显。现病人病已持续6个月，颤抖逐渐加重，愈抖愈甚，每于心情紧张、稍感劳累时加重。兼见心悸、疲乏、全身无力等症。舌淡，苔薄白，脉细。

西医诊断：破伤风？帕金森病？

中医诊断：震颤，气血虚衰证。

拟方：定振丸。

处方：黄芪30g，熟地黄15g，当归10g，白芍10g，川芎10g，炒白术10g，防风10g，天麻20g，全蝎5g，秦艽10g，细辛3g，荆芥10g，威灵仙10g，炙甘草10g。15剂，水煎服。

二诊：1991年7月10日

病人诉服药后，震颤减轻，但仍然精神疲乏、心悸、纳少，时而头晕，遇劳则震颤明显加重。舌淡，苔薄白，脉细。拟方定振丸加西洋参。

处方：西洋参10g，熟地黄15g，当归10g，白芍10g，川芎10g，黄芪30g，炒白术10g，防风10g，天麻20g，全蝎3g，秦艽10g，细辛3g，荆芥10g，威灵仙10g，炙甘草10g。30剂，水煎服。

三诊：1991年8月11日

病人诉颤抖大减，但尚感精神疲乏、心悸、头晕。舌淡苔薄白，脉细。改拟归脾汤加阿胶、天麻。

处方：西洋参10g，黄芪20g，当归10g，白术10g，茯神10g，炙远志10g，炒酸枣仁15g，广木香6g，龙眼肉

10 g，阿胶 10 g，天麻 20 g，炙甘草 10 g。30 剂，水煎服。

四诊： 1991 年 9 月 15 日

病人诉颤抖全止，诸症悉除，要求服药巩固。再予上方归脾汤加味 20 剂，善后。

【简要阐析】

（1）震颤的辨治要点

震颤以本虚标实者为常见。张景岳《类经》云："掉，摇也……风主动摇，木之化也，故属于肝。其虚、其实，皆能致此。"《证治准绳》云："颤，摇也；振，动也，筋脉约束不住而莫能任持，风之象也。"震颤病之本在于气血亏虚，肝肾精血不足；其病标在于风、痰，而又以风为主，此外尚有外伤瘀血之证。据临床所见，震颤以本虚标实相兼之证较多。若以本虚为主者，当以气血亏虚和肝肾亏损而施治。气血亏虚证可选归脾汤、八珍汤；肝肾亏损证可选左归饮、六味地黄汤。若以标实为主者，治当熄风、化痰，熄风之剂可选镇肝熄风汤、天麻钩藤饮；化痰之剂可取导痰汤。由于此病本虚标实之证较多，故凡诊治虚证，在补剂之中，必加熄风之药。

（2）关于定振丸

定振丸出自《证治准绳》，由玉屏风散合四物汤加生地黄、天麻、全蝎、秦艽、细辛、荆芥、威灵仙所组成。功能养血熄风，主治血虚风动，肢体震颤证。

9. 阴部及小腹疼痛 1 年不愈案

【诊疗经过】

黄某，女，49 岁，湖南省长沙市人。

初诊：2005 年 10 月 9 日

病人诉于 2004 年春季行"阴道息肉切除术"后，出现阴部疼痛，疼痛部位从阴蒂上连至少腹。彩超、妇科检查均未发现异常，诸治无效。1 年来病人阴部疼痛逐渐加重，以至于行走不便，坐卧不宁，诉疼痛部位不红不肿，按压、遇冷则加重，自觉小腹部时有胀痛、烧灼感，小便欠通畅，但尿色不黄。舌苔白润而滑，脉细略弦。

西医诊断：阴部炎症。

中医诊断：气滞蓄水、阴部及小腹胀痛证。

拟方：五苓散合天台乌药散。

处方：桂枝 10 g，茯苓 15 g，猪苓 10 g，泽泻 10 g，白术 10 g，乌药 10 g，广木香 6 g，小茴香 10 g，川楝子 10 g，槟榔 10 g，青皮 10 g，甘草 6 g。15 剂，水煎服。

二诊：2005 年 10 月 23 日

病人诉就诊前服用中西药 1 年多，从未取效，而此次服药仅半月，竟取效明显，阴部疼痛大减，喜出望外。其舌脉如前。拟原方再进 15 剂，痊愈。

中医临床奇迹——国医大师熊继柏诊治疑难危急病症经验续集

【简要阐析】

（1）辨治本案抓住两个关键

辨治本案的关键在于两点：第一点是饮停膀胱。病人舌苔白润而滑，小腹胀痛，尿色不黄，是此证候关键之一。如《素问·痹论篇》所述："胞痹者，少腹膀胱按之内痛，若沃以汤，涩于小便。"第二点是气滞厥阴。阴部属厥阴经脉所过部位，《灵枢·经脉》云："肝足厥阴之脉……循股阴入毛中，过阴器，抵小腹……"本案病人疼痛部位正是足厥阴肝经所过部位，且小腹胀痛，甚则连及少腹，脉象细弦，此与男子疝气病症有相似之处，当属寒气滞于肝经所致的疼痛。因此拟五苓散以化气利水，天台乌药散以理气止痛，二方合用，故取捷效。

（2）关于五苓散与天台乌药散

五苓散出自《伤寒论》，方由桂枝、白术、茯苓、猪苓、泽泻所组成。功用化气利水，临床上用治水饮停蓄，遍身浮肿，小便不利及水湿泄泻等症。并可用于现代医学所言之肾炎水肿、风心病水肿、急性尿潴留、睾丸鞘膜积液等病症。

天台乌药散出自《医学发明》，方由乌药、木香、小茴香、槟榔、青皮、川楝子、高良姜所组成。功用暖肝行气止痛，临床用治肝寒气滞，少腹引睾丸而痛及小腹胀痛。并可用治于腹股沟疝等病症。

10. 癥积案

【诊疗经过】

钟某，女，49 岁，湖南省娄底市人。

初诊：2010 年 3 月 28 日

病人诉其下腹部胀满不舒并疼痛半年，前往医院检查发现"卵巢囊肿"，肿块较大，伴盆腔积液，同时发现有子宫肌瘤。医院建议立即手术切除，但病人非常害怕手术，且听闻术后易复发，遂坚决拒绝手术，改请中医治疗。询问病人小腹部明显畏冷，月经后期，经量较少。舌边紫，苔薄白，脉沉弦。

西医诊断：卵巢囊肿，子宫肌瘤，盆腔积液。

中医诊断：水停瘀血夹寒气互结之癥积。

拟方：桂枝茯苓丸合当归芍药散再合三甲散。

处方：桂枝 10 g，茯苓 30 g，牡丹皮 10 g，赤芍 10 g，桃仁 10 g，当归 10 g，川芎 10 g，白术 10 g，泽泻 10 g，生牡蛎 30 g，炮穿山甲 5 g，炒鳖甲 30 g。30 剂，水煎服。

二诊：2010 年 5 月 2 日

病人诉服药后下腹部胀满减轻，疼痛已止。遂去医院行 B 超检查，提示卵巢囊肿明显缩小，盆腔积液明显消减，而子宫肌瘤如前。舌脉如前。拟桂枝茯苓丸合三甲散，再进 30 剂。

三诊：2010 年 6 月 6 日

病人诉下腹部胀满疼痛等诸症已止，医院 B 超复查提示卵巢囊肿及盆腔积液完全消除，子宫肌瘤亦见缩小。拟桂枝茯

中医临床奇迹——国医大师熊继柏诊治疑难危急病症经验续集

丸合三甲散加香附、浙贝母，以善后。

处方：桂枝 10 g，茯苓 30 g，牡丹皮 10 g，赤芍 10 g，桃仁 10 g，生牡蛎 30 g，鳖甲 30 g，炮穿山甲 5 g，香附 10 g，浙贝母 20 g，甘草 6 g。30 剂，水煎服。

【简要阐析】

（1）卵巢囊肿与子宫肌瘤均属中医癥积病

《灵枢·百病始生》云："肠外有寒，汁沫与血相抟，则并合凝聚不得散，而积成矣。"《灵枢·水胀》又云："肠覃何如？岐伯曰：寒气客于肠外，与卫气相搏，气不得荣，因有所系，癖而内著，恶气乃起，瘜肉乃生。其始生也，大如鸡卵，稍以益大，至其成，如怀子之状，久者离岁，按之则坚，推之则移，月事以时下，此其候也。"今西医所言之卵巢囊肿、子宫肌瘤皆属于此类。

（2）关于当归芍药散

当归芍药散出自《金匮要略》，经云："妇人怀娠，腹中疠痛，当归芍药散主之。"方由当归、芍药、川芎、白术、茯苓、泽泻所组成。《金匮要略》原本用此方治疗女子怀孕之后因肝血不足而气机不调，脾土虚而水湿停聚，肝脾不和所致之腹痛。临床上用此方治疗女子卵巢囊肿兼有盆腔积液之腹痛，小便不利，足部跗肿等症，均有明显效验。

三、儿科疾病诊治奇案

1. 全身阵发性抽搐案

【诊疗经过】

李某，女，5 岁，浙江省义乌市人。

初诊： 2018 年 8 月 19 日

其家长代诉，患儿全身多个部位阵发性抽搐 1 年余，一日发作数十次。其抽搐部位或头，或肩，或手足，或腹，抽搐严重时口中还会发出"哇哇"的刺耳叫声。发病 1 年以来，家长带患儿已至全国各地医院求治，症状丝毫未减。患儿就诊期间抽搐发作，正如家长所诉，其头部、双手、腹部抽搐，口中叫声连连，其状甚惧。舌苔薄白，指纹淡红。

西医诊断：小儿抽动症。

中医诊断：肝风掣动证。

拟方：镇肝熄风汤合天麻止痉散加减。

处方：怀牛膝 6 g，生赭石 10 g，生龙骨 15 g，生牡蛎 15 g，炒龟板 15 g，白芍 10 g，炒麦芽 10 g，玄参 10 g，天冬 10 g，天麻 15 g，全蝎 2 g，僵蚕 15 g，甘草 6 g。15 剂，水煎服。

中医临床奇迹——国医大师熊继柏诊治疑难危急病症经验续集

二诊：2018 年 9 月 7 日

家长诉患儿服药后抽搐频率减少，叫声减轻。效不更方，原方再进 15 剂。

三诊：2018 年 9 月 23 日

家长诉患儿近段时间抽搐的强度和频率大减，且发作时的惊叫声已止，全家人见到了治愈的希望，希望继续巩固治疗。拟原方再进 30 剂。

四诊：2018 年 10 月 14 日

家长诉上次所开方药尚未喝完，患儿抽搐已止。但 3 日前因天气变化，衣着不慎，突患感冒，发热 2 日，复现抽搐。虽其病势不甚，然全家人惊慌失措，遂来求诊。诊见患儿身发微热，流清涕，指纹紫，舌苔薄黄。告知家属此乃风热感冒引发抽搐，不必惊慌。拟桑菊饮加荆芥、钩藤，并嘱服完后续服前方。

处方：桑叶 10 g，菊花 10 g，桔梗 6 g，连翘 10 g，苦杏仁 6 g，薄荷 6 g，芦根 10 g，荆芥 10 g，钩藤 15 g，甘草 6 g。5 剂，水煎服。

五诊：2018 年 12 月 8 日

家长诉患儿前次服药后感冒即愈，现已服完治疗抽搐之前方。目前患儿一切正常，未见任何抽搐表现，望巩固疗效。遂以原方镇肝熄风汤加钩藤、天麻、僵蚕。

处方：怀牛膝 6 g，生赭石 10 g，生龙骨 15 g，生牡蛎 15 g，炒龟板 15 g，白芍 10 g，炒麦芽 10 g，玄参 6 g，天冬 6 g，钩藤 15 g，天麻 15 g，僵蚕 15 g，甘草 6 g。15 剂，

水煎服。

【简要阐析】

(1) 小儿抽搐证属肝风

《素问·阴阳应象大论篇》云："风胜则动""风气通于肝"；《素问·五运行大论篇》云："风以动之"；《素问·至真要大论篇》云："诸风掉眩，皆属于肝"；《素问·六元正纪大论篇》又云："厥阴所至，为风摇"；综上经文所述，皆谓肝风可发抽搐，抽搐当属肝风。

(2) 关于镇肝熄风汤

镇肝熄风汤出自张锡纯的《医学衷中参西录》，方由怀牛膝、生赭石、生龙骨、生牡蛎、生龟板、生白芍、生麦芽、玄参、天冬、川楝子、茵陈、甘草 12 味药物所组成。此方"治内中风证，其脉弦长有力，或上盛下虚，头目时常眩晕，或脑中时常作疼发热，或目胀耳鸣，或心中烦热，或时常噫气，或肢体渐觉不利，或口眼渐形歪斜，或面色如醉，甚或眩晕，至于颠仆，昏不知人，移时始醒，或醒后不能复原，精神短少，或肢体痿废，或成偏枯"。据张氏所述，本方原用于治疗高血压脑卒中。但临床上凡肝阳上亢之眩晕、振摇掣动之症，皆可用之，其效甚验。

2. 项软头倾案

【诊疗经过】

李某，男，4 岁，广东省惠州市人。

初诊：2014 年 5 月 16 日

家长诉患儿从出生至今 4 年，颈项部疲软，头不能正举，身体向左侧抱，则头向左倾斜；身体向右侧抱，则头向右倾斜。头如提线，随身体摆动。全身无力，四肢软弱，不能站立行走，伴自汗、盗汗，头发稀疏而黄，眼珠转动不灵活，且时时吐舌，语音迟滞，饮食及二便较为正常。舌红，苔薄白，指纹淡紫。

西医诊断：发育迟缓。

中医诊断：五软证。

拟方：参芪龙牡散合导赤散加味。

处方：西洋参 6 g，黄芪 15 g，煅龙骨 15 g，煅牡蛎 15 g，生地黄 10 g，木通 5 g，淡竹叶 5 g，灯心草 5 g，炒浮小麦 10 g，甘草 6 g。15 剂，水煎服。

二诊：2014 年 6 月 6 日

患儿吐舌已止，自汗、盗汗显著减少。余症如前，舌象、指纹亦如前。改拟参芪龙牡散合补肾地黄丸。

处方：西洋参 6 g，黄芪 15 g，煅龙骨 15 g，煅牡蛎 15 g，熟地黄 10 g，淮山药 10 g，山茱萸 10 g，牡丹皮 5 g，茯苓 10 g，泽泻 5 g，怀牛膝 6 g，鹿角胶 6 g。20 剂，水煎服。

三诊：2014 年 6 月 27 日

家长诉患儿服药后，自汗、盗汗基本控制，四肢无力明显改善，患儿已可站立，但不能迈步，颈项仍软，头仍左右歪斜。其舌象、指纹如前。再拟补肾地黄丸合参芪龙牡散。

此后，患儿续来复诊 3 次，前后共计 6 诊，服上方达半年之久，均为参芪龙牡散合补肾地黄丸，并以血茸片碾粉冲服。患儿诸症逐渐好转，头颈已正常，行步、语音亦已正常，其病痊愈。

【简要阐析】

（1）何谓"五软"

五软为儿科特有病症，主要表现为头项软弱倾斜，不能抬举；口软唇弛，咀嚼无力；手软下垂，不能握举；足软不能站立；肌肉疲软，皮宽肉松；智力迟钝，神情呆滞；唇舌淡白，脉虚细无力。归结言之，五软即头项软、口唇软、手软、足软、肌肉软。此病由先天不足或后天失养所致，属小儿身体衰弱、发育障碍之证。临床上须分辨先天不足为主或后天失养为主。若先天不足为主，必然表现以肾气虚为主的证候，当补肾精，代表方为补肾地黄丸；若后天失养为主，表现以气虚为主的证候，当以补气为法，代表方为扶元散。如《医宗金鉴》所言："五软禀赋不足证，头项手足口肉肌，地黄丸与扶元散，全在后天调养宜。"

（2）本案施治，注意标本先后

患儿以头项软为主症，伴有明显自汗、盗汗，且频频吐舌。自汗属气虚，盗汗属气阴两虚，吐舌属心火，治疗时必须先清心火，然后方可补元气。故先以导赤散加灯心草先清心火以止其吐舌，心火去则补无碍矣。

（3）关于参芪龙牡散和补肾地黄丸

参芪龙牡散为临床验方，方由局方牡蛎散加减所成。即牡蛎散去麻黄根，加人参、煅龙骨组成。功用补气敛汗，用治一切气虚自汗证。

补肾地黄丸出自《活幼心书》，又载于《医宗金鉴》。本方由六味地黄丸加牛膝、鹿茸所组成。主治禀赋不足，肾气虚弱，骨枯髓少，及小儿五软、五迟之病症。

3. 四肢阵发性掣痛案

【诊疗经过】

徐某，女，11岁，湖南省湘阴县人。

初诊：2017年12月20日

家长诉曰：患儿每日呈发作性四肢抽搐疼痛，日发十余次。每次发作则四肢抽搐，剧烈疼痛，两眼上翻，躁扰不宁，疼痛呼叫不止。每次发作时间为10～15分钟，病已两年，诸治无效。曾在医院住院数次，诊断为"皮肌炎"，用各种镇痛药不能止其掣痛。诊见患儿面色淡白，舌淡红，苔薄白，脉细。

西医诊断：皮肌炎。

中医诊断：风痉掣痛证。

拟方：天麻虫藤饮合补肝汤。

处方：天麻10 g，全蝎3 g，僵蚕15 g，地龙6 g，蜈蚣半条（去头足），鸡血藤6 g，海风藤6 g，钩藤15 g，当归6 g，川芎6 g，熟地黄10 g，白芍10 g，酸枣仁10 g，木瓜15 g，炙甘草6 g。20剂，水煎服。

二诊：2018年1月8日

患儿服药后掣痛发作次数减半，但发作时仍抽搐疼痛，呼叫不止，药已取效，原方再进20剂。

三诊：2018年2月11日

患儿服药期间发作性抽搐疼痛明显减轻，近半月来已不再呼叫，但精神疲倦，舌脉如前。改拟黄芪虫藤饮合补肝汤20剂善后。

处方：黄芪15 g，全蝎2 g，僵蚕10 g，地龙6 g，蜈蚣半条（去头足），鸡血藤6 g，海风藤6 g，钩藤15 g，当归6 g，川芎6 g，熟地黄10 g，白芍10 g，酸枣仁6 g，木瓜10 g，炙甘草6 g。20剂，水煎服。

2018年8月1日，患儿全家祖孙三代共5人，专程前往门诊部送锦旗致谢，现患儿病已痊愈，已正常上学念书。

【简要阐析】

（1）皮肌炎属中医痹病范畴

西医所谓皮肌炎，当指关节肌肉剧痛，并伴发热不休，甚则肌肤破损之症，临床比较少见，亦属难治病症。此病属中医湿热痹范畴，一般应清热化湿、通络祛瘀以止疼痛，吴鞠通的宣痹汤、朱丹溪的上中下通用痛风丸皆可随证选用。

（2）本案辨证关键在于两点

一是痉挛掣痛病在筋膜，肝主一身之筋膜，故病在肝。此患儿舌淡脉细，当属肝血不足，血不养筋，故选补肝血、柔筋膜的补肝汤治疗。二是肝主风，四肢痉挛抽搐属风，治当搜风通络以止疼痛，故先选天麻虫藤饮，次选黄芪虫藤饮。补肝汤加虫藤饮合用，既补肝血、柔筋膜；又可搜风邪、通络脉。一补一通，方证相符，故取捷效。

4. 头部外伤后失语并半身不遂案

【诊疗经过】

黎某，女，4 岁，湖南省长沙县人。

初诊： 2000 年 11 月 5 日

家长诉曰：患儿 1 个月前从三楼窗台摔到一楼平地，当时头部受伤，昏迷不醒，在医院救治 10 日，其神志逐渐清醒，但失语、右侧半身不遂。此后在医院又住院治疗月余，失语及半身不遂症状丝毫未见改善。医院多次检查，其四肢未见骨折，脏腑器官未见破损。询问其家长，患儿饮食及二便基本正常，并无肢体抽搐等症状，但卧后喉中有轻微鼾声，患儿阵发头痛，发作时以手捶打头部并哭闹。舌苔白腻，舌边紫，指纹紫。

西医诊断：①左侧额顶脑内血肿并脑损伤；②左侧额颞顶骨骨折；③左侧额颞顶硬膜外血肿；④左颞头皮裂伤。

中医诊断：痰瘀阻络证。

拟方：通窍活血汤合解语丹。

处方：赤芍 6 g，川芎 6 g，桃仁 6 g，红花 3 g，石菖蒲 10 g，炙远志 6 g，天麻 10 g，全蝎 3 g，羌活 6 g，僵蚕 10 g，木香 3 g，胆南星 3 g，大枣 6 g，甘草 5 g。15 剂，水煎服。另以麝香 2 g，分 15 日冲服，每日冲服 1 次。

二诊： 2000 年 11 月 22 日

上方服完后，患儿口中能发出叫声，但语音不清，头痛已止，舌象指纹如前，原方再进 15 剂。

三诊：2000 年 12 月 8 日

患儿已能说话，口音尚欠清晰，其右侧手足尚不能活动，舌象、指纹如前。改补阳还五汤合解语丹。

处方：黄芪 15 g，当归尾 6 g，川芎 6 g，桃仁 6 g，红花 3 g，赤芍 6 g，地龙 6 g，石菖蒲 10 g，炙远志 6 g，天麻 10 g，全蝎 2 g，羌活 6 g，僵蚕 10 g，木香 3 g，胆南星 3 g，甘草 5 g。15 剂，水煎服。

四诊：2000 年 12 月 24 日

患儿语音清晰，说话明显增多，其右侧手足已能慢慢活动，舌像、指纹如前，原方再进 15 剂。

五诊：2001 年 1 月 10 日

患儿诸症明显改善，右侧手足已能活动，力度尚差，语言已然清晰。舌苔薄白，纹紫。再拟上方 15 剂，其病痊愈。

【简要阐析】

（1）辨治头部外伤后遗症的几个要点

《素问·脉要精微论篇》云："头者，精明之府。"凡风、痰、瘀血阻滞头部，必然影响神明，出现不同病症。或为神志昏迷不醒；或继发癫痫、昏仆、抽搐、口吐白沫；或舌謇不语，半身不遂，状似中风。凡此诸症，均为风、痰、瘀合阻所致，必须根据病人舌脉特点辨清风、痰、瘀以何为主，再分别施治，方可取效。本案病例即是风、痰、瘀三者阻络之证，但以痰、瘀为主，风为次，故以化痰祛瘀、搜风通络，贯通始终，使其获愈。

（2）关于通窍活血汤和补阳还五汤

此二方均出自王清任的《医林改错》。通窍活血汤由川芎、赤芍、桃仁、红花、老葱、生姜、红枣、麝香所组成。王氏云："通窍全凭好麝香，桃红大枣老葱姜，川芎黄酒赤芍药，表里通经第一方。"此方中有麝香，近年来已禁止使用，有人说用白芷可以替代，甚至还有人说用萝卜替代等怪论，那是无稽之谈。现在有人工麝香，可以选用。

补阳还五汤由黄芪、当归尾、赤芍、川芎、桃仁、红花、地龙组成，方中黄芪重用至四两，而其余六味药总量只有七钱五分，从用药份量来看，寓补气行血之意。歌云："补阳还五赤芍芎，归尾通经佐地龙，四两黄芪为主药，血中瘀滞用桃红。"或者说"补阳还五是气亏十分，补气五分"，这种说法语言不够朴素。中医学是一门朴素的科学，应注重实践。我们要避免花俏的文字，更不要把中医理论神秘化、复杂化，这是在传承中应遵循的原则，应博而约之，繁而简之，千万不要人为的复杂化。

5. 剧烈呕吐腹痛案

【诊疗经过】

尹某，男，5 岁，湖南中医药大学子弟。

初诊： 1989 年 10 月 20 日

患儿于一天前突发频频呕吐，不能进饮食，进食即呕，喝水亦呕，患儿呼叫腹痛。在医院急诊室救治一昼夜，呕吐丝毫未减。诊见患儿脐腹部胀满疼痛，上半身发热，下半身体温正常，大便日下 5～6 次，每次少许溏便，坠而难下。询其发病原因，家长告曰：前日晚间吃橘子较多，次日清晨即发呕吐。其舌苔黄腻，指纹紫。

西医诊断：急性胃肠炎。

中医诊断：食积化火、气逆呕吐证。

拟方：小承气汤合苏叶黄连汤加味。

处方：生大黄 6 g，厚朴 10 g，枳实 10 g，黄连 3 g，紫苏叶 6 g，法半夏 6 g，竹茹 10 g，乌梅 10 g。2 剂，水煎服，嘱其少量频服。

半日后家长告知，已服药 4 次，泻下 1 次，所下之物甚臭，呕吐随即停止，腹部胀痛亦止。嘱将 2 剂药缓缓再进，病愈。

【简要阐析】

（1）小儿呕吐辨治要点

"呕吐者，胃气上逆也。"小儿呕吐，有虚有实，有寒有热。暴呕者为实证，或为外感，或为食积，或为火逆，或为痰浊，或因虫扰。久呕者多为虚证，或脾胃气虚，或脾胃阴虚。《医宗金鉴·幼科杂病心法要诀》云："诸逆上冲成呕吐，乳食伤胃或夹惊，或因痰饮或虫扰，虚实寒热要分明。"《素问·至真要大论篇》指出："诸逆冲上，皆属于火。"本案病人即是食积而导致的火逆、气逆的呕吐之证。

（2）凡病急性呕吐，必须先止其呕

呕吐剧烈者饮食不能进，汤药不能入，颇为难治，故必须想办法先止其呕吐。1976 年前后，农村"流脑"流行，许多患儿出现喷射性呕吐，我反复思考，摸索出一个止呕救急方，即黄连配紫苏叶，用以止呕，效果很好。后加乌梅，取其酸涩收敛，其效更验。后经数十年临床实践检验，此方确为止呕救急的验方。

6. 连续 5 个月大便下血案

【诊疗经过】

曾某，女，2 岁，湖南省邵东县人。

初诊：2020 年 2 月 26 日

患儿 5 个月前出现大便带血，肛周发红，1 周之后大便纯下鲜血，血量较多，在当地人民医院治疗无效，送到省儿童医院治疗，后又转北京儿童医院、南京医科大学附属医院等住院治疗。医院诊断为"梭菌感染、炎症性肠炎"，并做"粪菌移植"治疗。其病情仍逐渐加重，患儿肛门成天流血不止，大便溏泄，每日十余次，每次皆有大量鲜血，肛门部随时可见渗出的鲜血，肛门红肿。患儿兼有自汗，四肢冷，面色淡黄，精神十分疲乏。舌淡，苔薄白，指纹淡红。

西医诊断：梭菌感染、炎症性肠炎。

中医诊断：脾胃虚寒便血证。

拟方：黄土汤加减，合三七白及散。

处方：西洋参 5 g，阿胶珠 10 g，黄芩 5 g，熟地黄 6 g，炒白术 6 g，赤石脂 10 g，伏龙肝 20 g，蒲黄炭 10 g，干姜炭 3 g，三七粉 6 g，白芨 20 g，炙甘草 6 g。15 剂，水煎服。

外洗方：三黄解毒汤加减。黄连 10 g，黄芩 20 g，黄柏 10 g，地榆 20 g，甘草 10 g。7 剂，外洗肛门，每日煎洗 1 次。

二诊：2020 年 3 月 11 日

患儿服药后便血大减，精神转佳，但大便仍溏，其肛门部渗血及红肿明显好转，舌象、指纹如前。再拟上方加淮山药、乌梅。

处方：西洋参 5 g，阿胶珠 10 g，黄芩 5 g，熟地黄 6 g，炒白术 6 g，赤石脂 10 g，伏龙肝 20 g，蒲黄炭 10 g，干姜炭 3 g，三七粉 6 g，白芨 20 g，淮山药 10 g，乌梅 6 g，甘草 6 g。20 剂，水煎服。

三诊：2020 年 3 月 29 日

患儿大便下血已完全控制，大便溏泄次数大减，每日泻溏便 4 次左右。近日去医院检查，大便常规尚有隐血（＋＋）。患儿精神好转，自汗已止，面色已显红润，四肢转温，肛周红肿全消。舌淡红，苔薄白，指纹红。再拟上方加地榆炭 15 g，20 剂，水煎服。

四诊：2020 年 4 月 16 日

患儿大便下血全止，再去医院查大便常规，隐血转阴，但大便仍溏，日下 1～2 次。舌淡红苔薄白，指纹红。再拟上方 20 剂，其病痊愈。

【简要阐析】

（1）大便下血当辨清湿热与虚寒

凡血从大便而出，或在大便前后下血，或单纯下血，皆属便血。此病当与痢疾之下利赤白脓血、里急后重相鉴别，更当与痔漏下血或便秘肛裂下血相鉴别。

《灵枢·百病始生》云："阳络伤则血外溢，血外溢则衄血；阴络伤则血内溢，血内溢则后血。肠胃之络伤则血溢于肠外……"大便下血显为肠胃络脉损伤所致，而临床上必须辨清湿热与虚寒两证。《金匮要略》提出近血、远血两证，近血证属湿热，远血证属虚寒。本案患儿大便下血兼大便溏泄，虽然所下皆为鲜血，但患儿具有一派虚寒症状，故以黄土汤为主方治之。

（2）关于黄土汤

黄土汤出自《金匮要略》，方由灶心黄土（伏龙肝）、附子、白术、熟地黄、阿胶珠、黄芩、甘草所组成。经云："下血，先便后血，此远血也，黄土汤主之。"此方温脾止血，为治疗虚寒便血证的主方。但灶心黄土须山区农民家方可采集，城市里没有，用赤石脂、干姜炭可勉强替代之。

7. 高热暴喘案

【诊疗经过】

黄某，女，7岁，湖南省汉寿县人。

初诊：2018年12月2日

患儿因感冒突发高热，体温 40 ℃，气喘、咳嗽，急送当地医院治疗，住院 3 日高热不退，喘促更甚。急送省儿童医院，诊断为"重症肺炎"，急送 ICU 室抢救。在 ICU 救治一星期，高热、咳喘丝毫不减，病人家属要求转院，遂将患儿送来中医门诊就诊。诊见患儿一身热炽如火，胸腹部灼热尤甚，量体温高达 40 ℃，喝喝暴喘，喉中痰鸣，鼻翼煽动，神识昏蒙，时咳。舌苔黄厚，脉滑数有力。询其大便情况，家长答曰：患儿大便较干，两日一行。

西医诊断：重症肺炎。

中医诊断：腑实肺热喘证。

拟方：宣白承气汤合葶苈大枣泻肺汤。

处方：杏仁 8 g，炒瓜蒌壳 6 g，生石膏 20 g，生大黄 5 g，葶苈子 8 g，大枣 6 g。3 剂，水煎服。

二诊：2018 年 12 月 5 日

患儿服药 3 剂高热已退，喘促大减，大便较溏，日下一次，舌苔薄黄腻，脉滑。原方大黄减为 3 g，生石膏减为 15 g，再进 5 剂。

三诊：2018 年 12 月 9 日

患儿喘促平定，身热全退，但时有咳嗽，喉中多痰。舌苔薄黄，脉滑。改拟加味泻白散。

处方：桑白皮 10 g，地骨皮 10 g，川贝母 6 g，桔梗 6 g，麦冬 10 g，知母 6 g，黄芩 6 g，薄荷 6 g，甘草 6 g。10 剂，水煎服。痊愈。

【简要阐析】

（1）小儿高热暴喘，临床常见于三种危急病症

一是外感风寒，闭阻肺气，形成寒包火之喘促。出现高热，暴喘，痰涌，鼻煽，神气闷乱，古称"马脾风"，用五虎汤（即麻杏石甘汤加细茶叶）治疗。《医宗金鉴·幼科杂病心法要诀》云："暴喘传名马脾风，胸高胀满胁作坑，鼻窍煽动神闷乱，五虎一捻方最灵。"

二是腑实肺热喘。此乃痰热壅滞上焦，肺气不降，而阳明胃肠里实，腑气不通，肺与大肠表里俱实。出现高热，暴喘，痰多，腹胀，便秘等症，可用宣白承气汤治之。

三是麻疹在未出或疹出之时感受外邪，使麻毒内陷，闭阻肺气，出现高热暴喘，西医称为麻疹并发肺炎。《麻科活人全书》谓："若开口而作出纳，胸胁高叠，起止不常不定，是为喘症，乃属痰火之候。热邪壅迫肺窍，气道阻塞而然也。"一般可用麻杏石甘汤或石膏知母竹叶汤治之。

（2）关于宣白承气汤

宣白承气汤出自《温病条辨》，方由杏仁、瓜蒌皮、生石膏、生大黄所组成。吴鞠通云："喘促不宁，痰涎壅滞，右寸实大，肺气不降者，宣白承气汤主之。"此方用治肺热腑实的喘促证，屡治屡验。

8. "乙脑"后遗频发抽搐案

【诊疗经过】

曾某，男，1.5岁，湖南省平江县人。

初诊：1991年5月19日

患儿家长诉曰：患儿半岁时患"乙脑"高热昏迷，在当地医院住院，高热昏迷解除后频发抽搐，每天30次左右。发作时神志不清，牙关紧闭，但口中痰涎不多，病已一年，诸治无效。询问其大便较干，体温正常，夜卧时手足心热。舌红苔少，指纹淡紫。

西医诊断：乙脑继发癫痫。

中医诊断：阴虚风动证。

拟方：大定风珠加味。

处方：天麻6 g，钩藤10 g，僵蚕10 g，白芍6 g，生地6 g，麦冬10 g，炒龟板15 g，生牡蛎15 g，炒鳖甲15 g，阿胶（烊化）6 g，五味子2 g，火麻仁5 g，炙甘草6 g。15剂，水煎服。

二诊：1991年6月9日

家长诉上方已服完，患儿原每日发作数十次抽搐，竟然基本控制，取效特别明显。患儿家属喜出望外，当地医生听说后竟然纷至沓来，询问所用何特效灵验药物。

再拟原方，服15剂。

三诊：1991年6月30日

患儿抽搐已全部停止，但食纳不佳。舌苔薄黄，指纹紫。改拟益胃汤加味，善后收功，病愈。

处方：沙参 6 g，麦冬 6 g，玉竹 6 g，生地黄 6 g，白芍 6 g，钩藤 6 g，甘草 5 g。10 剂，水煎服。

【简要阐析】

（1）癫痫的特征

中医称癫痫为"痫证"，是一种发作性神志异常的疾病。其发作特征：突然仆倒，昏不知人，口吐白沫，两眼上翻，四肢抽搐，口中发出叫声，移时苏醒，醒后一如常人。《素问·奇病论篇》最早提出癫痫的成因："人生而有病巅疾者，病名曰何？安所得之？岐伯曰：病名为胎病，此得之在母腹中时，其母有所大惊，气上而不下，精气并居，故令子发为巅疾也。"《医碥》云："痫者，发则昏不知人，卒倒无知，口噤牙紧，将醒时吐痰涎，甚则手足抽搐，口眼相引，目睛上视，口作六畜之声，醒后起居饮食皆若平人。"《医学正传》云："癫痫主乎痰。"朱丹溪认为："治痫大率行痰为主。"综上所述，癫痫主要病机在于风痰内结，气逆而发。

（2）本案患儿的发病特点

本案患儿频发抽搐，发作时神志不清，状似癫痫，但其口中并无痰涎上涌，不吐白沫，喉中亦无叫声。且手足心热，舌红苔少，显为阴虚风动之象。故用大定风珠，滋阴熄风而取捷效。

（3）关于大定风珠

大定风珠出自《温病条辨》，方由三甲复脉汤加五味子、鸡子黄所组成（关于三甲复脉汤见前内科疾病第 34 案）。吴鞠通云："热邪久羁，吸灼真阴，或因误表，或因妄攻，神倦瘛疭，脉气虚弱，舌绛苔少，时时欲脱者，大定风珠主之。"此方为治疗阴虚风动之主方。凡一切因肝肾阴亏，精血不足所致虚风内动之证，皆可用之，后世称其为滋水涵木法。

9. 嗜食异物案

【诊疗经过】

尹某，男，2.5 岁，湖南省长沙县人。

初诊：2005 年 9 月 6 日

患儿家长代诉：患儿从半年前开始吞食卫生纸，并将毛巾撕成碎片咀嚼后吞入胃中，家长强行阻止也无效。病已半年，去过很多大型医院诊治，病因不明确，诸治无效。诊见：患儿腹部胀满，口中流涎，并时有咳嗽，大便正常。舌淡红，苔薄白腻，指纹紫滞。

西医诊断：暂不明确。

中医诊断：疳积（食疳、虫疳）。

拟方：厚朴保和丸合槟丑散。

处方：陈皮 6 g，法半夏 3 g，茯苓 10 g，神曲 6 g，炒山楂 6 g，炒莱菔子 10 g，厚朴 10 g，槟榔 10 g，炒牵牛子 3 g，使君子 10 g，甘草 3 g。15 剂，水煎服。

二诊：2005 年 9 月 23 日

患儿家长代诉：患儿服完中药后，吞食卫生纸及咀嚼毛巾症状已消失，患儿口中流涎症状明显减轻，但仍时有咳嗽。舌象、指纹如前。改方用杏苏散，其病痊愈。

处方：杏仁 5 g，紫苏叶 6 g，法半夏 3 g，茯苓 10 g，陈皮 6 g，前胡 6 g，桔梗 6 g，枳壳 6 g，生姜 2 片，甘草 3 g。5 剂，水煎服。

【简要阐析】

（1）何谓"疳积"

"疳积"又名"疳疾"。疳者干也；积者积滞也。《医宗金鉴·幼科杂病心法要诀》云："大人为劳小儿疳，乳食伤脾是病原，甘肥失节生积热，气血津液被熬煎。"疳积是儿科特有的病症，是一种慢性衰弱性的疾病。20 世纪 70 年代以前，农村的小孩因为营养不良多有此病，80 年代以后，尤其是城市的小孩，很少见到此病。此病的症状特点主要为患儿午后潮热，尿如米泔，肚大腹满，青筋暴露，四肢瘦弱，肌肉消瘦，毛发枯燥，眼睑糜烂，目睛生翳等症。或有咬指甲，或有嗜食酸咸，嗜食泥土、碳灰等异物的症状。疳积可分为五脏疳积，脑疳、眼疳、鼻疳、牙疳等组织器官的疳积；还有以症状特点命名的，如疳泄、疳肿胀、疳痢、疳热、疳渴等疳积；此外还有以主要病因命名的，如虫疳（蛔疳）、食疳等疳积。《医宗金鉴》还提到有"无辜疳""丁奚疳""哺露疳"等。在临证时，应当"观其脉证，知犯何逆，随证治之"。

本案之患儿以嗜食异物，口中多涎，腹部胀满为主要特点，当属食积、虫积的疳积，并属脾疳初起之证。故以消食化滞，并配以驱虫之剂治之而获效。

（2）关于"槟丑散"

"槟丑散"为验方，由槟榔、牵牛子、使君子组成。功能驱虫化积。可以用治蛔虫、蛲虫所引起的腹胀、腹痛以及虫疳等病症。

10. 小儿双乳肿胀案

【诊疗经过】

刘某，女，4岁，湖南省衡东县人。

初诊： 2011年6月5日

患儿在3岁零10个月左右时，家长偶然发现患儿双乳肿胀，约为成人拇指头大小。半月后双乳逐渐增大，已有乒乓球大小，伴明显压痛，但局部皮色不变，质地不硬。在当地医院检查已经排除肿瘤可能，考虑为性早熟所致，但医院表示无特效治疗方法。家人着急万分，遂携患儿前来就诊。询问家长是否给患儿喂养过特殊的异常饮食，家长诉：因为患儿素来身体弱，经常感冒，于是在去年冬天给患儿连续服用了4个紫河车（碾粉后冲服）。服用后小儿体质确实有所增强，但今春发现患儿双乳肿大，而且增长速度较快，尚无其他明显症状。舌苔薄白，指纹红紫相兼。

西医诊断：性早熟。

中医诊断：肝气郁滞证。

拟方：用疏肝消瘰丸加海藻、夏枯草。

处方：当归5g，白芍6g，川芎6g，柴胡6g，香附6g，郁金 6 g，青皮 6 g，橘核 10 g，枳壳 6 g，玄参 6 g，生牡蛎 15 g，浙贝母 15 g，夏枯草 10 g，海藻 6 g。15 剂，水煎服。

二诊：2011 年 7 月 3 日

家长代诉：患儿服药后双乳肿大明显消减，其肿块大小已减至开始发现时的手指头大小，药效明显。舌象、指纹如前，原方再进 10 剂。

三诊：2011 年 7 月 20 日

患儿双乳肿胀全消，已恢复原态，已无须再用药。嘱用炒麦芽 10 g 煎水服 7 日即可矣。

【简要阐析】

(1) 人之生长壮盛当顺应自然规律

《素问·上古天真论篇》云："女子七岁肾气盛，齿更发长；二七而天癸至，任脉通，太冲脉盛，月事以时下，故有子。""丈夫八岁，肾气实，发长齿更；二八，肾气盛，天癸至，精气溢泻……"《灵枢·天年》云："人生十岁，五脏始定，血气已通……二十岁，血气始盛，肌肉方长……三十岁，五脏大定，肌肉坚固，血脉盛满……四十岁，五脏六腑十二经脉，皆大盛以平定……"人之生长壮盛自有一定规律，若过早、过度服用补药，促使早熟，何异于拔苗助长？当前社会上有些人热衷于服用保健药品，并且常年服用或滥用补品，这是不可取的。

(2) 关于疏肝消瘰丸

疏肝消瘰丸又名疏肝消瘰汤，属于经验方。此方由柴胡疏肝散合消瘰丸（玄参、生牡蛎、浙贝母）再加青皮、橘核、郁金所组成。功能疏肝解郁、化痰软坚。临床用于治疗女子乳腺小叶增生、乳腺纤维瘤，以及男子乳房肿块和男女颈部淋巴结肿大等疾病，其效甚验。

四、外科、五官科疾病诊治奇案

1. 面部红赤、遍生痤疮案

【诊疗经过】

何某，女，48岁，湖南省益阳市人。

初诊： 2005年7月10日

病人面色红赤，整个面部遍生红色疮疹，面部有明显灼热感，奇痒难忍，抓破后疼痛并有黄色渗出液。病发一年，诸治无效，而且愈发愈甚。伴见口苦，便秘，月经量较少。舌红紫，苔薄黄，脉数。

西医诊断：神经性皮炎；面部痤疮。

中医诊断：面游风，风火面疮。

拟方：消风败毒散加紫草、大黄、红花。

处方：金银花15 g，连翘15 g，栀子10 g，黄芩10 g，黄柏10 g，荆芥6 g，防风6 g，赤芍10 g，天花粉10 g，牛蒡子10 g，滑石20 g，蝉蜕10 g，当归尾10 g，牡丹皮10 g，车前子10 g，紫草10 g，红花6 g，甘草6 g。30剂，水煎服（另包大黄5 g兑煎，若服药后大便开始稀溏，则停用大黄）。

二诊： 2005年8月14日

病人诉服药 1 个月后，面部痤疮减半，便秘已除。原方去大黄，再进 30 剂，水煎服。

三诊：2005 年 9 月 18 日

病人面部红疹大部分消退，自述症状已经减轻 90%，面部赤色显退，面部灼热、奇痒感完全消退。舌苔薄黄，脉细数。原方去紫草、红花，再进 30 剂。痊愈。

处方：金银花 15 g，连翘 15 g，栀子 10 g，黄芩 10 g，黄柏 10 g，荆芥 6 g，防风 6 g，赤芍 10 g，天花粉 10 g，牛蒡子 10 g，滑石 20 g，蝉蜕 10 g，当归尾 10 g，牡丹皮 10 g，车前子 10 g，甘草 6 g。30 剂，水煎服。

【简要阐析】

（1）面色发赤，乃阳明热郁；面部痒疮，属面游风

《伤寒论》云："阳明病，面合赤色……必发热。"又云："二阳并病……设面色缘缘正赤者，阳气怫郁在表，当解之熏之。"经文指出面色红赤为阳明胃热怫郁在表所致。《医宗金鉴·外科心法要诀》云："面游风燥热湿成，面目浮肿痒虫行，肤起白屑而痒极，破津黄水津血疼。"此证生于面上，初发面目浮肿，痒若虫行，肌肤干燥，时起白屑，次后极痒，抓破，热湿盛者渗出血与黄水，痛楚难堪。此症乃阳明胃经湿热兼夹风邪所成。

（2）关于消风败毒散

消风败毒散出自《万病回春》和《疡医大全》，原本用于治疗梅毒、天疱疮及风湿浸淫血脉所致的疮、疖、瘙痒等症。原方的组成是当归尾、川芎、赤芍、生地黄、黄连、黄柏、黄芩、连翘、金银花、防风、羌活、蝉蜕、升麻、葛根、甘草共15味药。通过长期临床应用以及取得的实际疗效，对此方加减之后用治面游风、面部疮疹之类疾病，其效甚验。

2. 口噤、口疮案

【诊疗经过】

倪某，男，19岁，湖南某大学学生。

初诊： 2005年8月7日

病人患口疮半年不愈，近1个月以来，口疮突然加重，其口腔及舌体均已严重溃烂，疼痛明显，并且口噤难开，不仅进食咀嚼困难，而且影响说话。就诊望舌时，因其口噤难开，舌尖根本无法伸出口外。自诉面部有严重拘急感，嘴唇有明显的麻木感。舌苔黄腻，脉数。

西医诊断：口腔溃疡（重度）。

中医诊断：心脾火热口疮并风痉口噤证。

拟方：泻黄散合止痉散加黄连、连翘、犀牛黄。

处方：防风10 g，生石膏30 g，栀子10 g，藿香6 g，全蝎5 g，僵蚕30 g，蜈蚣1条（去头足），黄连5 g，连翘15 g。15剂，水煎服。另犀牛黄3 g，装胶囊15个，每日吞服1个。

二诊： 2015年8月21日

病人服药后口疮大减，面部拘急感和嘴唇麻木感均明显减轻，口已能张开少许，咀嚼功能明显改善。就诊望舌时，其舌体已能伸出口外。舌脉如前，药效显著，原方再进15剂。

三诊：2015 年 9 月 10 日

病人诸症已愈，拟泻黄散合清心导赤散善后，其病痊愈。

处方：防风 10 g，生石膏 20 g，栀子 10 g，藿香 6 g，黄连 3 g，灯心草 6 g，生地黄 15 g，木通 6 g，淡竹叶 6 g，甘草 6 g。10 剂，水煎服。

【简要阐析】

（1）口疮多热，口噤属风

脾开窍于口，心开窍于舌，口舌生疮，多由脾经湿热及心火所致。《素问·气厥论篇》云："膀胱移热于小肠，鬲肠不便，上为口糜。"《素问·至真要大论篇》又云："少阳之复，大热将至……火气内发，上为口糜。"《医宗金鉴·外科心法要诀》云："口糜阴虚阳火成，膀胱湿水溢脾经，湿与热瘀熏胃口，满口糜烂色红疼。"

口噤为痉病主症之一，《金匮要略》云："病者身热足寒……卒口噤，背反张者，痉病也。"《证治准绳》亦云："口噤难言者，痉风也。"临床所见口疮有湿热及虚火、实火之别，属湿热者，其舌苔黄白相兼而滑腻，脉滑；属实火者，口臭便秘，舌苔黄厚或黄燥，脉滑数；属虚火者口舌干燥，心烦，手足心热，舌红少苔，脉细数。临证时当辨证施治，不可一概而论。

（2）关于泻黄散

泻黄散出自《小儿药证直诀》，方由藿香、栀子、生石膏、防风、甘草五味药组成。功能泻脾胃湿热，主治口疮口臭。此方是治疗湿热口疮证的常用方。

3. 口腔苔藓案

【诊疗经过】

苏某，女，40岁，湖南省长沙县人。

初诊：2006年6月4日

病人口腔内两颊部及上颚部生黄白色苔藓，舌根部亦有黄白色苔藓并且糜烂。其始发时口腔皮肤及舌根部瘙痒，进而疼痛烧灼糜烂。遇热饮或食辛辣之物则口腔与舌根部疼痛难忍，伴见口中干涩，口噤难开，面颊部及舌体麻木，并且舌体伸缩转动困难，以至影响说话和咀嚼，同时大便秘结。曾在医院做过组织活检提示：口腔扁平苔藓。医院医生告知病人，此病属于癌前病变。病已半年，诸治未果。舌苔黄厚而腻，脉滑数。

西医诊断：口腔扁平苔藓。

中医诊断：脾胃湿热口腔浊垢证。

拟方：甘露消毒丹加大黄、土茯苓。

处方：茵陈10 g，藿香10 g，白蔻仁6 g，滑石20 g，木通6 g，黄芩10 g，连翘15 g，浙贝母20 g，射干10 g，薄荷6 g，大黄5 g，土茯苓30 g。15剂，水煎服。

二诊：2006年6月23日

病人诉服药后病症大减，口腔及舌体烧灼疼痛感和麻木感已明显减轻，大便已正常。舌脉如前。原方去大黄加花粉再进30剂。

处方：茵陈10 g，藿香10 g，白蔻仁6 g，滑石15 g，木通 6 g，黄芩 10 g，连翘 15 g，浙贝母 20 g，射干 10 g，薄荷 6 g，天花粉 15 g，土茯苓 30 g。30 剂，水煎服。

三诊：2006 年 7 月 6 日

病人服药后口腔两颊及舌部苔藓均明显消退，仍以原方 30 剂巩固善后。其病乃愈。

【简要阐析】

（1）口腔苔藓属湿热所致，乃顽固病症

口腔苔癣属于湿热致病，湿热之邪，其性黏腻，此病属于顽固病症。现代医学认为口腔苔藓病因尚不明确，目前仍无根治的特效办法，该病治疗困难不易愈合，难以根治，属于癌前状态。

（2）治疗口腔苔藓必须清湿热、化浊毒

据临床所见，口腔苔藓经常发于面颊内、上颚及舌旁舌根部，局部表现为成片、成块的黄白色斑块。所发苔藓伴有明显瘙痒、灼热或疼痛感，甚至溃烂，病人有口苦、口臭、口中腻等具湿热秽浊的症状特点，其舌苔多见黄腻。此病在口腔，为饮食所进之门户，因此治疗口腔苔藓必须清湿热、化浊毒。本案用甘露消毒丹治疗，即是这个道理。同时还要叮嘱病人要特别注意口腔卫生，忌食辛辣，尤其忌食槟榔等刺激性物品，以防病情反复。

4. 舌上肿块案

【诊疗经过】

高某，男，86 岁，某军校老干部。

初诊：2016 年 12 月 22 日

病人舌面中部稍偏左处生出一肿块，其色紫红，约半月时间肿块已经长大到蚕豆大小，质地坚硬，疼痛不休。医院怀疑肿块为恶性病变，建议尽快手术治疗。但病人家属考虑病人年龄过大，手术风险亦大，故不同意做手术。病情迁延 1 月余，舌上肿块继续长大，疼痛亦明显加重。部队医院医生特别重视，随其家属将病人送至门诊。症见：病人舌上肿块，约有小指头大小，舌紫红，其顶部发亮，质地坚硬。舌体疼痛较甚，病人呻吟不止。因为疼痛而夜不能寐，其舌体转动困难，咀嚼食物及说话时舌上疼痛难忍，但其舌体并不肿胀。舌紫，苔黄，脉滑。

西医诊断：舌上肿块性质待查：恶性病变可能性大？

中医诊断：舌疔。

拟方：清心导赤散合活络效灵丹加三棱、莪术。

处方：黄连 5 g，灯心草 6 g，生地黄 15 g，木通 6 g，淡竹叶 6 g，当归 10 g，丹参 15 g，煅乳香 10 g，煅没药 10 g，三棱 10 g，莪术 10 g，甘草 6 g。15 剂，水煎服。

二诊：2017 年 1 月 6 日

病人服药后舌上疼痛明显减轻，但舌上肿块丝毫未减，舌脉如前。原方再进 15 剂。

三诊： 2017 年 1 月 19 日

服药半月以来，病人舌上肿块色泽开始转淡，肿块开始缩小，舌上疼痛逐步减轻。但病人近日喉中有痰，其舌脉如前。仍以原方加浙贝母再进 15 剂。

处方： 黄连 3 g，灯心草 6 g，生地黄 15 g，木通 6 g，淡竹叶 6 g，甘草 6 g，当归 10 g，丹参 15 g，煅乳香 10 g，煅没药 10 g，三棱 10 g，莪术 10 g，浙贝母 30 g。15 剂，水煎服。

四诊： 2017 年 2 月 2 日

病人舌上肿块明显缩小，其肿块由原来紫红色转为淡红色，舌体疼痛已经消失。但舌体转动时，舌上稍有不适感。其舌脉如前，仍以原方再进 20 剂。

五诊： 2017 年 5 月 11 日

病人家人代诉：病人自服药以来，舌上肿块逐渐消减，取效十分明显，于是将上次所开的原方药再加服了 1 个月。现舌上肿块已经完全消退，舌上已无不适。但是病人近日两腿酸痛，遂前来就诊。查体：舌上肿块全消，局部尚有一淡红色瘢痕，并无压痛，舌体转动已恢复正常。现主要为双腿双膝酸痛，舌苔薄黄，脉细。辨证属湿热下注，选方用四妙散加味，清利下焦湿热。

处方： 苍术 6 g，黄柏 10 g，川牛膝 20 g，薏苡仁 20 g，秦艽 10 g，木瓜 15 g，赤小豆 15 g。15 剂，水煎服。

【简要阐析】

(1) 舌上突生紫红色肿块疼痛，古名舌疔

《灵枢·脉度》云："心气通于舌。"《医宗金鉴·外科心法要诀》云："紫舌胀属心经火，热盛血壅肿硬疼。"又云："舌疔舌上生紫疱，其形如豆寒热增"；"舌疔者，心脾火毒，舌生紫疱，其形如豆，坚硬寒热，疼痛应心。"综其所述，可见此病当属心火，热盛血瘀所致。故以清心导赤散清泻心火，再配以活络效灵丹加三棱、莪术以祛瘀消肿止痛。

(2) 关于清心导赤散与活络效灵丹

清心导赤散是由《小儿药证直诀》之导赤散加黄连、灯心草所组成。由于黄连清心泻火，灯芯草清心降火利尿，故冠名为清心导赤散，实际上就是加味导赤散。临床上常用此方治疗心火上炎，舌上灼痛、舌上生疮及小便热痛等症，确为验方。

活络效灵丹出自张锡纯的《医学衷中参西录》，方由当归、丹参、乳香、没药所组成。功能活血祛瘀，通络止痛。应当指出，张氏原方中所用的是生乳香、生没药，其实不妥。因为生乳香、生没药中含有大量油脂，气味特殊，挥发性强，服用之后极易引起呕吐。此二味药必须用醋煅制后方可使用。

5. 睡眠后剧烈磨牙案

【诊疗经过】

米某，男，30岁，黑龙江省哈尔滨市人。

初诊：2012年10月7日

病人由其当牙科医生的叔父陪同，专程从哈尔滨前来就诊。其叔代诉：病人睡后磨牙，病已一年，逐渐加重。因其磨牙的声响太大，以致其妻无法忍受，只能离婚。此后又找过两任女朋友，交往不久，都因无法忍受其磨牙而分手。其叔父代诉曰：他睡后磨牙的声响，可以传遍整个屋子，全家人都能听到他的磨牙声，弄得全家人夜卧不得安宁，即使在白天午睡时也可听到其磨牙声。询问病人的自觉症状，答曰：瞌睡很多，总觉得瞌睡没有睡醒，刚起床不久又想睡。口中苦而多痰，大便秘结，并时发口疮。舌苔黄腻，脉滑数。

西医诊断：齿痉挛症。

中医诊断：胃火夹风痰上扰啮齿证。

拟方：泻心汤合天麻止痉散、加减涤痰汤。

处方：黄连 5 g，黄芩 10 g，大黄 5 g，石菖蒲 20 g，炙远志 10 g，陈皮 10 g，法半夏 10 g，茯苓 10 g，枳实 10 g，胆南星 5 g，竹茹 10 g，天麻 10 g，僵蚕 30 g，全蝎 5 g，蜈蚣 1 条（去头足），甘草 6 g。30 剂，水煎服。

二诊：2012 年 11 月 11 日

其叔侄二人又从哈尔滨乘飞机前来复诊。其叔诉曰：家人们原皆以为此病是不治之症，但病人服药之后，磨牙竟然明显减轻，阖家欢喜。询问病人，其口苦、痰多及困睡等症，亦明显减轻。舌苔转为薄白腻，脉滑。改拟大黄涤痰汤合天麻止痉散。

处方：大黄 3 g，石菖蒲 20 g，炙远志 10 g，陈皮 10 g，法半夏 10 g，茯苓 10 g，枳实 10 g，胆南星 5 g，竹茹 10 g，

天麻 10 g，僵蚕 30 g，全蝎 5 g，蜈蚣 1 条（去头足），甘草 6 g。30 剂，水煎服。

2013 年五一节假期，其叔父专程来门诊部告知，病人病愈之后，已经结婚，特来报喜。

【简要阐析】

（1）睡后磨牙，其病在胃

叶天士云："若咬牙啮齿者，湿热化风，痉病；但咬牙者，胃热气走其络也。若咬牙而脉证皆衰者，胃虚无谷以内荣，亦咬牙也。"据叶氏所云，咬牙一症，有虚有实：胃热走络，可以出现咬牙；胃气不荣，亦可以出现咬牙。临证时当辨清虚实，才能准确施治。

（2）《内经》称咬牙为啮齿，病与肾相关

《灵枢·热病》云："啮齿，耳青，索骨于肾。"张志聪《灵枢集注》注曰："啮齿者，热胜而咬牙也。"叶天士又云："齿为肾之余，龈为胃之络，热邪不燥胃津，必耗肾液。"故咬牙啮齿之病，既有病在胃者，亦有病在肾者，当明辨之。

6. 右手指溃烂 10 年不愈案

【诊疗经过】

魏某，女，74 岁，山西省运城人。

初诊：2006 年 9 月 3 日

病人右手食指溃烂疼痛 10 年不愈，其溃烂处皮肉破损，脓血渗出，气味腐臭，并烧灼样疼痛。其周围皮肤紫暗，右食

指指头第一节已全部烂掉。曾去多家医院救治，均提出应当立即手术截掉食指，否则会蔓延整个右手其余四指。但病人家属及病人本人均害怕截指，于是求诊中医，前来就诊。舌苔薄黄，脉滑数。

西医诊断：坏死性脉管炎。

中医诊断：脱疽。

拟方：加减透脓散合四妙勇安汤。

处方：黄芪 30 g，皂角刺 10 g，白芷 20 g，当归 6 g，川芎 6 g，金银花 30 g，玄参 10 g，煅乳香 6 g，煅没药 6 g，蒲公英 15 g，炮穿山甲 6 g，甘草 10 g。30 剂，水煎服。

外用处方：三黄二香散。

黄连 30 g，黄柏 30 g，大黄 30 g，煅乳香 60 g，煅没药 60 g。碾细粉调麻油外敷患处。

二诊：2006 年 10 月 8 日

病人自诉服药达半个月之时，其食指疼痛明显减轻，溃烂处脓血开始减少。服完 1 个月药之后，其溃烂处明显好转，疼痛基本控制，脓血已止。取效明显，治愈在望。

原方再进 30 剂。并嘱无须再用外敷药。

三诊：2006 年 11 月 15 日

病人右手指溃烂已愈合。再以原方 30 剂善后收功。

【简要阐析】

(1) 何谓脱疽

脱疽，又名脱骨疽，是一种险恶的外科疾患。病发于四肢末端，临床所见下肢较上肢发病为多。由于溃烂日久不愈，久则足趾骨、手指骨脱落，故名脱骨疽。《医宗金鉴·外科心法要诀》云："脱疽多生足指间，黄疱如粟黑烂延，肾竭血枯五败证，割切仍黑定归泉。"

（2）关于透脓散、四妙勇安汤、三黄二香散

透脓散先后载于《外科正宗》和《医学心悟》，原方为黄芪、炮穿山甲、当归、川芎、皂角刺所组成。《医学心悟》又加入了金银花、白芷、牛蒡子，功用补气活血、托里透脓。主治一切痈毒内已成脓而未破，或已破而脓血滞塞者。

四妙勇安汤出自《验方新编》，由玄参、金银花、当归、甘草所组成，功用清热解毒、活血养阴，是治疗脱疽的主方之一。

三黄二香散出自《温病条辨》，由黄连、黄柏、大黄、乳香、没药所组成，为外敷方，主治温毒痈肿之症。此方用三黄清火毒，用二香散瘀止痛，临床用以外敷痈疡，每取显效。

7. 手指足趾发黑疼痛4年不愈案

【诊疗经过】

孙某，男，38岁，吉林省长春市人。

初诊：2019年3月24日

病人在武汉工作，4年前患手指足趾发紫进而发黑，并疼痛不止。曾先后在武汉、北京、上海等地医院治疗，并注射了一年多的干扰素，其手指与足趾发黑疼痛仍无缓解。医院诊断为"红细胞增多症"。诊见病人手指、足趾全部发黑，疼痛而

不肿胀，四肢厥冷，而身发低热。询其素有湿疹病史，观其下肢仍有疮疹，其舌上有明显烧灼感。舌紫，苔黄，脉细数。

西医诊断：红细胞增多症。

中医诊断：四肢末梢血脉凝涩证。

拟方：补阳还五汤合活络效灵丹加减。

处方：黄芪 30 g，当归尾 10 g，赤芍 10 g，川芎 6 g，桃仁 10 g，红花 6 g，忍冬藤 15 g，丹参 10 g，煅乳香 6 g，煅没药 6 g，黄柏 10 g，苦参 6 g，甘草 5 g。30 剂，水煎服。

二诊：2019 年 4 月 28 日

病人服药后，其手指、足趾黑色有所淡化，已转为紫色，其疼痛亦见减轻，舌上烧灼感及下肢疮疹明显减轻。舌脉如前，拟原方再进 30 剂。

三诊：2019 年 6 月 2 日

自诉四肢手指、足趾疼痛已完全控制。视其手指、足趾黑色亦明显消退，治愈已大有希望。舌脉如前。上方去苦参、黄柏，再进 30 剂。

处方：黄芪 30 g，当归尾 15 g，赤芍 10 g，川芎 6 g，桃仁 10 g，红花 6 g，忍冬藤 15 g，丹参 10 g，煅乳香 6 g，煅没药 6 g，甘草 5 g。

四诊：2019 年 7 月 3 日

病人诉手指、足趾发黑及疼痛已愈，要求服药巩固。舌脉如前。上方再进 30 剂。

五诊：2020 年 12 月 6 日

病人诉曰：近日其手指、足趾有些疼痛，担心旧病复发，故前来就诊。视其手指、足趾未见发黑，但指甲部略有紫色。舌边紫，苔薄黄，脉细。

视其状况，确有旧病复发迹象，再拟补阳还五汤合活络效灵丹。20 剂，煎服。

六诊：2021 年 1 月 1 日

病人送其母亲前来就诊，并称 20 天前自己服药之后，其手指、足趾疼痛发黑均已消退。于是嘱以原方再服 1 个月，以绝复发。

【简要阐析】

（1）手指、足趾发黑疼痛，病属血络瘀阻

《素问·五藏生成篇》云："足受血而能步，掌受血而能握，指受血而能摄……血凝于肤者为痹，凝于脉者为泣（涩），凝于足者为厥。"四肢血脉凝滞不畅通，则四肢末梢肤色发紫发黑，或疼痛或厥冷。然《素问·调经论篇》又云："血气者，喜温而恶寒，寒则泣（涩）不能流，温则消而去之。"据经文所述，凡血脉凝涩之证，治当温而通之。况且，《素问·阳明脉解篇》指出："四肢者，诸阳之本也。"而观本案的治疗，却未曾使用温热药，反而在行气活血止痛之方中，加入黄柏、苦参等苦寒药，原因何在？以其有湿热之证候，如湿疹、舌上烧灼等症故也。

（2）关于红细胞增多症

西医认为，红细胞增多症是指单位容积血液中红细胞数量及血红蛋白量高于参考值高限。多次检查成年男性红细胞计数 $>6.0\times10^{12}$/L，血红蛋白 >170 g/L，成年女性红细胞计数 $>$

$5.5\times10^{12}/L$，血红蛋白＞160 g/L 即认为增多。红细胞增多症首先可以分为相对性和绝对性增多，绝对性增多又可分为原发性与继发性两大类。红细胞增多症临床表现多样。本案病人属继发性增多，主要表现为红斑肢痛症，即以四肢末端烧灼样疼痛、发绀为主要症状。按中医理论指导辨证施治，获效明显。

8. 下肢皮下硬结性红斑案

【诊疗经过】

杨某，女，40 岁，湖南省石门县人。

初诊：2017 年 9 月 24 日

病人诉双下肢肿胀疼痛，病已一年半。视其双下肢小腿肿胀，皮肤发紫，并见下肢小腿部皮下遍生小结节，大者有小指头大小，小者如黄豆大小，其质坚硬，其色红紫，疼痛拒按明显。自诉其结节有 30 个左右。曾服中西药及外敷药，均不见消减。在医院住院行结节切片病理检查，并非恶性病变。医院建议手术切除，病人认为其结节太多而拒绝手术。由于其双腿肿痛而活动障碍，行步困难，只能坐轮椅前来就诊。舌质紫，舌苔黄腻，脉弦数。

西医诊断：硬结性红斑；结节性红斑并下肢脉管炎。

中医诊断：湿热瘀阻下肢结节肿痛证。

拟方：四妙散合活络效灵丹加味。

处方：苍术 10 g，黄柏 10 g，川牛膝 15 g，薏苡仁 15 g，当归 10 g，丹参 15 g，煅乳香 6 g，煅没药 6 g，三棱 10 g，莪

术 10 g，水蛭粉 5 g。30 剂，水煎服。

二诊： 2017 年 10 月 25 日

病人诉服药后下肢疼痛减轻，一些较大的肿块消减明显，肿块未再增发，药已明显取效。舌脉如前。上方再进 30 剂。

三诊： 2017 年 11 月 26 日

病人下肢结节消减过半，其疼痛明显减轻，双腿肿胀全部消退，双足已能行走。舌脉如前。上方去水蛭粉，再进 30 剂。

四诊： 2017 年 12 月 29 日

病人下肢结节基本消除，尚可找出 3～4 个小结节，但已不再疼痛，双腿行走已经恢复正常。舌苔薄黄，脉细。拟上方再加黄芪。

处方：黄芪 15 g，苍术 10 g，黄柏 10 g，川牛膝 15 g，薏苡仁 15 g，当归 10 g，丹参 15 g，煅乳香 6 g，煅没药 6 g，三棱 10 g，莪术 10 g。30 剂。

病人于 2018 年春节前送其父亲来就诊，特告知其病已痊愈。

【简要阐析】

（1）硬结性红斑多为湿热夹瘀证

硬结性红斑，状似中医外科所称之瓜藤缠。《医宗金鉴·外科心法要诀》云："湿毒流注腿胫生，顶如牛眼漫肿形。紫轻黑重脓水渍，寒湿暑热在膝凝。"并注解："若绕胫而发即名瓜藤缠，结核数枚，日久肿痛。"本案所见病人足胫部皮下结节，紫红而疼痛，并拒触摸，舌质紫，苔黄腻，脉弦数，湿热夹瘀之征象明显。故以四妙散除湿热；以活络效灵丹加三棱、莪术、水蛭粉去瘀散结以止其疼痛。

（2）水蛭的用药须知

《本草汇言》云："水蛭，逐恶血、瘀血之药也。"《本草经百种录》又云："水蛭最喜食人之血，而性又迟缓善入，迟缓则生血不伤，善入则坚积易破，借其力以攻积久之滞，自有利而无害也。"《金匮要略》抵当汤用水蛭、虻虫，配以桃仁、大黄，治疗女子瘀血内结之证；《伤寒论》又用抵当汤治疗伤寒蓄血、少腹硬满发狂之症，皆为破血逐瘀之用。临床上用水蛭治疗瘀血所致下肢肿胀的病症，颇取效验。

然水蛭既为破血之药，又为有毒之品，其逐瘀之力峻猛，故凡无瘀血者绝不可用，虚人亦不可用。以其有毒，则更不可多用，不可久用。

9. 肌肤甲错并发紫疹案

【诊疗经过】

刘某，女，20 岁，湖南省宜章县人。

初诊：2012 年 5 月 6 日

病人双手臂、双腿部遍生紫色疹点，突出皮肤，触之碍手，四肢皮肤粗糙，表皮结壳如鳞甲状。自诉从出生以来即是如此，曾经中西医治疗，但症状逐年加重，面积逐渐扩大。原来是双上臂及双大腿皮疹较重，现已延及上下手臂及整个大小腿。不疼不痒，无自觉症状，只觉得皮肤粗糙。询其月经基本正常。舌苔薄白，脉细数。

西医诊断：皮肤角化病。

中医诊断：肌肤血络瘀阻皮肤索泽证。

拟方：活血解毒汤。

处方：生地黄 10 g，当归尾 10 g，赤芍 10 g，牡丹皮 10 g，红花 6 g，苦参 10 g，紫草 10 g，大青叶 10 g，板蓝根 10 g，蝉蜕 10 g，蛇蜕 6 g，甘草 6 g。30 剂，水煎服。

二诊：2012 年 6 月 10 日

病人服药之后自觉症状减轻，其双上肢前臂及双腿小腿部皮肤色泽明显柔润，鳞甲明显减少，药已取效。但病人畏于服药，改以原方做成丸料服用 3 个月。

处方：生地黄 60 g，当归尾 60 g，赤芍 50 g，牡丹皮 50 g，红花 40 g，苦参 50 g，紫草 50 g，大青叶 50 g，板蓝根 50 g，蝉蜕 50 g，蛇蜕 40 g，甘草 40 g。1 料，炼蜜如梧桐子大小，每次 6 g，每日吞服 2 次。

三诊：2012 年 9 月 23 日

病人症状大减，双腿、双手臂鳞甲已大片消失，其皮肤紫色疹点亦已消退。再以上方做丸料 1 剂，继服 2 个月，其病治愈。

【简要阐析】

（1）什么是皮肤角化病

皮肤角化病，中医称为皮肤索泽，或称鱼鳞病。《医碥》云："皮肤索泽……粗糙如鳞甲之相错，曰甲错。"所谓"索泽"者，即枯索而不润泽之意。本案病人生来就有此疾，当与先天有关。但据其症状及舌脉分析，此病当属风热之邪，犯于营血，造成肌肤络脉瘀阻，血不营养于肌肤，以致于肌肤甲错。故治法一以凉血活血，一以清热疏风解毒。

（2）关于活血解毒汤

活血解毒汤为验方，一取生四物汤，牡丹皮易川芎，加红花，取其活血、凉血之意；一取大青叶、板蓝根、紫草凉血解毒之意；一取蝉蜕、蛇蜕入肤祛风邪之意。此方加减，曾用治过多例皮肤角化病均有效果，不失为验方。

10. 肛门渗水 1 年不愈案

【诊疗经过】

曾某，男，65 岁，湖南省长沙市人。

初诊： 1990 年 3 月 4 日

病人自诉 1 年前患泄泻，在医院住院 1 个月，泄泻已止，但却出现大腹胀满，肛门部长期渗水不止。若饮食稍有不慎，比如饮食较凉或食纳过饱，或食水果之后，泄泻即作。这一年来由于肛门渗水不止，每日必须更换内裤数次，后来干脆改为用纱布垫于肛门部，但 2 小时左右纱布湿透，必须随即更换。医院多次检查，并无痔疾，亦无肛门瘘管等症。肠镜检查肛肠部并无器质性病变。询其所渗之水，皆为淡黄色。大腹仍胀，精神疲乏，遇冷则泄泻。舌体胖而苔白滑，脉虚细。

西医诊断：不明确。

中医诊断：虚寒夹水湿肛漏。

拟方：真人养脏汤合五苓散。

中医临床奇迹——国医大师熊继柏诊治疑难危急病症经验续集

处方：党参 10 g，当归 10 g，白术 10 g，炒肉豆蔻 6 g，肉桂 5 g，白芍 10 g，广木香 10 g，诃子 10 g，赤石脂 15 g，茯苓 15 g，猪苓 10 g，泽泻 10 g，炙甘草 5 g。15 剂，水煎服。

二诊：1990 年 4 月 1 日

病人服药后肛门渗水减轻，已无须在肛门部粘贴纱布。但其肛门部仍然湿润，大便时溏，食后仍有脘腹部胀满不舒。舌苔薄白，脉细。改拟姜砂六君子汤合真人养脏汤。

处方：党参 10 g，当归 10 g，白术 10 g，炒肉豆蔻 6 g，肉桂 3 g，白芍 10 g，广木香 10 g，诃子 10 g，赤石脂 15 g，干姜 6 g，砂仁 10 g，茯苓 15 g，陈皮 10 g，法半夏 10 g，甘草 5 g。15 剂，水煎服。

三诊：1990 年 4 月 15 日

病人诸症痊愈，原方再进 10 剂，善后巩固。

【简要阐析】

(1) 肛门渗水当辨清湿热与虚寒

肛门为消化系统七冲门之一，古称魄门。《难经》云："唇为飞（扉）门，齿为户门，会厌为吸门，胃为贲门，太仓下口为幽门，大肠、小肠会为阑门，下极为魄门"。《素问·五脏别论篇》云"魄门亦为五脏使"，谓魄门之功能与五脏六腑之气相关，然主要应在脾、肺、肾三脏。《素问·六节藏象论篇》云："脾、胃、大肠、小肠……能化糟粕，转味而入出者也，此至阴之类，通于土气"。又肛门为大肠之下端，而大肠与肺相表里，故肛门之功能与肺气相关。《素问·水热穴论篇》又云："肾者，胃之关也。"张景岳《类经》注曰："肾主下焦，开窍于二阴，清者由前阴而出，浊者由后阴而出……肾气虚则二便不禁，故曰肾者胃之关也。"今病人肛门渗水，既无痔疾，又无瘘管，更无肿瘤，当属功能性疾病，多由气虚所致。然据临床所见，若肛门渗水黄赤，肛部灼热，口苦，舌苔黄，脉数者，当属湿热证；若肛门渗水淡黄或渗水清稀，肛部无灼热感，舌苔白，脉细缓者，当属虚寒证。《素问·至真要大论篇》曾经指出："水液浑浊，皆属于热"；"诸病水液，澄澈清冷，皆属于寒"，这是临床辨治的要点。

（2）关于真人养脏汤

真人养脏汤出自《太平惠民和剂局方》，方由人参、白术、肉豆蔻、诃子、肉桂、木香、当归、白芍、甘草以及罂粟壳所组成。功能温补脾肾，固肠止泻。此方用治虚寒久泻脱肛或虚寒久痢，滑泄不禁之症，确有良效。而方中罂粟壳早已不用，此药的主要作用在于收摄，故可用赤石脂代之。

附录 本书验案中所用方剂

一画

1. 一贯煎（《柳州医话》）

北沙参　麦冬　生地黄　当归身　枸杞子　川楝子

二画

2. 二甲散（经验方）

生牡蛎　炒鳖甲

3. 二至丸（《医方集解》）

墨旱莲　女贞子

4. 二妙散（《丹溪心法》）

苍术　黄柏

5. 二金汤（《温病条辨》）

鸡内金　海金沙　厚朴　猪苓　大腹皮　通草

6. 七宝美髯丹（《医方集解》）

枸杞子　何首乌　菟丝子　怀牛膝　白茯苓　补骨脂　当归

7. 八正散（《太平惠民和剂局方》）

木通　车前子　栀子　萹蓄　瞿麦　滑石　大黄　甘草

三画

8. 三七白芨散（经验方）

三七　白芨

9. 三石汤（《温病条辨》）

滑石　生石膏　寒水石　杏仁　竹茹　通草　银花

10. 三甲复脉汤 （《温病条辨》）

生地黄　生白芍　麦冬　阿胶　火麻仁　生牡蛎　生鳖甲　生龟板　炙甘草

11. 三黄二香散 （《温病条辨》）（外用方）

黄连　黄柏　大黄　乳香　没药

12. 三黄解毒汤 （《疡医大全》）

黄连　黄柏　黄芩　栀子

13. 三痹汤 （《妇人大全良方》）

人参　黄芪　当归　白芍　生地黄　川芎　续断　杜仲　防风　桂枝　细辛　茯苓　秦艽　独活　川牛膝　甘草　生姜

14. 大定风珠 （《温病条辨》）

白芍　地黄　麦冬　生龟板　生牡蛎　鳖甲　阿胶　炙甘草　五味子　麻仁　鸡子黄

15. 大承气汤 （《伤寒论》）

大黄　枳实　厚朴　芒硝

16. 大柴胡汤 （《伤寒论》）

柴胡　黄芩　枳实　法半夏　芍药　大黄　生姜　大枣

17. 小承气汤 （《伤寒论》）

生大黄　厚朴　枳实

18. 小陷胸汤 （《伤寒论》）

黄连　法半夏　瓜蒌实

19. 小续命汤 （《备急千金要方》）

人参　白芍　川芎　麻黄　桂枝　附子　防风　防己　黄芩　杏仁　甘草　生姜

四画

20. 天台乌药散（《医学发明》）

乌药　木香　小茴香　槟榔　青皮　川楝子　高良姜

21. 天麻止痉散（经验方）

天麻　僵蚕　全蝎　蜈蚣（去头足）

22. 五苓散（《伤寒论》）

桂枝　白术　茯苓　猪苓　泽泻

23. 五积散（《太平惠民和剂局方》）

麻黄　枳壳　白芷　干姜　桂枝　苍术　陈皮　桔梗　当归
川芎　白芍　厚朴　茯苓　法半夏　炙甘草

24. 五痿汤（《医学心悟》）

人参　白术　茯苓　甘草　当归　薏苡仁　黄柏　麦冬　知母

25. 五磨饮子（《医便》）

沉香　乌药　槟榔　木香　枳实

26. 止嗽散（《医学心悟》）

桔梗　炙紫菀　百部　白前　陈皮　荆芥　甘草

27. 中满分消丸（《兰室秘藏》）

人参　炒白术　茯苓　陈皮　法半夏　猪苓　泽泻　砂仁　枳
实　厚朴　黄连　黄芩　知母　姜黄　炙甘草　干姜

28. 丹栀逍遥散（《太平惠民和剂局方》）

牡丹皮　栀子　柴胡　芍药　当归　白术　茯神　甘草

29. 乌头汤（《金匮要略》）

黄芪　麻黄　芍药　川乌　甘草　蜂蜜

中医临床奇迹——国医大师熊继柏诊治疑难危急病症经验续集

30. 六君子汤（《妇人大全良方》）

人参　炒白术　茯苓　陈皮　法半夏　甘草

五画

31. 玉屏风散（《丹溪心法》）

黄芪　白术　防风

32. 玉烛散（《儒门事亲》）

当归　川芎　白芍　熟地黄　大黄　芒硝　甘草

33. 甘麦大枣汤（《金匮要略》）

甘草　炒浮小麦　大枣

34. 甘露消毒丹（《温热经纬》）

茵陈　藿香　白蔻仁　滑石　木通　石菖蒲　黄芩　连翘　贝母　射干　薄荷

35. 左归丸（《景岳全书》）

熟地黄　山药　山茱萸　枸杞子　牛膝　菟丝子　鹿胶　龟胶

36. 龙胆草泻肝汤（《医方集解》）

龙胆草　黄芩　栀子　生地黄　当归　柴胡　泽泻　车前子　木通　生甘草

37. 平胃散（《太平惠民和剂局方》）

苍术　厚朴　陈皮　甘草

38. 归芍六君子汤（《笔花医镜》）

当归　白芍　人参　白术　茯苓　陈皮　法半夏　甘草

39. 归脾汤（《严氏济生方》）

黄芪　当归　白术　人参　茯神　炙远志　炒酸枣仁　广木香

龙眼肉　炙甘草

40. 四妙散（录自《成方便读》）

苍术　黄柏　薏苡仁　川牛膝

41. 四妙勇安汤（《验方新编》）

玄参　金银花　当归　甘草

42. 四神丸（《证治准绳》）

补骨脂　吴茱萸　肉豆蔻　五味子

43. 生脉散（《内外伤辨惑论》）

人参　麦冬　五味子

44. 失笑散（《太平惠民和剂局方》）

生蒲黄　五灵脂

45. 白虎加人参汤（《伤寒论》）

人参　生石膏　知母　甘草　粳米

46. 玄贝桔甘汤（经验方）

玄参　贝母　桔梗　甘草

47. 半夏厚朴汤（又名大七气汤）（《金匮要略》）

法半夏　厚朴　紫苏梗　茯苓　生姜

48. 加味二妙丸（《医宗金鉴》）

苍术　黄柏　当归　防己　秦艽　萆薢　川牛膝　龟板

49. 加味泻白散（《医宗金鉴》）

桑白皮　地骨皮　川贝母　麦冬　知母　桔梗　黄芩　薄荷
甘草

50. 圣愈汤（《医宗金鉴》）

黄芪　人参　熟地黄　白芍　川芎　当归

六画

51. 芍药甘草汤（《伤寒论》）

芍药　甘草

52. 百合知母汤（《金匮要略》）

百合　知母

53. 当归四逆汤（《伤寒论》）

当归　桂枝　芍药　细辛　通草　大枣　甘草

54. 当归芍药散（《金匮要略》）

当归　芍药　川芎　白术　茯苓　泽泻

55. 竹叶石膏汤（《伤寒论》）

淡竹叶　石膏　人参　麦冬　法半夏　甘草　粳米

56. 导赤散（《小儿药证直诀》）

生地　木通　淡竹叶　甘草梢

57. 导痰汤（《严氏济生方》）

陈皮　法半夏　茯苓　甘草　胆南星　枳实　生姜

58. 防己黄芪汤（《金匮要略》）

黄芪　白术　防己　甘草

七画

59. 麦门冬汤（《金匮要略》）

人参　麦冬　法半夏　甘草　粳米　大枣

60. 苏叶黄连汤（经验方）

黄连　紫苏叶

61. 杏苏散（《温病条辨》）

杏仁　紫苏叶　法半夏　茯苓　陈皮　前胡　桔梗　枳壳　生姜　甘草　大枣

62. 吴茱萸汤（《伤寒论》）

吴茱萸　人参　生姜　大枣

63. 龟鹿二仙胶（《医方考》）

人参　枸杞子　龟胶　鹿胶

64. 启膈散（《医学心悟》）

丹参　沙参　茯苓　贝母　郁金　砂仁　荷叶蒂　杵头糠

65. 补中益气汤（《脾胃论》）

人参　黄芪　白术　当归　陈皮　升麻　柴胡　炙甘草

66. 补阳还五汤（《医林改错》）

黄芪　当归尾　川芎　桃仁　红花　赤芍　地龙

67. 补肝汤（《医学六要》）

当归　白芍　川芎　生地黄　木瓜　炒酸枣仁　炙甘草

68. 补肾地黄丸（《活幼心书》）

熟地黄　淮山　山茱萸　牡丹皮　茯苓　泽泻　牛膝　鹿茸

八画

69. 青蒿鳖甲汤（《温病条辨》）

青蒿　鳖甲　细生地　知母　牡丹皮

70. 苓甘五味加姜辛半夏杏仁汤（《金匮要略》）

茯苓　五味子　干姜　细辛　法半夏　杏仁　甘草

71. 苓甘五味姜辛汤（《金匮要略》）

茯苓　甘草　五味子　干姜　细辛

中医临床奇迹——国医大师熊继柏诊治疑难危急病症经验续集

72. 苓桂术甘汤（《金匮要略》）

茯苓　桂枝　白术　甘草

73. 易黄汤（《傅青主女科》）

淮山药　芡实　黄柏　车前子　白果

74. 知母饮（又名黄芩知母饮）（《医宗金鉴》）

知母　黄芩　麦冬　茯苓　黄芪　甘草

75. 知柏地黄丸（录自《医宗金鉴》）

知母　黄柏　熟地黄　淮山　茯苓　泽泻　牡丹皮　山茱萸

76. 知柏济生丸（经验方）

黄柏　知母　熟地黄　山药　茯苓　泽泻　牡丹皮　山茱萸
川牛膝　车前子

77. 金铃子散（《素问病机气宜保命集》）

延胡索　川楝子

78. 定振丸（《证治准绳》）

黄芪　炒白术　防风　熟地黄　当归　白芍　川芎　生地黄
天麻　全蝎　秦艽　细辛　荆芥　威灵仙

79. 泻心汤（《金匮要略》）

黄连　黄芩　大黄

80. 泻青丸（《小儿药证直诀》）

当归　川芎　羌活　防风　龙胆草　栀子　大黄

81. 泻黄散（《小儿药证直诀》）

藿香　栀子　生石膏　防风　甘草

82. 参芪龙牡散（经验方）

人参　黄芪　煅龙骨　煅牡蛎

九画

83. 荆芩四物汤（《医宗金鉴》）

荆芥炭　黄芩　熟地黄　川芎　酒白芍　当归

84. 茵陈蒿汤（《伤寒论》）

茵陈　栀子　生大黄

85. 厚朴三物汤（《金匮要略》）

厚朴　枳实　大黄

86. 指迷茯苓丸（又名茯苓丸）（《证治准绳》）

法半夏　茯苓　枳壳　芒硝

87. 枳实薤白桂枝汤（《金匮要略》）

枳实　薤白　桂枝　瓜蒌皮　厚朴

88. 栀子清肝汤（《外科正宗》）

牛蒡子　柴胡　川芎　白芍　石膏　当归　山栀　牡丹皮　黄芩　黄连　甘草

89. 胃苓汤（《丹溪心法》）

苍术　陈皮　厚朴　猪苓　泽泻　白术　茯苓　肉桂　甘草

90. 香贝养荣汤（《医宗金鉴》）

人参　香附　浙贝母　当归　川芎　熟地黄　炒白芍　炒白术　茯苓　陈皮　桔梗　甘草

91. 香砂理中汤（经验方）

党参　炒白术　干姜　砂仁　木香　甘草

92. 选奇汤（《兰室秘藏》）

黄芩　防风　羌活　甘草

中医临床奇迹——国医大师熊继柏诊治疑难危急病症经验续集

93. 顺气和中汤（《卫生宝鉴》）

人参　黄芪　升麻　白术　当归　柴胡　陈皮　川芎　细辛
白芍　蔓荆子　甘草

94. 保和丸（《丹溪心法》）

陈皮　法半夏　茯苓　神曲　炒山楂　炒莱菔子　连翘

95. 宣白承气汤（《温病条辨》）

杏仁　瓜蒌皮　生石膏　生大黄

96. 宣痹汤（《温病条辨》）

杏仁　滑石　薏苡仁　汉防己　片姜黄　连翘　栀子　法半夏
蚕沙　赤小豆　海桐皮

97. 姜砂六君子汤（经验方）

人参　白术　茯苓　陈皮　法半夏　砂仁　干姜　甘草

98. 活血解毒汤（经验方）

生地黄　当归尾　赤芍　牡丹皮　红花　苦参　紫草　大青叶
板蓝根　蝉蜕　蛇蜕

99. 活络效灵丹（《医学衷中参西录》）

当归　丹参　乳香　没药

十画

100. 桂枝茯苓丸（《金匮要略》）

桂枝　茯苓　桃仁　赤芍　牡丹皮

101. 桃仁牛膝煎（录自《续名医类案》朱丹溪方）

桃仁　川牛膝

102. 真人养脏汤（《太平惠民和剂局方》）

人参　白术　肉豆蔻　诃子　肉桂　木香　当归　白芍　甘草

罂粟壳（赤石脂代）

103. 柴胡桂枝汤（《伤寒论》）

柴胡　黄芩　党参　法半夏　桂枝　白芍　大枣　生姜　甘草

104. 透脓散（《医学心悟》）

黄芪　炮穿山甲　当归　川芎　皂角刺　金银花　白芷　牛蒡子

105. 倒换散（《黄帝素问宣明论方》）

大黄　荆芥

106. 胶艾汤（《金匮要略》）

阿胶　艾叶　熟地黄　当归　白芍　川芎　甘草

107. 益气聪明汤（《东垣试效方》）

人参　黄芪　白芍　葛根　蔓荆子　升麻　黄柏　甘草

108. 益胃汤（《温病条辨》）

生地黄　沙参　麦冬　玉竹　冰糖

109. 消风败毒散（《万病回春》，又载《疡医大全》）

当归尾　川芎　赤芍　生地黄　黄连　黄柏　黄芩　连翘　金银花　防风　羌活　蝉蜕　升麻　葛根　甘草

110. 海藻玉壶汤（《医宗金鉴》）

海藻　昆布　陈皮　青皮　贝母　法半夏　当归　川芎　独活　连翘　海带　甘草

111. 涤痰汤（录自《奇效良方》）

石菖蒲　人参　陈皮　法半夏　茯苓　枳实　竹茹　胆南星　甘草

112. 通窍活血汤（《医林改错》）

川芎　赤芍　桃仁　红花　老葱　生姜　红枣　麝香

113. 桑贝散（经验方）

桑白皮　浙贝母

114. 桑菊饮（《温病条辨》）

桑叶　菊花　桔梗　连翘　苦杏仁　薄荷　芦根　甘草

十一画

115. 理中丸（《伤寒论》）

人参　白术　干姜　甘草

116. 黄土汤（《金匮要略》）

灶心黄土（伏龙肝）　附子　白术　熟地黄　阿胶珠　黄芩甘草

117. 黄芪龙牡散（经验方）

黄芪　煅龙骨　煅牡蛎

118. 黄芪虫藤饮（经验方）

黄芪　鸡血藤　海风藤　钩藤　地龙　僵蚕　全蝎　蜈蚣甘草

119. 黄芪赤风汤（《医林改错》）

黄芪　赤芍　防风

120. 黄芪桂枝五物汤（《金匮要略》）

黄芪　桂枝　白芍　大枣　生姜

121. 黄连阿胶汤（《伤寒论》）

黄连　黄芩　芍药　阿胶　鸡子黄

122. 黄连理中汤（简称连理汤）（《症因脉治》）

党参　炒白术　干姜　黄连　炙甘草

123. 银翘马勃散 （《温病条辨》）

金银花　连翘　马勃　射干　牛蒡子

124. 清心导赤散 （经验方）

生地黄　木通　甘草梢　淡竹叶　黄连　灯心草

125. 清瘟败毒饮 （《疫疹一得》）

生石膏　生地黄　犀角　黄连　黄芩　栀子　知母　玄参　连翘　桔梗　竹叶　牡丹皮　赤芍　甘草

十二画

126. 葛根姜黄散 （经验方）

葛根　片姜黄　威灵仙

127. 葶苈大枣泻肺汤 （《金匮要略》）

葶苈子　大枣

128. 翘荷汤 （《温病条辨》）

薄荷　连翘　生甘草　栀子　桔梗　绿豆皮

129. 普济消毒饮 （《东垣试效方》）

黄芩　黄连　橘红　玄参　连翘　牛蒡子　板蓝根　升麻　柴胡　僵蚕　马勃　桔梗　甘草

130. 温胆汤 （《三因极一病证方论》）

陈皮　法半夏　茯苓　枳实　竹茹　甘草

131. 温脾汤 （录自《时方歌括》）

制黑附片　干姜　桂心　厚朴　生大黄　甘草

132. 滋肾通关丸（又名滋肾丸或通关丸）（《兰室秘藏》）

肉桂　黄柏　知母

133. 疏肝消瘰丸（又名疏肝消瘰汤）（经验方）

白芍　川芎　柴胡　香附　郁金　青皮　橘核　枳壳　玄参
生牡蛎　浙贝母

134. 犀黄丸（《外科全生集》）

煅乳香　煅没药　犀牛黄　麝香

十三画

135. 解语丹（《医学心悟》）

白附子　石菖蒲　炙远志　天麻　全蝎　羌活　木香　胆南星

十四画

136. 槟丑散（经验方）

槟榔　丑牛　使君子

137. 酸枣仁汤（《金匮要略》）

炒酸枣仁　茯神　川芎　知母　甘草

138. 缩泉丸（《妇人良方》）

淮山　乌药　益智仁

十五画

139. 增液汤（《温病条辨》）

玄参　生地黄　麦冬

140. 镇肝熄风汤（《医学衷中参西录》）

怀牛膝　生赭石　生龙骨　生牡蛎　生龟板　生白芍　生麦芽
玄参　天冬　川楝子　茵陈　甘草

十六画

141. 颠倒木金散 （《医宗金鉴》）

郁金　广木香

142. 赞育丹 （《景岳全书》）

淮山　熟地黄　山茱萸　杜仲　当归　枸杞子　白术　仙茅
淫羊藿　巴戟天　肉苁蓉　蛇床子　韭子　肉桂　附子

十七画以上

143. 黛蛤散 （《医说》）

青黛　海蛤粉

144. 蠲痹汤 （《医学心悟》）

当归　川芎　羌活　独活　秦艽　桑枝　桂枝　海风藤　木香
煅乳香　甘草

图书在版编目（ＣＩＰ）数据

中医临床奇迹：国医大师熊继柏诊治疑难危急病症经验续集 / 熊继柏著. — 修订版. — 长沙：湖南科学技术出版社，2025.2
（国医大师熊继柏《内经》讲析与临证经验荟萃）
ISBN 978-7-5710-2615-8

Ⅰ．①中… Ⅱ．①熊… Ⅲ．①中医临床－经验－中国－现代 Ⅳ．①R249.7

中国国家版本馆 CIP 数据核字(2024)第 001428 号

国医大师熊继柏《内经》讲析与临证经验荟萃

ZHONGYI LINCHUANG QIJI——GUOYI DASHI XIONG JIBAI ZHENZHI YINAN WEIJI

BINGZHENG JINGYAN XUJI （XIUDING BAN）

中医临床奇迹——国医大师熊继柏诊治疑难危急病症经验续集（修订版）

著　者：熊继柏
出 版 人：潘晓山
策划编辑：邹海心
责任编辑：王　李
封面题字：熊继柏
出版发行：湖南科学技术出版社
社　　址：长沙市芙蓉中路一段 416 号泊富国际金融中心
网　　址：http://www.hnstp.com
湖南科学技术出版社天猫旗舰店网址：
　　　　　http://hnkjcbs.tmall.com
邮购联系：0731-84375808
印　　刷：长沙超峰印刷有限公司
　　　　　（印装质量问题请直接与本厂联系）
厂　　址：宁乡市金洲新区泉洲北路 100 号
邮　　编：410600
版　　次：2025 年 2 月第 1 版
印　　次：2025 年 2 月第 1 次印刷
开　　本：710 mm×1000 mm　1/16
印　　张：20.75
插　　页：8
字　　数：224 千字
书　　号：ISBN 978-7-5710-2615-8
定　　价：80.00 元

（版权所有·翻印必究）